伴侶動物の
麻酔テクニック

著 Amanda M. Shelby & Carolyn M. McKune　　監訳 佐野忠士

緑書房

SMALL ANIMAL ANESTHESIA TECHNIQUES by Amanda M. Shelby and Carolyn M. McKune
This edition first published 2014 © 2014 by John Wiley & Sons, Inc.

The contents of this work are intended to further general scientific research, understanding, and discussion only and are not intended and should not be relied upon as recommending or promoting a specific method, diagnosis, or treatment by health science practitioners for any particular patient. The publisher and the author make no representations or warranties with respect to the accuracy or completeness of the contents of this work and specifically disclaim all warranties, including without limitation any implied warranties of fitness for a particular purpose. In view of ongoing research, equipment modifications, changes in governmental regulations, and the constant flow of information relating to the use of medicines, equipment, and devices, the reader is urged to review and evaluate the information provided in the package insert or instructions for each medicine, equipment, or device for, among other things, any changes in the instructions or indication of usage and for added warnings and precautions. Readers should consult with a specialist where appropriate. The fact that an organization or Website is referred to in this work as a citation and/or a potential source of further information does not mean that the author or the publisher endorses the information the organization or Website may provide or recommendations it may make. Further, readers should be aware that Internet Websites listed in this work may have changed or disappeared between when this work was written and when it is read. No warranty may be created or extended by any promotional statements for this work. Neither the publisher nor the author shall be liable for any damages arising herefrom.

All Rights Reserved. This translation published under license with John Wiley & Sons International Rights., Inc. through Japan UNI Agency, Inc., Tokyo.
Japanese translation © 2016 copyright by Midori-Shobo Co., Ltd.

John Wiley & Sons, Inc. 発行の SMALL ANIMAL ANESTHESIA TECHNIQUES の日本語に関する翻訳・出版権は株式会社緑書房が独占的にその権利を保有する。

ご 注 意

本書中の診断法，治療法，薬用量については，最新の獣医学的知見をもとに最新の注意をもって記載されています。しかし獣医学の著しい発展からみて，記載された内容がすべてにおいて完全であると保証するものではありません。また，薬物の剤型および投与方法については国内では流通していない場合がございます。実際の症例へ応用する場合は，個々の動物の状態を把握し，使用する機器，検査値などあらゆる可能性を考慮して，各獣医師の責任のもと注意深く診療を行ってください。本書に記載の診断法，治療法，薬物の適応，使用法，用量などに関して，翻訳者，監訳者，編集者ならびに出版社は，その責を負いかねます。

（株式会社　緑書房）

著者一覧

Amanda M. Shelby
CVT, VTS-Anesthesia
Associate Clinical Specialist 3 (Anesthesia)
School of Veterinary Medicine
Louisiana State University
Baton Rouge, Louisiana
Chapter 1-8

Carolyn M. McKune
DVM DACVAA
Mythos Veterinary LLC
Gainesville, Florida
Chapter 1-8

Nicole Fitzgerald
RVT, VTS-Anesthesia
Anesthesia Supervisor
Louisiana State University
Veterinary Teaching Hospital and Clinics
Chapter 4, 5

序文

　本書は，適切な鎮痛を伴うバランスのとれた麻酔のプロトコールといった獣医学領域で確立された麻酔に対する専門的な知見を容易に得ることができるよう構成されている。

　各章は獣医学の概念に精通している獣医師を対象に，麻酔の方法や特別な症例への麻酔プロトコール，麻酔処置によって生じる副作用への対処を示している。また，本書に記されている情報は研究結果に基づくものだけでなく，各著者の好みや経験に基づくものも含まれている。

　麻酔担当獣医師は重症症例への麻酔に携わる前に，まずは日常的な手技として行われている一般症例への麻酔処置に習熟しておくべきである。

著者

謝辞

多くの獣医専門家が重要な影響を及ぼし続けている中で，私の麻酔への考えを鼓舞し，この仕事の発展に寄与して頂いた方々に深く感謝の意を表します．

L. Pablo，あなたの忍耐力と指導力に感謝いたします．

J. Bailey，この分野の発展を激励していただき感謝いたします．

A. Shih，迅速さと鼓舞に敬意を表します．

S. Robertson，謙遜と慈悲深さに感謝いたします．

T. Torres，誰よりも先に私を信じてくださることに感謝いたします．

M. Fitzgerald，執筆そのものへの貢献と慈悲深さに感謝いたします．

C. McKune，励ましと安心，そしてプロとしての指導に感謝いたします．

A. da Cunha と P. Queiroz-Williams，素晴らしい写真の提供に感謝いたします．

Thumbwars，託児の業務に感謝いたします．

皆様，ありがとうございました．

Amanda M. Shelby

多くの方からお力添えをいただき，本書は完成を迎えました．優秀な動物看護師である Ms. Amanda M. Shelby を紹介いただき，本企画に声をかけてくれた Dr. Mike Mison に感謝いたします．その他，多くの同僚達に感謝の意を表します．カルフォルニア大学デービス校獣医学部のすべての動物看護師および麻酔科医の方々（特に Dr. L. Barter，Dr. R. Brosnan，Dr. P. Wong）は，私の今ある麻酔科医としての姿を作ってくれました．Ms. Amanda M. Shelby には，非常に多忙な中でも輝かしい母親としての倫理観を学びました．Dr. Sheiah Robertson には自身の時間を削り，私心のない指導を賜りました．また，2003 年から仕事の楽しさを共有してきたすべての獣医学生には，これまでの教育課程における教えよりも大切な獣医師としての慈悲の心について教えてもらいました．

しかしながら，専門家としての努力は個人の土台が確固たるものでなければ成り立ちません．私の素晴らしい夫である Dr. Michael J. Dark に尊敬の意を表します．彼がいなければ本書は完成を迎えなかったでしょう．

もし，本書を誰かに捧げるとすれば，私の人生の楽しみでもある私の子ども達 Michael D. Dark と Elspeth L. Dark に捧げます．あなた方は未来そのものです．

Carolyn M. McKune

監訳をおえて

　近年，一次診療に携わる獣医師だけでなく，紹介診療を行う獣医師の間で，獣医麻酔学に関する興味が格段に高まっていると強く感じる．

　以前は，麻酔のプロトコール，すなわち麻酔薬の投与量や組み合わせなどの「処方」に注目が集まっていたが，近年では「安全」そして「動物の快適さ」を重視する獣医師が増えていると言い換えることができるであろう．こういった要求を1冊の書籍ですべて満たすことは非常に難しいが，本書ではバランスよく広い分野の内容，特に新しいガイドライン（Appendix C：RECOVER Guideline など）や，神経ブロックの領域についてなどの最新トピックスを含んでおり，さらには各種疾患に対する麻酔管理の注意点や，犬・猫だけでなくエキゾチック動物への麻酔管理など，読み物としても楽しむことができる構成となっている．

　また，本書の翻訳者にも注目していただきたい．もしかしたらあまり馴染みのない名前もあるかもしれないが，各大学・地域で「麻酔を専門」として診療業務，研究そして教育に携わっておられる，これからの獣医界を担う若手の先生方である．各先生が本書の翻訳に込めた麻酔への想いも併せて受け取っていただけると，監訳者としてはこの上ない喜びである．

　最後に，このような非常に素晴らしい書籍の監訳の機会をいただき，丁寧な編集で完成の後押しをしてくださった緑書房の池田俊之氏，平井由梨亜氏に深謝いたします．

　本書を手にとってくださった先生方が，今よりさらに麻酔への興味を高めてくだされば望外の喜びである．

2016年9月吉日

佐野忠士

翻訳者一覧

Chapter 1, 2
神田鉄平
倉敷芸術科学大学 生命科学部 動物生命科学科 動物麻酔科学研究室

Chapter 3
手島健次
日本大学 生物資源科学部 獣医麻酔・呼吸器学研究室

Chapter 4
石塚友人
北海道大学 附属動物医療センター

Chapter 5
柴田早苗
岐阜大学 応用生物科学部 附属動物病院

佐野忠士
酪農学園大学 獣医学群 獣医保健看護学類 動物行動学ユニット／動物集中管理研究室,
酪農学園大学 附属動物医療センター 麻酔科／集中治療科

Chapter 6
鎌田正利
東京大学 附属動物医療センター

Chapter 7
佐野忠士
上掲

Chapter 8, Appendices
田村 純
どうぶつの総合病院 麻酔科

所属は 2016 年 9 月現在

目次

著者一覧　　　　iii
序文　　　　　　iv
謝辞　　　　　　v
監訳をおえて　　vi
翻訳者一覧　　　vii
略語一覧　　　　x

Appendices　287
Index　　　　303

Chapter 1 麻酔の手順　　　　　　　　　　　　　　1

Chapter 2 麻酔装置とモニタリング　　　　　　　13

Chapter 3 麻酔薬と輸液　　　　　　　　　　　　39

Chapter 4 外科手術ごとの麻酔プロトコール　　　99

Chapter 5 併発疾患のある動物の麻酔　　　　　　143

Chapter 6 麻酔の合併症　　　　　　　　　　　　191

Chapter 7 エキゾチック動物における麻酔・鎮痛法　233

Chapter 8 局所麻酔法（局所ブロック）　　　　　261

参考文献

翻訳出版にあたり，国内の動物用医薬品に関しては，農林水産省動物医薬品検査所のホームページ（http://www.maff.go.jp/nval/）の動物用医薬品データベース，文永堂出版「小動物の治療薬 第2版」，ウェブサイト等を参考にさせていただきました。また，人体用医薬品に関しては，医学書院「治療薬マニュアル2016」，南江堂「今日の治療薬（2016年版）」，羊土社「改訂版 麻酔科薬剤ノート」，ウェブサイト等を参考にさせていただきました。

本書に記載のある国内未承認薬一覧（五十音順）

- アザペロン
- アセブロマジン
- アトラクリウム
- アニブリル
- エトミデート
- オキシモルフォン
- グリコピロレート
- シスアトラクリウム
- ゾラゼパム
- チレタミン
- デキストラン（70）
- デラコキシブ
- テラゾール
- ナルブフィン
- ノルモソル
- ノルモソルR
- ヒドロモルフォン
- フェノキシベンザミン
- フェノルドパム
- プラズマライト148
- プロパラカイン
- リゾドレン

＊上記参考文献をもとに編集部調べ。

略語一覧

※本文（図表も含む）に使用されている主な用語を対象とする

薬剤投与経路

CRI	定速静脈内投与
IM	筋肉内投与
IO	骨髄内投与
IP	腹腔内投与
IT	気管内投与
IV	静脈内投与
PO	経口投与
SC	皮下投与
to effect	効果が出るまで

薬剤投与間隔

BID	1日2回
q(quaque)	ごと（毎）
SID	1日1回

A

ALP	アルカリホスファターゼ
ALT	アラニンアミノトランスフェラーゼ
AST	アスパラギン酸アミノトランスフェラーゼ

B

BE	余剰塩基（Base excess）
BG	血糖値
BP	血圧
BUN	血中尿素窒素

C

CBF	脳血流
$CMRO_2$	脳酸素消費量
CNS	中枢神経系
CO	心拍出量
COX	シクロオキシゲナーゼ
CPR	心肺蘇生
CRT	毛細血管再充填時間
CSF	脳脊髄液
CVP	中心静脈圧

D

DAP	拡張期動脈血圧

E

ECG	心電図
ET	気管チューブ
$EtCO_2$	呼気終末二酸化炭素分圧

F

FiO_2	吸入酸素濃度

G

GI	胃腸

H

HCO_3	重炭酸
HR	心拍数

I

IBP	観血的血圧
ICP	頭蓋内圧
I：E	吸・呼気時間
IOP	眼内圧
IPPV	間欠的陽圧換気

M

MAC	最小肺胞濃度
MAP	平均動脈血圧
MMC	粘膜色
MV	機械的人工換気

N

NIBP	非観血的血圧
NMDA	N-メチル-アスパラギン酸
NSAIDs	非ステロイド性消炎鎮痛薬

P

$PaCO_2$	動脈血二酸化炭素分圧
PaO_2	動脈血酸素分圧
PCO_2	二酸化炭素分圧
PCV	血中赤血球容積
PEEP	終末呼気陽圧
PIP	最大吸気圧

R

RR	呼吸数

S

SAP	収縮期動脈血圧
SpO_2	経皮的酸素飽和度
SV	一回拍出量
SVR	全身血管抵抗

T

TIVA	全静脈麻酔
TP	総蛋白
TS	全固形成分

V

V_A	有効肺胞換気量
V_d	死腔換気量
V_T	一回換気量

Chapter 1

麻酔の手順

Step1：麻酔前評価

　その動物の主治医たる獣医師が全身の身体検査（PE）と既往歴の聴取を行うが，これは麻酔担当獣医師にとっても有用なものとなる．麻酔担当獣医師は動物の既往歴を評価した上で自らも麻酔前の身体検査を実施し，（血液検査やX線画像といった）診断に必要な追加情報についての評価を行う．麻酔前の情報は，麻酔が施されるまでの24時間以内に得られ，評価される．これは，動物の状態に対して最適な判断を下すためには，最新の情報に基づいた確実な評価が必要だからである．必要な情報がすべて揃った時点で，麻酔担当獣医師は麻酔を施す動物に対して米国麻酔科学会（ASA）全身状態分類を用いた評価を行う．

A．既往歴

　動物の既往歴としての情報に含まれるべき重要な項目として，主訴についての理解，診断の助けとなる情報，最後に食事を与えた時刻，過去の麻酔に伴って生じた合併症，すでに分かっているアレルギー，予防接種の記録，そして継続中の薬物治療が挙げられる．これらの項目はそれぞれ麻酔担当獣医師が動物に対する何らかの提案をするにあたって，非常に重要な役割を果たす．例えば，動物の主訴を理解しているからこそ，適切な鎮痛の実施，術野として正しい部位の準備，適切な輸液の選択を確実に行うことができ，さらには，（陽性変力作用薬のような）予め必要な補助処置を準備しておく等可能となる．

　最後に食事を与えた時刻は（緊急の場合にも常に分かるというわけではないが），絶食時間が適切かどうかを検討し，吐き戻しの発生や食道狭窄の可能性を低くするために重要な項目となる．

　過去の麻酔にかかわる懸念事項やアレルギーが明らかになっていれば，（卵に対するアレルギーをもった動物が卵黄レシチンを含むプロポフォールを投与されるといった）深刻な問題を引き起こすおそれがある薬剤の組み合わせを避け，適した薬剤を選択することが可能となる．予防接種の記録は伝染性のある疾患を抑止し，（狂犬病のような）人獣共通感染症から人と動物を守るために重要である．

　現在継続している薬物治療もまた麻酔方法にかかわってくる．経験則ではあるが，飼い主に食事や水の他に動物の口を通ったものが何かあるかと尋ねてみると良い．飼い主は薬物であると考えられるはずのハーブやビタミン剤といったもののことをしばしば忘れてしまっている．

B. 身体検査のガイドライン

　主治医は動物に麻酔を施すのに先立って，全身の身体検査を行う。しかしながら，麻酔担当獣医師は自身が取り扱うことになるすべての動物に対して，自らも全身的な身体検査を行う。身体検査の方法に一貫性をもたせることで，異常所見を発見する可能性が高くなる。この検査は，可能な限り薬剤を投与する前に行う。動物の評価を行うには，静かでストレスの少ない環境であることが望ましい。麻酔に伴う身体検査のためのおおまかなガイドラインを以下に示す。

1. 全体的な観察

(a) **気性**：動物は神経質か，落ち着いているか，不安がっているか，それとも攻撃的か？
(b) **歩様**：動物は跛行しているか，神経学的な異常がありそうか？　首を傾げているか？
(c) **意識レベル**：動物ははつらつとしているか，物静かか？　警戒していて敏感か，それとも沈うつで鈍感か？
(d) **疼痛の評価**：動物は外から見て分かるような不快や痛みの徴候を示しているか？　疼痛の評価を予め行うことにより，術後の疼痛評価がしやすくなり，これには動物のふるまいや関心，痛みがあると思われる部位の触診に対する反応，動きたがるか動きたがらないか，どのような姿勢か，といったことが含まれる[1]。
(e) **呼吸に対する努力や腹部の観察**：腹部が膨張しているように見えるか？　動物の呼吸に影響する腹腔内容物があるか？

2. 頭部から尾部までの評価

(a) **頭部**：頭部から始め，眼，鼻，口唇，下顎そして上顎を左右対称にすべて見る。眼や鼻から分泌物は出ていないか？　眼は"落ち凹んで"いないか？　動物の口唇を持ち上げ，ピンク色の歯肉部分を押して，毛細血管再充填時間（CRT）を測る。粘膜色（MMC）と潤いについての所見をとる。可能であれば，口を開けて検査する。気管内挿管時にまっすぐに挿管することを妨げるようなものがないか？
(b) **頸部**：気管チューブ（ET）を選ぶ際の参考として，気管の太さを触知する。
(c) **体部**：胸部の聴診を行う。肺と心臓の音を聴取する。心拍数（HR）を数え，調律を確認する。腹部を触診し，液体や大きくなっている臓器，腫瘍といった麻酔下での換気を困難にする可能性のあるものがないかを確かめる。心音を聴診しながら，大腿部の動脈を触診することで脈の変動を知る。皮膚つまみ試験を行い，水和状態を確認する。体温を測定する（表1.1参照）。

C. 血液検査のガイドライン

　血液検査は，薬物の代謝や排泄についておおよその予想をするためでなく，麻酔担当獣医師が動物の水和状態を評価するための一助としても重要である。日常的に，あるいは任意の処置を施される健康な若齢動物に対して行う最小限の血液検査には，PCV（血中赤血球容積）や

表 1.1　身体検査：犬および猫の正常所見

動物種	心拍数（回/分）	呼吸数（回/分）	体温（℃）	CRT（秒）	粘膜色
犬	80-160	16-24	37.5-38.8	<2	ピンク色あるいは色素の色
猫	160-240	40-60	37.5-39.2	<2	ピンク色

表 1.2　犬および猫の正常な血液検査所見

CBC	犬	猫
PCV（%）	37-55	25-45
TP（g/dL）	6-7.5	6-7.5
Hb（g/dL）	13.3-20.5	10.6-15.6
PLTS（×10^{-3}/mL）	177-398	175-500
WBC（×10^{-3}/mL）	5.3-19.8	4.04-18.70
RBC（×10^{-6}/mL）	5.83-8.87	6.56-11.20
CHEM*		
ALT（U/L）	16-91	33-152
ALP（U/L）	20-155	22-87
AST（U/L）	23-65	1-37
BUN（mg/dL）	9-30	10-25
クレアチニン（mg/dL）	0.7-1.8	1.0-2.0
TP（g/dL）	5.4-7.1	6.0-8.6
総ビリルビン（mg/dL）	0.3-0.9	0.1-0.8
アルブミン（g/dL）	2.5-3.7	2.4-3.8
イオン化カルシウム（mmol/L）	1.25-1.5	1.1-1.4
総カルシウム（mg/dL）	9.8-11.7	9.1-11.2
ナトリウム（mEq/L）	140-150	146-157
カリウム（mEq/L）	3.9-4.9	3.5-4.8
クロール（mEq/L）	109-120	116-126
乳酸（mmol/L）	0.5-2.0	0.5-2.0
グルコース（mg/dL）	65-112	67-168
Azo-Stick	5-15	5-15
尿比重（SG）	1.018-1.050	1.018-1.050
凝固検査所見		
PT（秒）	6.8-10.2	9.6-13.2
PTT（秒）	10.7-16.4	12.6-15.7
ACT；活性化凝固時間（秒）	60-125	60-125
BMBT；口腔／頬側粘膜出血時間（分）	2-3	2-3

出典：Reference 2
*参照範囲は利用する検査機器や検査機関による

全固形成分（TS），そして 24 時間以内の腎機能を評価するための Azo-Stick（血中尿素窒素検査用試験紙）が項目として挙げられる。

　必須の処置や緊急を要さない手術（選択的処置）を施す場合，高齢の動物，身体検査において異常所見が認められた動物を対象とする場合には，麻酔前検査の 2 週間以内に全血球計算（CBC）および血液生化学検査（CHEM）を行うことが推奨される。もしも身体検査で何かし

表 1.3　犬および猫の正常な血液ガス所見[*1]

pH	7.35-7.45
$PaCO_2$ (mmHg)	35-45
PaO_2[*2] (mmHg)	80-100
HCO_3 (mEq/L)	17-26
BE (mEq/L)	(−4)-0, 0-4

$PaCO_2$；動脈血二酸化炭素分圧，PaO_2；動脈血酸素分圧，HCO_3；重炭酸，BE；余剰塩基
出典：Reference 2
注意：参照値は利用する検査機器や検査機関によってわずかに異なることがある
[*1] 猫は犬と比べるとより酸性であり，pHの正常範囲はわずかに低く，HCO_3も低値を示す
[*2] PaO_2の正常範囲はFiO_2（吸入酸素濃度）に依存する。この表に示されているPaO_2の値は動物が室内空気下，つまりFiO_2が21％の状態で呼吸している場合のものである。麻酔下では，FiO_2は100％に増加し，PaO_2は400-500 mmHgまで上昇する

表 1.4　全身状態の分類方法[3]

ASA 全身状態 1	正常で健康な動物
ASA 全身状態 2	軽度の全身性疾患を伴う動物
ASA 全身状態 3	中等度の全身性疾患を伴う動物
ASA 全身状態 4	重度の全身性疾患を伴う動物
ASA 全身状態 5	手術や介入なしでは生存を期待することができない瀕死の動物
ASA 緊急状態	緊急状態であることを示す場合にASAの分類に併記される

らの変化が指摘されていたり，前回の血液検査で異常が認められていたりするのであれば，麻酔の前に再度全血球計算と血液生化学検査を実施する。行われる処置や疾患の経過によっては，凝固検査や血液型判定，クロスマッチ試験，血液ガス分析，電解質検査といった追加の血液検査が必要となる（表1.2および表1.3参照）。

D. 全身状態

　全身状態の評価は，動物全体の徴候や身体検査所見，診断や麻酔の緊急性に基づいて行われる。動物は術中および術後の危険性を考慮した麻酔前評価に基づいて分類されるが，この分類に米国麻酔科学会（ASA）の全身状態分類方法が用いられる（表1.4参照）。

Step2：前投与

　前投与（麻酔前投与）は，保定や静脈カテーテルの設置を容易にするための鎮静を施し，先制鎮痛を行い，導入（麻酔導入）や維持に必要な麻酔量を減少させることを目的に実施される。選択される薬剤によるものの，前投与は筋肉内投与（IM）によって行われるのが一般的であるが（図1.1参照），皮下投与（SC）や経口／口腔粘膜投与あるいは静脈内投与によって行われる場合もある。さらに，麻酔処置におけるこの段階では，動物に静脈カテーテルを設置し（表1.6参照），100％酸素での酸素化を導入あるいは気管内挿管の時点までに少なくとも3-5分間行い，必要と判断されれば予め機器を装着させておく。表1.5を参照されたい。

表 1.5 前投与薬

薬剤名	用量 (mg/kg)	投与経路	鎮静作用	鎮痛作用	長所	短所
アセプロマジン	0.01–0.05	IV, IM, SC	中等度	なし	抗不整脈、制吐、抗ヒスタミン	血管拡張、心拍出量の減少
オキシモルフォン	0.05–0.1	IM, IV	中等度	μ受容体完全作動薬	拮抗が可能、心血管機能への影響がわずかである	高価である
ケタミン	2–20	IM, IV, PO	不動化	体性痛	注射麻酔法の一部として有用である	筋硬直、投与時の疼痛
ジアゼパム	0.1–0.5	IV, IM	新生子、高齢動物および糖尿病罹患動物に対する中等度の鎮静作用	なし	拮抗が可能、心血管機能への影響がわずかである	IMでの吸収にむらがあるため健康な動物では興奮を引き起こす可能性がある
デクスメデトミジン	0.001–0.015	IV, IM, SC	顕著	中等度の鎮痛作用を示す	拮抗が可能	心血管機能への影響（投与初期の血管収縮、徐脈、心拍出量の減少）
ヒドロモルフォン	0.05–0.2	IV, IM	中等度	μ受容体完全作動薬	拮抗が可能、心血管機能への影響がわずかである	嘔吐を引き起こす可能性がある
ブプレノルフィン	0.01–0.03	IV, IM, SC	わずか	μ受容体部分作動薬	心血管機能への副作用がわずかである、鎮痛作用があり、猫で多幸感を示す、拮抗が可能	揮発性吸入麻酔薬の必要量を減少させない
ブトルファノール	0.1–0.4	IV, IM, SC	中等度	κ受容体作動薬、μ受容体拮抗薬	心血管機能への影響がわずかである、拮抗が可能	μ受容体への拮抗作用がある、重度の痛みに対しては あまり効果的でない
ミダゾラム	0.1–0.5	IM, IV	わずか	なし	拮抗が可能、心血管機能への影響がわずかである、水溶性である	健康な動物では行動の変化を予測しにくい
メサドン	0.1–0.5	IM, IV	中等度	μ受容体完全作動薬、NMDA受容体拮抗薬	拮抗が可能、嘔吐を引き起こさない	鎮静作用はわずかである
メペリジン	5	IMのみ	中等度	μ受容体作動薬	軽度の抗コリン作用を示す、拮抗が可能	ヒスタミンの放出、作用時間が短い
モルヒネ	0.1–0.5	IM	中等度	μ受容体完全作動薬	拮抗が可能、心血管機能への影響がわずかである	ヒスタミンの放出、嘔吐

麻酔の手順

表 1.6 静脈カテーテル設置

器具：40 番の刃がついたバリカン，消毒薬，ガーゼ，テープ，留置針，T字管あるいは注入キャップ，ヘパリン添加生理食塩液（フラッシュ用）

手技：
1. カテーテルを設置する静脈の部位を選ぶ。一般的な部位として，橈側皮静脈や外側伏在静脈（犬），内側伏在静脈（猫）が挙げられる。血管の観察と触診に基づいて，血管に合う最も大きなサイズのカテーテルを選択する。
2. 毛刈りを行い，血管のある部位を消毒する。
3. 補助者は動物の保定，特に頭部の保定や選んだ血管の保持といった役割を担う（図 1.1 参照）。カテーテルを右側の橈側皮静脈へ設置する場合には，補助者は動物の左側に立って左腕で頭部を保定し，右腕で血管を保持する。
4. 麻酔担当獣医師は利き手でない方の手を使って動物の肢の遠位端を持ち，カテーテルを挿入できるように引き伸ばす。
5. 皮膚を通って血管内へ到達するように留置針を刺入する。カテーテルが血管と平行になるように維持する。
6. スタイレットチャンバー（内針と外套の間）に血液が入ってきたのを目視する。血液の流入を確認したら，カテーテル全体を血管の方向にもう少し進めて，カテーテルの端がしっかりと固定されていることを確認する。
7. カテーテル（外套）を内針から離すように押し進める。血管内に入っていれば，カテーテルを挿入していく際の抵抗はほとんどない。
8. カテーテルを設置し，注入キャップまたはT字管を接続できたら，ヘパリン添加生理食塩液でフラッシュする（カテーテル内の血液を洗い流す）。血液を吸引したり，血管内をフラッシュしたときの拍動を触知するなどして，カテーテルが適切な部位に設置されていることを確認する。
9. カテーテルをテープで固定する。幅の細いテープを用意し，カテーテルの下側で粘着面を上に向ける。カテーテルのハブを粘着面同士で挟むようにテープを折り曲げる（図 1.3 参照）。テープの残りで肢を巻き，カテーテルを動物にしっかり固定する。被毛が注入口に近づかないように，またカテーテルの保護や固定をより確かなものにするために，カテーテルの周辺にテープを追加して巻きつける。

Step3：導入

　導入とは，円滑な気管内挿管が行えるように麻酔を開始する段階である。一般的には，導入薬をボーラスではなく，効果が出るまで（to effect）静脈内に投与して行われる。よく使用される薬剤のリストとして表 1.7 を参照されたい。

A．気管チューブの選択

　適切なサイズの気管チューブを選ぶにはいくつかの方法がある。1つは，親指と人差し指で気管をさわり，左右端からその幅を推し測る方法である。他には，外鼻孔と外鼻孔の間のスペースの直径を測り，同じ幅の気管チューブを選ぶ方法もある。この方法は，動物種や犬種の違いによって，気管チューブのサイズを本来よりも大きく，あるいは小さく見積もってしまう可能性がある。また，過去の使用歴に基づいて，適切なサイズの気管チューブを選択するのも1つの方法である。いずれの方法を選ぶにしても導入する前には，3種類のサイズの気管

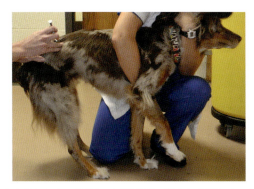

図 1.1 犬の背側筋への筋肉内投与による前投与。腰椎背側の棘突起を触知すると，背側筋はその両側を頭尾方向に走行している。注射針を刺入し，筋肉内に到達していることを確認するために一度吸引し，注入する
（Patricia Queiroz-Williams のご厚意による）

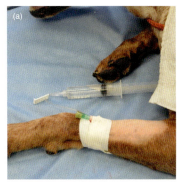 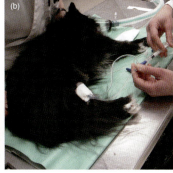

図 1.2 （a）橈側皮静脈に設置された静脈カテーテル　（b）犬の外側伏在静脈に設置された静脈カテーテル

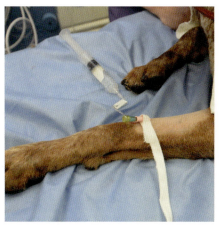

図 1.3 テープによる橈側皮静脈に設置されたカテーテルの固定。カテーテルの下側でテープの粘着面を上に向けておき，カテーテルのハブを挟むように折り曲げ，粘着面同士を接着させる。テープの残りを動物の肢にしっかりと巻きつける
（Anderson da Cuhna のご厚意による）

麻酔の手順　7

チューブ（ちょうど良いと予想されるもの，より小さいもの，より大きいもの）を準備しておく。

短頭種（例：パグやブルドッグ）には，しばしば予想よりも小さいサイズの気管チューブが使われることになる。サイトハウンドやダックスフンドでは，概して予想よりもサイズの大きい気管チューブが用いられる。猫では一般的に，内径が3.5-5 mmの気管チューブを使用する。

動物に導入処置を行う前に，気管チューブの長さを決めておくことも重要である。気管チューブを動物の横に沿わせ，チューブの先端を胸郭入口に合わせる（図1.4参照）。この方法であれば，気管支内にまで挿管してしまうことがない。獣医療において，気管チューブは再利用されるのが一般的である。ちょうど良い長さになるように気管チューブを切る。長すぎる気管チューブは気道抵抗を増大させ，死腔を増やしてしまう。

気管チューブのカフには高圧・低容量と低圧・高容量の異なる2種類がある。高圧・低容量のカフは気管チューブにしっかりと固着しており，チューブの直径に追加される長さはほとんどない。しかしながら，気管とチューブの間を密閉させるには高いカフ圧が必要になる。さらに，この高圧のためにパイロットバルーンを膨らます空気の容量がいくらか少なく，これが麻酔担当獣医師を惑わす。パイロットバルーンを"いっぱいに膨らまそう"として必要以上の空気を入れてしまうと，気管の損傷を引き起こすことになる。この密閉部分は気管壁のほんのわずかな部分とだけ接触しており，固定され高い圧力のかかった密閉部分がわずかな部位にだけ形成されることになる。このようなカフは，猫における気管の破裂や裂傷といった有害事象を引き起こしてしまうおそれがある。低圧・高容量のカフは気管チューブの容積を増加させ，設置を困難にする可能性があるため，著者らはこれらの使用を推奨していない。しかしながら，これらはわずかな圧力をかけるだけで十分な密閉が可能となる。しかも密閉部分が一点だけで

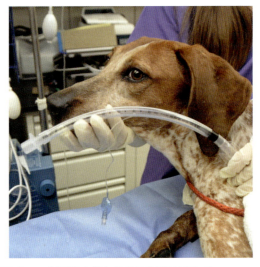

図1.4　導入する前に，気管チューブを動物に沿わせて長さを決めている
（Anderson da Cuhnaのご厚意による）

表 1.7 導入薬

薬剤名	用量 (mg/kg)	投与経路	長所	短所
イソフルラン	100%酸素中に 3-5%	マスクあるいはボックス (箱)	"効果が出るまで (to effect)" 投与する　静脈への投与経路がボックス (箱) を使うと、麻酔担当獣医師は気性の荒い動物に直接触れなくてすむ	用量依存的な血管拡張、循環呼吸機能の抑制、環境やヒトへの曝露
エトミデート	1-2	IV	心血管機能への影響がわずかで、作用時間が短い　"効果が出るまで (to effect)" 投与する	動物に十分な前投薬が施されていなければ、導入時に嘔吐を引き起こす可能性がある[5]ため、喉頭の緊張度は減弱しやすくなる (リドカインを使うと挿管や咽皮質機能低下症 (アジソン病) の催患動物にとって有害な副腎皮質機能の抑制が生じる
ケタミン	5-7	IM, IV	効果発現が速い、作用時間が短い、心拍数と血圧を上昇させる、鎮痛作用をもたらす	筋硬直 (ベンゾジアゼピンを併用すると減る)。てんかん発作のある動物には使用しない
セボフルラン	100%酸素中に 5-8%	マスクあるいはボックス (箱)	静脈への投与経路がボックス (箱) を使うと、麻酔担当獣医師は気性の荒い動物に直接触れなくてすむ　イソフルランよりも速やかに導入でき、においも軽微である (概して許容されやすい)	用量依存的な血管拡張、循環呼吸機能の抑制、環境やヒトへの曝露　高価である
神経遮断性麻酔導入 (オピオイドおよびベンゾジアゼピン系薬)	a. オピオイドの選択肢：フェンタニル 0.005-0.01 あるいはヒドロモルフォン 0.1 b. ベンゾジアゼピンの選択肢：ミダゾラムあるいはジアゼパム 0.2-0.3	IV	心血管機能への影響がわずかである	健康な動物に不安感をもたらすことがある
プロポフォール	2-6	IV	"効果が出るまで (to effect)" 投与する　効果発現が早い、作用時間が短い、回復が円滑である	無呼吸、血管拡張 (前もっての酸素化が推奨される)

表 1.8　犬および猫の気管内挿管

器具：喉頭鏡，サイズの異なるいくつかの気管チューブ，潤滑剤，スタイレット，チューブを固定するためのヒモ，舌を保持するための 4×4 のガーゼ

手技：
1. 顎が弛緩し，左右の眼瞼反射が消失するまで，導入薬を適切に投与する。
2. 可能であれば，動物を伏臥位にする。補助者は，片手で動物の鼻先を覆うように上顎犬歯を保持して口を開け，もう片方の手で舌が下顎犬歯の間を通るように引っ張り出す。頭頸部を少し余計に伸展させると，麻酔担当獣医師は喉頭を視認しやすくなる（図 1.5 参照）。
3. 麻酔担当獣医師は，喉頭蓋の下にある舌の根元に喉頭鏡のブレードをのせる。傷つきやすい喉頭組織を損傷しないように，舌の根元にある喉頭蓋の下側にブレードの先端をのせることが重要である。これらの組織が損傷されると，抜管時に気道の閉塞を起こす可能性がある。舌の根元に力をかけると，喉頭蓋が開き喉頭が目視できるようになる。動物に導入する際には毎回，簡単な喉頭の検査が行われる。
4. 麻酔担当獣医師は喉頭を目視できたら，気管チューブを披裂軟骨の間に進めていく。犬の場合，抵抗を感じたときには気管チューブを少しひねってみると進めやすくなる。短頭種では，過長な軟口蓋に覆われて披裂を目視できなくなってしまうので，気管チューブの先端で軟口蓋を動かすと良い。
   猫の場合，喉頭の痙攣や披裂軟骨が硬く開きにくいことによって挿管がより困難になる。猫では，左右の披裂軟骨にリドカインを滴下すると，喉頭の痙攣を最小限に抑えやすくなる（図 1.6 参照）。気管チューブの先端が披裂軟骨の手前まできたら我慢して，動物が呼吸するのを待つ。動物が十分な呼吸をしない場合には，補助者が肢先をつねって深い呼吸をするように刺激する。吸気が生じると，披裂軟骨がわずかに開く。丁寧に，しっかりと気管チューブを披裂軟骨の間へ進めていく。抵抗を感じたら，少し回転させると挿管しやすくなる。しかしながら，猫の喉頭組織は損傷を受けやすいため，挿管中に力をかけることは決して奨められない。
5. 挿管できたら即座に動物を呼吸回路に接続し，100％酸素を適切な流量で流す。麻酔担当獣医師は，適切に挿管されていることを目視で確認する。麻酔担当獣医師は 20-25 cmH$_2$O の気道内圧を"維持"するように試みつつ，気管チューブのカフを膨らませる。カフを膨らますのは，空気漏れのある間だけ！　カフでの密閉ができたら，揮発性吸入麻酔薬の投与を開始する。

注意：気管内挿管に際して好まれる姿勢としては伏臥位が一般的であるが，動物が横臥位や仰臥位であっても気管内挿管は可能である。横臥位の動物であれば，頭部が脊椎と一直線上になるまで伸展させる。仰臥位は気管内挿管時は難しい姿勢であり，必要なときにしか行われない（例：手術中に誤って気管チューブが抜けてしまった動物）

なく，カフの長さ全部を使って形成される。まとめると，このタイプのカフは使い勝手こそ良くないが，安全な密閉が可能であるといえる。気管内挿管の手技については，表 1.8 を参照されたい。

Step4：麻酔維持期

　この段階は，一般的に揮発性吸入麻酔薬※の使用や全静脈麻酔（TIVA）の実施が含まれる。綿密で連続的な動物のモニタリングが鍵となる。麻酔の維持によく使われる薬剤については，表 1.9 を参照されたい。

※訳者注：常温で液体状態にある薬物を，それぞれ気化器で気体状（ガス）にして患者動物に吸入させて麻酔作用を得る麻酔薬を指す。常温で気体状のもの（例：笑気ガスなど）はガス麻酔として区別している

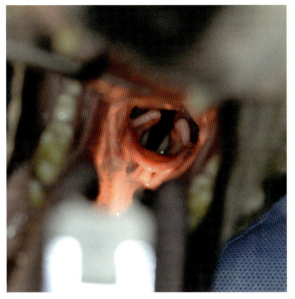

図 1.5　犬の喉頭
（Anderson da Cuhna のご厚意による）

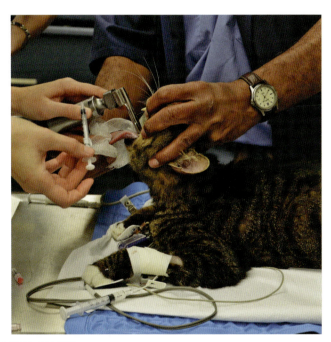

図 1.6　伏臥位での猫の気管内挿管
（Anderson da Cuhna のご厚意による）

表1.9 一般的に用いられる維持麻酔薬

薬剤名	用量／MAC	長所	短所
イソフルラン	犬：1.3% 猫：1.6%	投与量を素早く調節できる．静脈内への投与経路が必要ない．しかし，確保することが推奨されている	用量依存的な循環呼吸機能の抑制
セボフルラン	犬：2.3% 猫：2.6%	投与量を素早く調節できる．イソフルランよりも溶解性が低い，静脈内への投与経路が必要ない．しかし，確保することが推奨されている	用量依存的な循環呼吸機能の抑制，高価である
プロポフォール定速静脈内投与（CRI）	0.2-0.4 mg/kg/min	円滑な回復，気管チューブが不要．ただし可能であれば気管内挿管することが推奨されている．臨床医が気道に対する処置を行うことができる	無呼吸，血管拡張

MAC：最小肺胞濃度

Step5：回復期／術後期

　維持麻酔薬の投与を終了して抜管した時点から回復期は始まり，抜管後少なくとも3時間は続く．術後期にはいくつかの段階があり，その間は動物に対する継続的な管理と観察が必要となる．動物が自身の気道を維持できている場合にのみ，抜管を行う．これは一般的に動物が嚥下し，頭部をもたげるタイミングに一致する．

　動物が嚥下できるようになってから（別途の指示がなければ），気管チューブのカフをしぼませる．回復期に発生する麻酔関連死亡事故のほとんどが，最初の3時間に起きる[6]．この間は継続的に観察することが推奨されており，適切な鎮痛処置と疼痛の評価を実施することが重要である．疼痛評価の技術は，動物の状態を判断するのに有用である（P.287 Appendix Aを参照）．

References

1. Morton C, Reid J, Scott E, Holton L, Nolan A. Application of a scaling model to establish and validate an interval-level pain scale for assessment of acute pain in dogs. Am J Vet Res. 2005;66(12):2154–66.
2. Silverstein D, Hopper K. Small Animal Critical Care Medicine. St. Louis, MO: Saunders Elsevier; 2008.
3. ASA Physical Status Classification System (April 9, 2013). Available at: http://www.asahq.org/Home/For-Members/Clinical-Information/ASA–Physical-Status-Classification-System.
4. Mitchell SL, McCarthy R, Rudloff E, Pernell RT. Tracheal rupture associated with intubation in cats: 20 cases (1996–1998). J Am Vet Med Assoc. 2000;216(10):1592–5.
5. Muir WW, Mason DE. Side effects of etomidate in dogs. J Am Vet Med Assoc. 1989;194(10):1430–4.
6. Brodbelt D. Perioperative mortality in small animal anaesthesia. Vet J. 2009;182(2):152–61.

Chapter 2

麻酔装置とモニタリング

　本章では，麻酔にかかわる様々な機器について述べ，麻酔器の準備を安全に進めるにはどうすれば良いか解説する[1]。加えて，麻酔担当獣医師が動物のバイタルサイン（生命徴候）や，麻酔深度をモニタリングする際にそれらを補助するための機器についても概説する。モニタリング機器とその使用について，そしてそれぞれの機器の長所と短所について述べた上で，それらをいかに適切に動物に装着させるかについて解説する。また，正常な波形やバイタルサインの値にも言及する。

I．麻酔器

　これは装置の中でも非常に重要な部分であり，使用される複数のガスを正確に混ぜ合わせ，混合ガスを作り出す役割を担っている[2]。この装置は3つの系からなる。

A．高圧系

1. ガスボンベ圧のままガスを受けとり，その圧を低下させ一定の状態にするための装置へと供給する。
2. 麻酔器は，ヨーク※あるいはヨークブロックによって圧縮ガスの供給源（パイプラインシステムやガスボンベ）と接続される。
3. ガスボンベの圧力ゲージにはブルドン管が使用されており，タンクの中に残っている圧縮ガスの圧力が表示されるため，あとどれだけ供給可能かが分かるようになっている（式2.1参照）。

$$\text{psi} \times 0.3 = L \tag{2.1a}$$
$$\text{psi} \times 1.7 = L \tag{2.1b}$$

　式2.1は6.4516 cm^{2}あたりの圧力をポンドで表したものから，ボンベに残っている酸素の容量を算出するために用いられる。"E"型のボンベには式2.1aを，"H"型のボンベに

※訳者注：ガスボンベ等における接続方式の1つであり，接続口そのものはネジになっておらず，ヨークブロック全体をネジで締めることによりパイプやチューブとの接続を維持する。日本の獣医療現場では，ヨークやヨークブロックを用いた方法だけでなくネジ式も広く利用されている

は式 2.1b を用いる。
4. 圧調整器はガス圧（温度や含まれるガスによって変化する）を 50 psi まで減圧し，麻酔装置への供給を一定速度に維持する。

B. 中間圧系
1. 圧調整器あるいはパイプラインによって一定の圧に調整されたガスを受けとる。そこから，ガスを流量計や酸素フラッシュ弁へと送る。
2. 病院にパイプラインシステムがある場合には，パイプラインの供給管をそこに接続することができる。
3. 酸素の不足した混合ガスが供給されてしまった場合，低酸素防止装置は患者動物を保護すべく警告を発する，あるいは酸素圧を大きく低下させる原因となった酸素以外のガスの供給を停止する。
4. 流量計はガスの流量が，1 分間あたりに何リットル（L/min）となるかを調整し，計測する。ガス流量はフロート（浮子）の最も大きい部分を読み取って計測する（例：ボールが使用されている場合には，ボールの中心で読み取る）。フロート（浮子）のどこを読み取るべきかは，各流量計にそれぞれ記されているはずである。

C. 低圧系
1. ここでは，ガスが流量計から麻酔器の出口（呼吸回路との接続口）へと移動する。
2. 気化器は各麻酔薬に合わせて個別に設計されており，薬剤を液体から気体へと変化させる。
3. 共通流出口は，装置を経由したすべてのガスが集まる場所である。装置によっては，再呼吸（RB）式回路や非再呼吸（NRB）式回路に合わせて分離した共通流出口を備えている。

D. 麻酔器におけるその他の重要な部分
1. 圧制限調整（APL またはポップオフ）弁は，ガスが呼吸回路に残ったり，排出されたりするのを，弁の閉じ具合によって制限したり，許容したりする（調整する）。
2. 酸素フラッシュ弁は，酸素を（気化器を経由させずに）回路内へ供給する（図 2.1 参照）。

II. 麻酔器の準備

A. 呼吸回路の選択
1. 非再呼吸式回路（図 2.2 参照）は，一般的に 7 kg 未満の動物に用いられる。必要とされる酸素流量は 200-300 mL/kg/min であり，最小で 0.5 L/min まで対応できる。
2. 再呼吸式回路（図 2.3 参照）は，一般的に 7 kg 以上の動物に適用される。推奨される酸素流量は 10-30 mL/kg/min である（表 2.1 参照）。

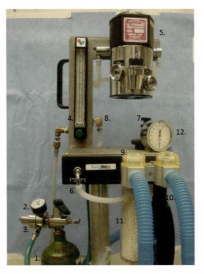

図2.1 循環式の麻酔器：1. E型の酸素ボンベ 2. ボンベ圧力計 3. 圧調整器（減圧弁） 4. 酸素流量計 5. 気化器 6. ガス共通流出口 7. APL弁またはポップオフ弁 8. 酸素フラッシュ弁 9. 一方向（呼気・吸気）弁 10. リザーバーバッグ接続口 11. 二酸化炭素吸着剤キャニスター 12. 圧力計

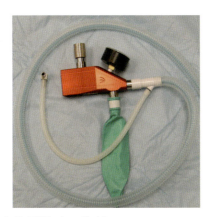

図2.2 非再呼吸式回路（改良ベイン回路）とアダプター

B. リザーバーバッグ

1. 麻酔担当獣医師はリザーバーバッグを使うことで，用手による補助換気を行うことができる。呼吸をさせるには，APL弁を閉じ，圧力計を見ながら（犬や猫の場合には，$20\,cmH_2O$未満）必要な大きさの呼吸が生じるまでリザーバーバッグを圧迫したら，忘れずにAPL弁を開ける。

2. リザーバーバッグは計算したサイズと同じか，それよりも大きいものを選ぶ。

$$体重(kg) \times 分時換気量 \times 一回換気量(V_T) = バッグのサイズ \qquad (2.2)$$
例：$20\,kg \times 6 \times 10 = 1200\,mL$（2 Lのバッグを使用する）

麻酔装置とモニタリング

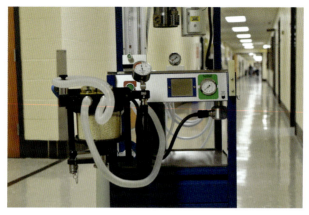

図2.3 麻酔器に接続された再呼吸式回路
（Anderson da Cuhna のご厚意による）

表2.1 呼吸回路の比較

非再呼吸式回路		再呼吸式回路	
長所	短所	長所	短所
気道抵抗が小さい	酸素流量が多く，熱や水分の喪失が生じやすい，高価	酸素流量が少ない，安価	回路内の気道抵抗が大きい（一方向弁や二酸化炭素吸着剤による）
死腔が小さい	酸素流量が少なすぎると，動物が呼気を再呼吸してしまう	体熱の喪失が生じにくい	麻酔器の構成要素が多く，それぞれに不具合の生じる可能性がある
軽量である		必要であれば閉鎖式回路として使用できる	"Y"ピースが死腔を増加させる
酸素流量が多いため，吸気中の麻酔濃度を素早く変化させられる		すべての構成要素が正しく機能している状態であれば，呼気中の二酸化炭素を再呼吸することはほぼ生じない	呼吸回路の容積が大きいために，吸気中の麻酔濃度を変化させるのに時間がかかる
			管理に手間がかかる（二酸化炭素吸着剤の交換）
			装置が大きい

　一般的な分時換気量と一回換気量は，それぞれ 3-6 L/min および 10-20 mL/kg である。例では，20 kg の動物に 2 L のリザーバーバッグを適用している。

C．麻酔器の加圧確認

　表2.2には，再呼吸式回路および非再呼吸式回路に対する加圧確認の一般的な方法を記述した。しかしながら，加圧して呼吸回路を確認するこの方法では，改良型ベイン回路における吸

表 2.2　麻酔器の加圧確認

手技：
1. 酸素ボンベを開ける，あるいは酸素供給源に接続する．
2. 動物側の呼吸回路を正しく接続する．新鮮ガス流出口に接続されていることを確認する．
3. リザーバーバッグを接続する．
4. ポップオフ弁または APL 弁を閉鎖する．
5. 呼吸回路の動物へ接続する側を塞ぐ．
6. 流量計を開けて，圧力計が 30 cmH$_2$O になるまで呼吸回路を酸素で満たす．流量計を閉める．
7. この状態での圧を 20-30 秒間維持する*．
8. ポップオフ弁または APL 弁を開放して，回路から圧を逃がす．

*もし圧が維持できなければ，リーク（漏れ）があることになる．"リーク（漏れ）への対処"を参照

気管の気密性を確認することができない．

D. リーク（漏れ）への対処

1. ポップオフ弁が完全に閉鎖されていることを確認する．
2. 呼吸回路とリザーバーバッグのいずれか，あるいは両方を交換する．
3. 再呼吸式回路を使用している場合には，炭酸ガス吸着キャニスターや一方向弁が正しく取り付けられているか，ひび割れていないかを確認する．
4. 新鮮ガス流出口が使用中の回路に接続されていることを確認する．

III．麻酔深度のモニタリング

　最も正確に麻酔深度を示すものは，動物そのものである．心拍数（HR）や呼吸数（RR），血圧（BP）は麻酔深度に合わせて変化するが，その他の影響も受ける．表 2.3 に麻酔深度を知るための臨床症状（CS）を示す．

表 2.3　麻酔深度のモニタリング

	浅すぎる	外科手術が可能な麻酔深度	深すぎる
眼瞼反射	あり	消失	消失
顎の緊張	強い	弱い	消失
瞳孔の位置	中央	正中腹側	中央
角膜反射	あり	あり	消失
肛門の緊張	強い，刺激に反応する*	消失，緩い	消失

*「刺激に反応する」とは，体温計を挿入したりつまんだりして刺激した際に，動物がそれに反応して肛門括約筋を収縮させることを意味する

Ⅳ. 機械的人工換気（MV）あるいは間欠的陽圧換気（IPPV）

A. 機械的人工換気

　呼吸機能の低下や疾患，あるいは麻痺（例：神経筋遮断薬の使用）といった理由のために動物が十分な換気を行えない場合，機械的人工換気が有用である。機械的人工換気は陽圧を用いる。また，たしかに有用ではあるが，心臓への静脈灌流量の減少や二酸化炭素の減少，そして揮発性吸入麻酔薬の運搬量の増加を生じさせるために，心拍出量（CO）に対しては悪影響を及ぼしてしまうことを理解しておかねばならない。

　機械式人工呼吸器の操作は，熟練したスタッフのみが行うべきである。循環血液量の減少や呼吸循環器疾患を伴う動物には注意が必要である。市販されている人工呼吸器の基本的なところは，機能面においてどれも類似している一方，用語や表示はそれぞれ異なる場合がある。人工呼吸器の設定を変更するとどのように換気に影響するのかを，動物に適用する前に予め理解しておくことが大切である。適切かつ安全な使用を確実なものとするためには，人工呼吸器の使用に先立って，製造元による取扱説明書に目を通しておくべきである。

B. 人工呼吸器の分類

　人工呼吸器には次のような3つの基本的な特徴がある。どのような機構によって制御されているか，どのような機構によって吸息と呼息の繰り返しが決められているか，呼吸を開始するためのトリガーはどのような機構か，といった特徴である。

　人工呼吸器は従量式制御あるいは従圧式制御に分類され，これは人工呼吸器がどのように送気を行うかによる。従量式制御の人工呼吸器では送気時の圧にかかわらず，一定の容量が送気される。一方，従圧式制御の人工呼吸器では送気された容量にかかわらず，一定の圧で送気される。想像されるとおり，従圧式制御の人工呼吸器の方が，気圧性外傷は生じにくい。

　人工呼吸器は時間，容量，あるいは流速に従って繰り返し動作している。つまり，これらが人工呼吸器による吸息と呼息を切り替えさせる機構である。タイムサイクル式の人工呼吸器では，設定された時間だけ吸息が生じる（例：人工呼吸器が呼息を開始する前に，1.5秒間の吸息を行う）。タイムサイクル式の人工呼吸機能は，大多数の動物麻酔用人工呼吸器が備えている機能である。また，ボリューム（容量）サイクル式の人工呼吸器では，設定された容量に達すると吸息から呼息へと切り替わる。プレッシャー（圧）サイクル式の人工呼吸器では，設定された圧に達すると吸息から呼息へと切り替わる。後者2つの動作機構を備えた人工呼吸器は，重篤な疾患の動物に用いられるのが一般的である（例：長時間の人工呼吸）。

　最後に，トリガーとは人工呼吸器が吸息を開始するためのきっかけであり，時間あるいは圧がそれにあたる。タイムトリガー式の人工呼吸器では，麻酔担当獣医師の設定した呼吸数に基づき，時間を利用して呼吸のサイクルを開始する。これは，動物麻酔用人工呼吸器のほとんどが利用している機構である。プレッシャー（圧）トリガー式の人工呼吸器は，動物からのフィードバック（普通は呼吸しようとする動き）を待って，動作を開始する。獣医師としては

人工呼吸器から離脱させたくとも，麻酔下ではそれが現実的ではない重篤な動物の場合に，この特徴が重要となる。

　人工呼吸器は，ベローズ（ふいご）が上昇式か下降式かによってさらに分類される。上昇式のベローズは最も一般的に利用されており，吸息中にベローズが下降しながら縮み，呼息中には上昇する。このタイプの人工呼吸器では，リーク（漏れ）があるとベローズが上昇できず下がってしまうため，リークを発見しやすい（これは大きな利点である）。下降式のベローズは，吸息中に上昇しながら縮み，呼息中には下降する。

C. 専門用語ならびに調節項目

1. 呼気時間に対する吸気時間の比（I：E比；吸・呼気時間比）とは，吸気時間と呼気時間の関係を示したものである。通常のI：E比は1：2-1：3.5である。I：E比を増加させる（例：1：5）ということは，吸気時間を短くするということであり，反対にI：E比を減少させる（例：1：1）ということは，動物の吸気時間をより長くするということになる。
2. 最大吸気圧（PIP）とは，一回の吸息相あるいは呼吸における最大（気道内）圧のことである。健康な小動物の場合には，最大吸気圧が10-20 cmH$_2$Oであれば，十分な換気をもたらす"正常な"呼吸が可能となる。小動物において，20 cmH$_2$O以上の最大吸気圧が必要であったり，推奨されたりすることはまれである。
3. 一回換気量（V$_T$）とは，動物における呼吸の容量を指す。正常な一回換気量は10-20 mL/kgの間である。ベローズの収納されているケースには目盛りがついており，麻酔担当獣医師はこれを読むことで一回換気量を見積もることができるが，この目盛りは必ずしも正確ではない。可能であれば，スパイロメーターを用いると正確な一回換気量を知ることができる。
4. 呼吸数（RR）とは，動物における1分間あたりの呼吸の回数を意味する。麻酔下にある犬の正常な呼吸数は6-12回/分であり，猫では8-16回/分である。
5. 吸気流速とは，吸息相あるいは呼吸における空気の流速であり，1秒間あたりのmL（量）で表される。多くの人工呼吸器では，吸気流速の調節は，一回換気量および最大吸気圧に対して直線的に影響する。
6. 吸気時間とは，吸息相において息を吸い込ませる時間を指す。吸気時間が長くなると，一回換気量や最大吸気圧は増加する可能性がある。
7. 呼気時間とは，吸息と吸息の間に生じる時間のことである。呼吸数を設定する方法として，呼気時間を利用する人工呼吸器もある。呼気時間は呼吸数と相反する関係にあり，呼気時間の延長は呼吸数の減少を意味する。
8. 圧開放弁は，すべての人工呼吸器に調節可能な機能として備わっているわけではない。しかしながら，これにより過剰な圧を開放したり，数回の呼吸にわたって最大値となる最大吸気圧（最大PIP）が上限を超えたことを麻酔担当獣医師に知らせるための警報を作動させたりすることが可能となる。最大PIPよりも5 cmH$_2$O高く弁を設定することが推奨さ

表 2.4 機械式人工呼吸器の一般的な準備

手技：
1. 人工呼吸器を駆動ガスの供給源に接続する。何らかの圧縮ガスによって人工呼吸器を駆動することになるが，酸素を駆動ガスとして用いるのが一般的である。
2. 人工呼吸器が電力を必要とする場合には，電源コンセントに接続する。
3. 人工呼吸器が適切に接続され，動作させたときに圧外傷が生じないよう，供給圧が最小に設定されているかを確認する。人工呼吸器のメーカーや型式によっては（図 2.4 参照），吸気時間を短縮したり，吸気量や呼吸容量を減少させたりすることで対応する。
4. 従事者が余剰な麻酔ガスに曝露されないように，リザーバーバッグを麻酔器から取り外す*。
5. リザーバーバッグと人工呼吸器からの呼吸ラインとをつなぎかえる*。
6. 麻酔器のポップオフ（APL）弁を閉鎖する。
7. 人工呼吸器の余剰ガス排泄ラインを余剰ガス処理装置へ接続する。
8. ベローズを膨らませるために，麻酔回路上の酸素流量を増やす。ベローズが最も大きく膨らんだときの酸素流量が，呼吸回路と動物にとってちょうど良い流量となるまで酸素流量を減らしていく。
9. 人工呼吸器を作動させ，動物の V_T や PIP，$EtCO_2$ を注視する。十分な換気が行えるように調節する。

*麻酔回路に切り替え機能がついている場合，この動作は不要となる（訳者注）

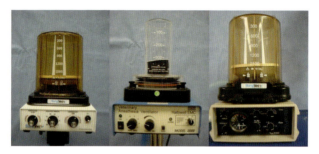

図 2.4 人工呼吸器の選択肢

れている。

9. 終末呼気陽圧（PEEP）弁はすべての人工呼吸器に備わっているわけではないが，麻酔担当獣医師はこれを利用することで，呼息相終末における陽圧を維持することができる。この手技は，動物が重度の無気肺となっているような特殊な状況において用いられる。一般的には，10 cmH$_2$O を超える終末呼気陽圧は推奨されていない。ある固定された圧の終末呼気陽圧をかけるために，麻酔器や人工呼吸器に装着して使用する終末呼気陽圧弁がある。これらは麻酔器のポップオフ弁や人工呼吸器の排気弁に取り付けられる。麻酔担当獣医師は，終末呼気陽圧弁が機能しているかどうか圧力計（気道内圧計）を見て確認する。
10. 吸気ホールド（呼吸ホールド）機能はすべての人工呼吸器に備わっているわけではないが，このボタンを押せば，麻酔担当獣医師は望みどおりの最大吸気圧で肺を膨らませたまま，動物の呼吸を止めることができる（表 2.4 参照）。

D. 機械式人工呼吸器にかかわる一般的な問題への対処

1. リーク（漏れ）

上昇式のベローズ（ふいご）が十分に膨らまない，あるいは膨らみ方が非常に小さいということは，リーク（漏れ）があることを意味する。

(a) 駆動ガスの供給源との接続が確かかどうかを確認する。
(b) 呼吸回路が動物から外れていないか，人工呼吸器としっかり接続されているかを確認する。
(c) ベローズを収納しているケースが壊れていないか，ベローズに亀裂がないかを確認する。
(d) 麻酔器からの酸素流量が十分かを確認する。
(e) ポップオフ（APL）弁が閉鎖していることを確認する。

2. 低換気

以下に示す項目を調節することにより，低換気を改善する（$EtCO_2$［呼気終末二酸化炭素分圧］を低下させる）ことができるだろう。加えて，これらの調節によって酸素化が促進されることもある。

(a) 吸気時間を長くする（一回換気量に影響する）。
(b) 最大吸気圧を高くする（一回換気量に影響する）。
(c) 吸気量を増やす（一回換気量に影響する）。
(d) 呼吸数を増やす（あるいは呼気時間を短くする）。

3. $EtCO_2$ の上昇

以下の項目についての操作を行うと，$EtCO_2$ の上昇を起こすことになる。

(a) 呼吸数を減らす（呼気時間を長くする）。
(b) 吸気時間を短くする（一回換気量に影響する。前述を参照）。
(c) 吸気量を減らす（一回換気量に影響する）。
(d) 最大吸気圧を低くする（一回換気量に影響する）。
(e) 一回換気量を減らすことはできるが，10 mL/kg を下回らせはしない。

4. 最大吸気圧あるいは一回換気量の急な変化

(a) 自然気胸（P.210 Chapter6 "気胸" を参照）やアナフィラキシー反応（P.224 Chapter6 "アナフィラキシー／アナフィラキシー様反応" を参照）のような麻酔合併症が起こると，肺の伸展性や弾力性，気道抵抗に変化の生じる可能性がある。
(b) 気道あるいは気管チューブの閉塞によって，最大吸気圧の上昇や一回換気量の減少が生じる。

V. モニタリング機器

麻酔中にモニタリングすべきバイタル項目を表 2.5 に示す。

表2.5 麻酔中の正常バイタル項目

	犬	猫
HR（回/分）	60-160	100-250
RR（回/分）	6-12	8-16
SAP（mmHg）	90-180	90-180
DAP（mmHg）	45-55	45-55
MAP（mmHg）	60-80	60-80
体温（℃）	35.5-36.6	35.5-36.6
EtCO$_2$（mmHg）	35-45	35-45
SpO$_2$（%）	97-100	97-100

HR；心拍数，RR；呼吸数，SAP；収縮期動脈血圧，DAP；拡張期動脈血圧，
MAP；平均動脈血圧，EtCO$_2$；呼気終末二酸化炭素分圧，SpO$_2$；経皮的酸素飽和度

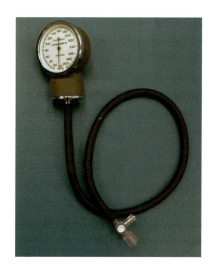

図2.5 アネロイド式圧力計

A．血圧のモニタリング

1．直接的あるいは観血的血圧（IBP）モニタリング

　動脈カテーテルを介した観血的血圧モニタリングは，その正確性から，衰弱した動物や非常に重症な動物（ASA3-5）において有用である。カテーテルの設置に用いられる動脈は，足背動脈や後耳介動脈，舌深動脈，中手動脈，尾骨動脈が一般的である。様々な機器が動脈血圧の測定に用いられる（図2.5および図2.6参照）。単純なアネロイド式圧力計を用いて平均動脈血圧（MAP）を直接的に測定する，あるいはトランスデューサーの使用により収縮期動脈血圧（SAP），拡張期動脈血圧（DAP）および平均動脈血圧の値をそれぞれ直接的に得ることができる。いずれの機器を使用して直接的な動脈血圧の測定を行うとしても，血液凝固塊による閉塞が生じることのないように，動脈カテーテル内を定期的にフラッシュする。測定を正確に行

表 2.6　動脈カテーテルの設置と観血的血圧測定の準備

器具：外套付き留置針（カテーテル），消毒薬，伸縮性のないチューブ，トランスデューサーあるいはアネロイド式圧力計，テープ，バリカン，ヘパリン添加生理食塩液の入ったシリンジ；追加の必要があれば：T字管*あるいはインジェクションキャップ，連続的にトランスデューサーをフラッシュするために加圧バッグを取り付けたヘパリン添加生理食塩液（1-2 単位/mL）

手技：

1. 動脈を触知する．触知できないような動脈にカテーテルを挿入することは，まず不可能である．
2. カテーテルを挿入する部位の毛を刈り，消毒する．
3. カテーテルのサイズを選ぶ（普通は動物の大きさに合わせて選ぶ）；例えば，大型犬であれば 20 ゲージのカテーテルを，猫であれば 22 ゲージのカテーテルを選ぶ．一般的に足背動脈に挿入するカテーテルは，橈側皮静脈に挿入するものよりもおおむねサイズが 1 つ小さい．20 ゲージ以上の太いカテーテルは（馬のように大きな動物であっても！），必要ない．
4. 挿入部位の皮膚をそのままにしておくか，切皮するかを決める（実施者の好みによる）．
5. 皮膚に対して 45 度の角度をつけてカテーテルを挿入していく；脈をさわる部位よりも遠位からカテーテルを挿入する．カテーテルを挿入する間は脈をさわり続けておくと，それがガイドとなり便利である．動脈の攣縮や急な血液凝固が生じ，血管壁の厚みが増すと，カテーテルの挿入は静脈よりも難しくなる．麻酔担当獣医師は，動脈への留置を成功させようといくらか侵襲的になりがちである（この技術を上達させるには経験回数が必要である）．
6. 内針に血液が入ってきたら，外套付き留置針（カテーテル）を動脈に向かってもう少し進めて，内針から外套部（カテーテル部）を離すように滑らせていく．内針をガイドとして使うことが重要であり，カテーテルが動脈内へ完全に挿入されるまでは，内針をそこにとどめておく．
7. 内針を抜き取る．動脈血は鮮紅色を呈し，脈打っているはずである．T字管やインジェクションキャップ，あるいはチューブをカテーテルに取り付け，静脈カテーテルの設置時と同様にテープでしっかりと固定する（表 1.6 参照）．
8. カテーテルを適切に固定したら，ヘパリン添加生理食塩液で満たした伸縮性のないチューブ（弾力性に乏しいチューブ）を用いてトランスデューサーを動脈カテーテルへと接続する．動脈カテーテルにインジェクションキャップを取り付けた場合は，同じサイズの注射針を使ってチューブと接続する．あるいは，採血用の接続口を確保するために，三方活栓を接続しておくこともできる．
9. IBP 測定を行うために，アネロイド式圧力計を使うか，あるいは自動化されたシステムを利用するかによって次の手順が異なる：

自動化システム	アネロイド式圧力計
適切なトランスデューサー（製造元の取扱説明書を確認する）をトランスデューサー用のケーブルに接続する．マルチモニター上で，大気圧に対するカテーテルのゼロ校正を行う．三方活栓の動物側を閉鎖し，大気（室内気）側を開放することでゼロ校正ができる．ゼロ基準を決定したら，三方活栓の大気側を閉鎖する．そうすると，特徴的な波形を伴って動脈 BP が表示される（図 2.6 参照）．正確な測定を行うために，トランスデューサーは心尖部と同じ高さに設置する．	圧力計を汚染しないように三方活栓の動物側を閉鎖したら，アネロイド式圧力計にディスポーザブルチューブ（輸液チューブがしばしば使われる）を接続する．続いて，このチューブを三方活栓につなぎ，およそ半分程度までをヘパリン添加生理食塩液で満たしておく．水面（メニスカス）が心臓と同じ高さになるように設置し，動かないもの（輸液用のポールなど）に貼り付けておく．三方活栓の大気側を開放すると，水位は動物の血圧に従って自然に校正される．圧力計のゲージは MAP を表しており，心拍動に合わせて動く（麻酔担当獣医師はこの装置から心拍数も知ることができる）．

注意：動脈カテーテルの設置は高度な技術であり，熟練を要する

*動脈カテーテルからの出血事故を起こさないために，動脈カテーテルに接続するT字管やインジェクションキャップ，伸展性のないチューブはルアーロック式のものを用いるべきである．T字管やインジェクションキャップ，あるいは伸展性のないチューブへの注射針を用いた接続は，圧波形のダンピング（鈍化）を起こしてしまうが，これらを使用することで採血が可能となる

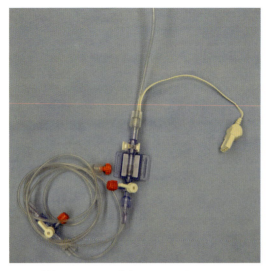

図 2.6　自動化システムに用いる連続フラッシュ可能なトランスデューサー

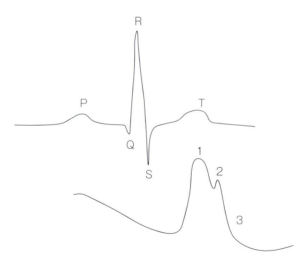

図 2.7　動脈圧波形と心電図（ECG）の関係。心電図波形には P，Q，R，S および T が示してある
1．収縮期動脈血圧　2．重複切痕　3．拡張期における流出

うには，アネロイド式圧力計やトランスデューサーを心尖部と同じ高さになるように設置する。観血的血圧モニタリングの準備については表 2.6 を参照のこと。アネロイド式圧力計やトランスデューサーを心尖部よりも低い位置に設置してしまうと，本来よりも低い値が誤って表示される。典型的な動脈圧波形の一例を図 2.7 に示す。

(a) **長所**：観血的血圧モニタリングは最も正確であり，連続的な動脈血圧の測定が可能である。（算出されるものとは異なり）動脈血圧が実際に測定されており，それゆえに術中管理にかかわる決定をそれに基づいて行えるだけの信頼性の高い判断材料となる。術中にかなりの補

助を必要とすることが予想される動物の場合（ASA3-5）には，動脈ラインを確保しておくことにより，麻酔の変更を考えるための確かな根拠を得ることができる。さらに，動脈ラインは採血を行うのにも便利である：動脈ラインは，血液ガス分析や電解質，赤血球容積／全固形成分比（PCV/TS），血糖値などを評価するための採血に利用することができ，これらの評価は術中の麻酔を修正する際に役立つ。動脈圧波形は血管内容量の評価をするのに役立つ。収縮期動脈血圧の変動（間欠的陽圧換気に続く動脈圧波形の変化）は，循環量の減少に伴って生じる[3]。心停止時，麻酔担当獣医師は脈圧波形を観察することにより，胸部圧迫が有効であるかどうかと同時に，胸部圧迫を行っている人間をいつ交代させるべきかを知ることができる。

(b) **短所**：観血的血圧モニタリングを行うには高度な技術が必要となる。動脈ラインはしばしば麻酔担当獣医師から見えなくなってしまうため，一度カテーテルが外れてしまうと，気付くまでの間に大量の出血が生じてしまう。動脈カテーテルを抜去したら，設置していた部位に血腫が生じるのを防ぐために，5分間以上は直接その部位を圧迫しておく。特に猫では，動脈ラインが長期間にわたって使用されることは想定されていない。これはカテーテルによって動脈の半閉塞が生じ，四肢の灌流が乏しくなるおそれがあるためである。動脈ラインを利用するためにたくさんの器具を新たに追加する必要はないが，非伸展性のチューブや血圧測定装置への初期投資は必要である。

2. 間接的あるいは非観血的血圧（NIBP）モニタリング

(a) **ドップラー，カフと血圧計を用いた方法**：ドップラー，カフと血圧計を使うことで，連続的な心音の聴取により心拍数を知ることができ，収縮期動脈血圧を間接的に測定することができる。ドップラーを併用することで，オシロメトリック法によって測定された血圧の正確性を担保できる（表2.7，図2.8，図2.9参照）。

(b) **オシロメトリック法による血圧モニタリング**：数多くのオシロメトリック式血圧計が利用可能であるが，操作の基本はほとんど同じである。カフを膨らませ，動脈の血流を遮断する。カフをしぼませていく過程で振動が検出され，収縮期動脈血圧，拡張期動脈血圧および平均動脈血圧が測定される（図2.10参照）。これら3つの血圧値を得るための方法は，製造元によって様々であるが，すべての値が実際に測定されたものでないことは確かである。つまり，いくつかの値は計算によって得られたものであり，誤差が生じたり正確性に欠けたりするおそれが大きい。一般的には，平均動脈血圧が実際に測定され，収縮期および拡張期動脈血圧はそれぞれの機器が内蔵するアルゴリズムに基づいて算出されるものが多い。

B. カプノグラフおよびガス分析

カプノグラフは，$EtCO_2$を表示することで換気と循環の評価を可能にし，気道の閉塞や気管チューブカフのリーク（漏れ），機器の不具合による二酸化炭素の再吸入といった問題を発見する助けにもなる（図2.11参照）。麻酔担当獣医師は，$EtCO_2$を$PaCO_2$（動脈血二酸化炭素分圧）と比較することにより，肺胞灌流や換気―血流比不均衡（V/Qミスマッチ），静脈血混

表 2.7　非観血的血圧測定

器具：バリカン，ドップラー装置，血圧カフ，超音波検査用ジェル，テープ，血圧計あるいはオシロメトリック測定装置

手技：
1. 動脈のある部位の毛を刈る（中手動脈や足背動脈，尾骨動脈の領域が一般的である）。
2. クリスタル（ドップラープローブの凹んだ側）に超音波検査用ジェルをのせる。このとき，ドップラーを動物に装着する前に，麻酔担当獣医師に装着してみて，装置が適切に動作しているかを確認すると良い。
3. クリスタルを動脈上に位置するように装着し，テープでしっかりと固定する。ドップラーの電源を入れ，心音を聴取する。心音を聴取できない場合には，脈をとり，心拍があることを確認して，テープで固定されているプローブを少し動かしてみる。こうすると，心音を聴取しやすくなることがある。
4. 動物の肢周囲の 30-40％に相当する幅の血圧カフを選択し，カフをドップラーよりも近位となるように装着する（図 2.9 参照）。
5. 血圧計を用いて血圧を測定する場合には，血圧計を血圧カフに接続し，動脈血流が遮断される（ドップラーによる心音の聴取ができなくなる）までカフを膨らませる。理想的には，予想される血圧よりも 20-30 mmHg 以上は高い圧力をかけないようにする。目盛りを見ながら，心音が聴取できるようになる（血流が生じる）まで，ゆっくりと血圧計の圧力を下げていく。このときの値が SAP である。
6. オシロメトリック測定装置を用いて血圧を測定するには，カフをドップラーよりも近位となるように肢に装着し（図 2.9 参照），オシロメトリック測定装置をカフに接続する。製造元が供給しているカフしか，そのオシロメトリック測定装置に対応してない場合もある。開始あるいは加圧のボタンを押して，オシロメトリック測定装置を作動させる。血圧カフが膨らむと，ドップラー音が消え，カフ圧が下がってくると，再び聴取できるようになる。オシロメトリック測定装置を用いて正確に血圧を測定するには，ドップラーによる心音が聴取できなくなるまで，動脈血流を完全に遮断しなければならない。一般的な装置では，麻酔担当獣医師が測定間隔を選ぶことができる（連続，毎分，3 分ごと，など）。オシロメトリック測定装置は，SAP および DAP，MAP を測定できる（図 2.10 参照）。

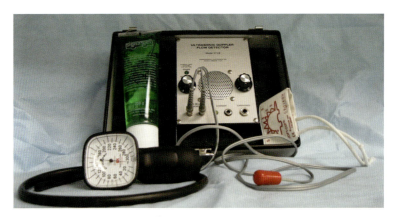

図 2.8　非観血的血圧を測定するためのドップラーおよび血圧計，血圧カフ

合についての情報を得ることができる。EtCO$_2$ のモニタリングは，心肺蘇生（CPR）の効果を評価する際にも有用である。一般的には，カプノグラフィーとしても機能するガス分析装置を購入するという選択肢もある。ガス分析装置を利用すれば，麻酔担当獣医師は吸気中あるい

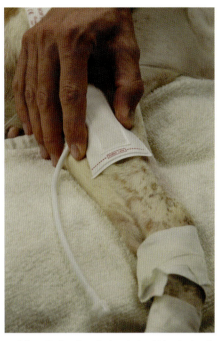

図2.9 ドップラーを装着された動物の前肢。犬の前肢であればどの程度の幅の血圧カフが適切かを麻酔担当獣医師が示している

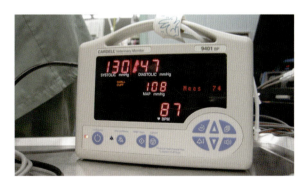

図2.10 Cardell社のオシロメトリック式血圧モニター

は呼気中の麻酔薬濃度や酸素濃度を知ることができる（表2.8参照）。

　呼気中の麻酔薬濃度は，肺胞内の麻酔薬濃度にほぼ一致する。呼気中の麻酔薬濃度が分かれば，それに基づいた麻酔深度の微調整が可能となる。また，気化器の正確性を確認するのにも有用である。

C．心電図（ECG）

　心電図によって心臓の電気的活動の評価および不整脈の検出が可能となるが，心臓の構造的

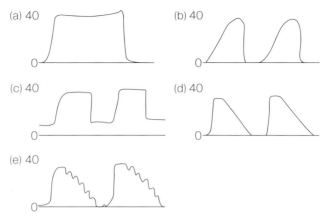

図 2.11　カプノグラフの正常波形（a）およびよくみられる異常波形　（b）閉塞性の波形（c）CO_2 の再吸入　（d）呼吸回路あるいは気管チューブのリーク（漏れ）　（e）心拍動

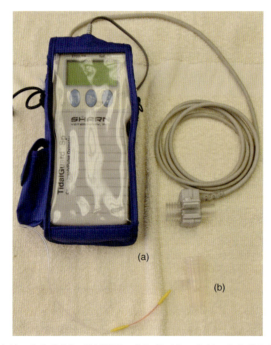

図 2.12　（a）メインストリーム方式 CO_2 分析装置　（b）サイドストリーム方式 CO_2 分析装置

な機能について評価することはできない（表 2.9 参照）。また，麻酔担当獣医師は心電図によって動物の心拍数を知ることも可能である（図 2.13 および図 2.14 参照）。まず初めに，麻酔担当獣医師は心電図がどれだけの紙送り速度で作動していたかを把握していなければならない。速度が 50 mm/s であれば，10 個の"大きな"マス目が 1 秒に相当する。速度が 25 mm/s の場合には，5 個の"大きな"マス目が 1 秒に相当する。

表 2.8 カプノグラフィーにおけるメインストリーム方式およびサイドストリーム方式の比較

メインストリーム方式		サイドストリーム方式	
長所	短所	長所	短所
リアルタイムである	気管チューブの端に大きな装置を取り付けなければならない	気管チューブに取り付ける装置が小さい	サンプリングしてからのため表示が遅れる
排出ガスを作らない，よって回収も不要	交換用のアダプターが高価である	アダプターが安価である	サンプルが汚染される可能性が高い
校正が容易	洗浄が難しい	水につけて容易に洗浄できる	排出ガスの回収が必要
赤外線を用いた技術により CO_2 濃度を測定しているため，気道分泌物が問題とならない			院内での校正が難しい
			不正確な測定や測定の失敗を避けるために，ナフィオンチューブあるいはウォータートラップで気道分泌物を取り除く必要がある

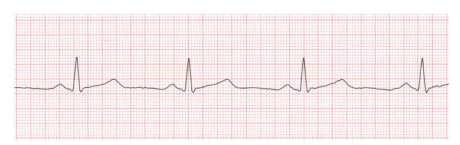

図 2.13 紙送り速度が 25 mm/s の正常な II 誘導の心電図（ECG）波形

　心拍数を数える簡単な方法としては，標準的な長さのペンを心電図に沿わせるように置くというものがある。紙送りの速度が 50 mm/s であれば，ペン 1 本分の長さがおよそ 3 秒に相当するため，ペン 1 本の範囲にある QRS 波形を数え，20 をかけると 1 分間あたりの心拍数が算出される。25 mm/s であれば，ペン 1 本分は 6 秒に相当する。ペン 1 本分の範囲にある QRS 波形を数え，10 をかければ 1 分間あたりの心拍数が分かる。

D．食道聴診器

　食道聴診器は，心音の聴取や調律の評価に用いられる（表 2.10 および図 2.15 参照）。

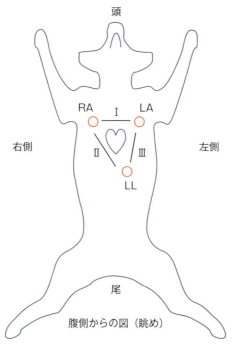

図 2.14 心電図の Ⅰ 誘導，Ⅱ 誘導および Ⅲ 誘導に必要な電極の装着位置を示した図

表 2.9 Ⅲ誘導心電図に必要な電極の装着

> **器具**：電極パッドあるいはワニ口クリップ付き電極，心電図検査装置（モニタリング機器），伝導（超音波検査用）ジェルあるいはアルコール
>
> **手技**：
> 1. （図 2.14 参照）
>   白色＝右前肢（RA）
>   黒色＝左前肢（LA）
>   赤色＝左後肢（LL）
>   （訳者注：日本では，赤色，黄色，緑色がそれぞれ RA，LA，LL に対応するものが多いことに注意）
> 2. RA および LA の電極を前肢あるいは前肢軸上のそれぞれの位置に装着し，LL の電極を心尖部よりも尾側あるいは，左後肢に装着する。
> 3. 電極と皮膚が十分に密着していなければならない。もし電極パッドを使うのであれば，手根部の肉球に装着することになるだろう。そうでなければ，その部分の毛を刈って電極を装着する必要がある。ワニ口クリップを用いる場合には，動物の皮膚に損傷を与えないように注意しなければならない。ワニ口クリップは伝導ジェルやアルコールとともに使用する。
> 4. 日常的な評価のために用いられるのは Ⅱ 誘導である（図 2.13 参照）。

E．パルスオキシメトリー

　パルスオキシメトリーは一般に，SpO_2（経皮的酸素飽和度）の測定に用いられる。パルスオキシメーターは赤色光と赤外光を利用して，ヘモグロビン（Hb）の酸素飽和度を測定す

表 2.10 食道聴診器の設置

手技：
1. 麻酔下にあって気管内挿管されている動物の口腔に，食道聴診器を挿入する。舌を前方に引き出しておくと，聴診器は食道へ円滑に入っていく。
2. 麻酔担当獣医師は食道聴診器のプローブを押し進めながら，イヤーピースを用いて心音を聴取する。心音が最も大きく聴取できるまで，プローブを進めていく。
3. 気管チューブをずらさないように，食道聴診器のプローブを固定する。イヤーピースを装着するか，あるいは心音器を接続することによって，心拍数と調律を継続的にモニタリングすることができる（図2.15 参照）

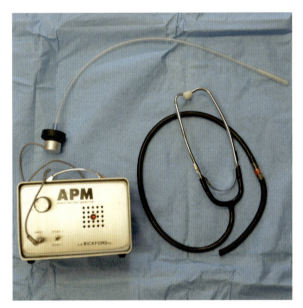

図 2.15 食道聴診器ならびに心音器

る。パルスオキシメーターには，動物の側におけるポータブル型のものや，マルチモニターの一部として組み込まれているものなどがある。正常値は92％以上である（訳者注：通常の麻酔管理で考えると，95％以上が望ましい）。低値はプローブが適切に取り付けられていないか，低酸素血症か，血管収縮か，メトヘモグロビン血症か，あるいは重度の低血圧かを示している。一酸化炭素中毒の動物の場合，実際にはSpO_2が低下しているにもかかわらず，パルスオキシメーターは正常範囲内の値を示す可能性がある。他にも，体動や外部からの光，あるいは長時間にわたってプローブを1カ所に装着し続けることなどが測定値に影響する（表 2.11 および図 2.16 参照）。

F．体温計

食道体温計は，核心温を連続的かつ正確に測定するのに適している。直腸体温計も適しては

表 2.11　パルスオキシメーターの装着

> **手技：**
> 1. プローブが赤色光を発しているのを目視して，プローブが使用可能であることを確認する。
> 2. 色素沈着のない皮膚にプローブを取り付ける。よく用いられる部位としては，舌や趾間，口唇，耳介，陰唇，包皮などがある。
> 3. 増幅された脈のプレスチモグラフを表示できるパルスオキシメーターであれば，脈があるかどうかを視覚的に判断でき，SpO_2 が正しく測定されているかを同時に確認できる。

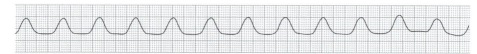

図 2.16　マルチモニターに表示される脈波（パルスオキシメーターによる）

表 2.12　食道体温計プローブの設置

> **手技：**
> 1. 気管チューブを固定し，動物の舌を吻側へ引き出す。
> 2. 体温計プローブを食道へと挿入していく。胃食道括約筋に到達するまではほとんど，あるいは全く抵抗がないはずである。プローブを食道末端の 1/3 よりも奥へ進める必要はない。それ以上奥へ進めると，逆流を招く可能性が高くなってしまう。

いるが，糞便の貯留があるとすぐに測れなくなってしまったり，手術中に測定することが難しくなったりする（表 2.12 参照）。

G. 中心静脈圧（CVP）

中心静脈圧（CVP）を測定することにより，水和状態の評価に応じた速やかな治療ができるばかりでなく，静脈灌流（前負荷）および心機能（特に右心不全について）の評価が可能となる（表 2.13，図 2.17，図 2.18 参照）

H. 血液ガス分析

血液ガス（もしくは酸塩基平衡）分析により，麻酔担当獣医師は動物の pH や呼吸にかかわる重要なガス（酸素および二酸化炭素）の分圧を評価することが可能となる。血液ガス分析により，換気―血流比不均衡（V/Q ミスマッチ）やシャントを発見することもできる（P.207 Chapter6 "低酸素血症／P：F 比の異常" を参照）。分析に用いる機器によっては，電解質やグルコース，ヘマトクリット値，乳酸といった追加情報を得ることもできる（表 1.2，表 1.3 および図 2.19 参照）。

表 2.13　中心静脈圧を測定するための中心静脈カテーテルの設置と準備

器具：中心静脈カテーテルキット（MILA®；Mila International, Erlanger KY, Arrow®；Arrow International, Inc., Cleveland, OH），無菌的準備（無菌手技の準備），バリカン，巻尺，滅菌ドレープ，滅菌手袋，縫合用具

　　任意で使用する器具：肩下部に敷くタオルや輸液バッグ，心電図装置，11号のメス刃，滅菌ガーゼ

手技：
1. 動物を横臥位にする。巻いたタオルまたは輸液バッグを肩部の頭側縁に敷き，頚部を少し伸ばすと外頚静脈が視認しやすくなる。
2. 外頚静脈へのカテーテル挿入を予定している位置から，心臓のすぐ手前に至るまでの長さを巻尺で測る。通常であれば，動物の肘を背側へ肋骨の肋軟骨結合部と平行になるように引きつけると心臓のおおよその位置が分かる。
3. 外頚静脈の位置する領域の毛を刈り，消毒を行う。麻酔後もカテーテルを挿入したまま残しておくつもりであれば，その領域に滅菌ドレープをかけ，麻酔担当獣医師は滅菌手袋を装着すべきである。
4. 補助者は，ドレープの下で左右の外頚静脈が近づいてしまわないように保持する。
5. 挿入を予定している位置の皮膚を十分に切開する。
6. 初めに，ガイドワイヤーを設置するための導入用内針付きカテーテルを血管に刺入する。カテーテルのサイズがガイドワイヤーに合っていることを確認すること！例えば，麻酔担当獣医師が20ゲージのガイドワイヤーをカテーテルに通さなければならないときに，24ゲージの内針付きカテーテルを使用するということはあり得ない。
7. 導入用カテーテルが設置されたら，スタイレット（内針）を抜き取り，ガイドワイヤーをカテーテルから外頚静脈へ挿入していく。
8. （ガイドワイヤーをとどめたまま）ガイドワイヤーからカテーテルを取り去る。ガイドワイヤーを常に手で押さえておくこと。
9. ガイドワイヤーを通しながらダイレーター（拡張器）を皮膚の位置まで進める。ダイレーターとガイドワーヤーをしっかりと握る。ダイレーターを着実にかつ力強く押し，皮膚を貫通させ，血管を拡げる。これが難しい！ダイレーターをひねりながら押し込むと，進めやすくなる。
10. ダイレーターを取り除く。血管から出血することがあるので，4×4のガーゼを押し当てながらダイレーターを取り除く（ガイドワイヤーはそのまま残す）。優しく圧迫しておくことで，大きな出血や血腫を防ぐことができる。
11. ガイドワイヤーを通して，設置する外頚静脈カテーテルを挿入する。カテーテルを血管内へと進めていく際には，ガイドワイヤーを決して見失わないように，麻酔担当獣医師が自らガイドワイヤーを保持しておくことが重要である。カテーテルを挿入していく間，麻酔担当獣医師はガイドワイヤーをゆっくりと引き抜いていく。予め測っていた長さまでカテーテルを挿入したら，ガイドワイヤーを引き抜く。カテーテルがかなり長く動物の体外に残る場合には，ほとんどの外頚静脈カテーテルキットにカテーテルを固定するための小さな固定帯が同梱されているので，それを用いることができる。
12. カテーテルを動物に縫着して固定する。さらに，カテーテルを保護するために頚部を包帯でゆるく巻いておく。
13. 自動測定装置を用いてCVPを測定する際には，耐圧チューブ，三方活栓，トランスデューサーをカテーテルに接続する。水柱計を用いてCVPを測定することもある。自動測定装置を使用する場合には，三方活栓の動物側を閉じ，大気側を開放することで，トランスデューサーのゼロ校正を行う。大気圧に対してゼロ校正を行うこと。ゼロ校正ができたら，三方活栓の大気側を閉鎖する。覚醒状態にある動物の正常なCVPは通常，10-14 cmH$_2$O よりも低値を示す。しかしながら，麻酔下にある動物では，血管内容量や心拍出量，調節呼吸（機械的呼吸）の使用など様々な要因によってCVPの値は大きく変動する。

注意：外頚静脈カテーテルの設置に際しては，心電図の観察を同時に行うことが多い。異常な調律や心拍は，外頚静脈カテーテルが心筋に接触している可能性を示している

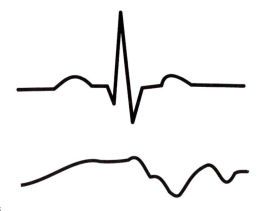

図 2.17　中心静脈圧波形

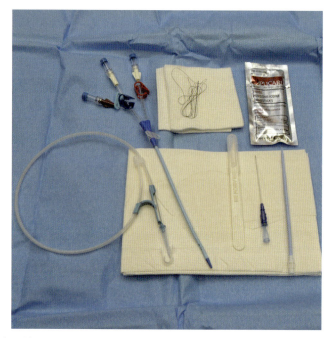

図 2.18　中心静脈圧測定に用いる中心静脈カテーテルキット

1．血液検体の採取

　酸素化の評価を行うための血液検体を得るには，動脈血採血が必要となる。それ以外の多くの項目ならば，静脈血検体で十分である。酸素化を評価するための動脈血検体が得られない場合には，動静脈吻合のある舌の血管系からの血液検体を用いる。この血管系からの検体は，酸素化を完全に評価できるものではないが，静脈血よりは多くの情報を得ることができる。血餅が形成されないようにヘパリン処理したシリンジを使用するが，これは血餅が分析装置に損傷を与え，正確な結果を得られなくなることを防ぐためである。

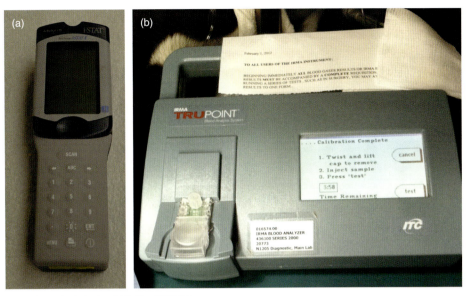

図2.19 （a, b）卓上型の血液ガス分析装置

検体から気泡が取り除かれていることを確認し，空気に曝さないように栓をする。分析装置の製造元が示す取扱説明書に従って，検体を分析にかける。電解質を測定するのであれば，ヘパリンリチウム処理されたシリンジを使用する。

2. 血液ガス分析の解釈と酸素化

血液ガスを解釈していくための手順を以下に示す。

(a) **Step1**：PaO_2（動脈血酸素分圧）の評価

(Ⅰ) **正常か高値か**：PaO_2を評価するために麻酔担当獣医師がまず知っておくべきことは，動物が何％の酸素を吸入しているかということである。麻酔下にある動物の場合，多くは100％の酸素が吸入されている。正常なPaO_2は吸入しているFiO_2（吸入酸素濃度）のおよそ4-5倍程度である。100％の酸素を吸入している動物の場合，PaO_2は400-500 mmHgの間になる（つまり，100×4-5は400-500となる）。運動能力の高い競技動物などでは，酸素化が500 mmHgを超えることもある。これは許容できるものであり，警告を発する必要はない。

(Ⅱ) **PaO_2が低い**：PaO_2がFiO_2の4-5倍よりも低い場合には，原因の究明が次の手順となる。低酸素血症とは，吸入している酸素の量にかかわらず，PaO_2が60 mmHgを下回る状態であると定義される。動物が低酸素状態であれば，酸素化が低下している原因を明らかにするためのより積極的な検査を実施する。これは100％酸素による呼吸をしていればなおさらである。動物が低酸素状態でないにしろ，PaO_2が低い（61-400 mmHgの間）場合には，酸素化が低下している原因を特定し，解決する（P.207 Chapter6 "低酸素血症／P：F比の異常"を参

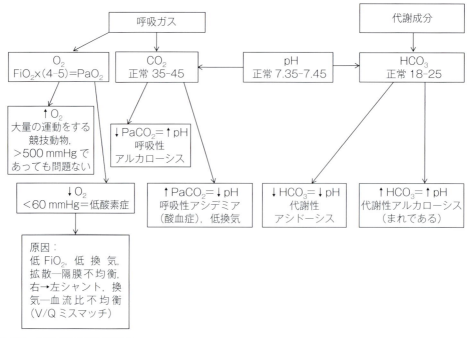

図 2.20 血液ガス分析と酸素化

表 2.14 犬における血液ガスの代償性

主要な（単一の）異常	予想される代償反応
急性の呼吸性アシドーシス	PCO₂ が 10 mmHg 増加するごとに HCO₃ が 1.5 mEq/L 増加する
慢性の呼吸性アシドーシス	PCO₂ が 10 mmHg 増加するごとに HCO₃ が 3.5 mEq/L 増加する
急性の呼吸性アルカローシス	PCO₂ が 10 mmHg 減少するごとに HCO₃ が 2.5 mEq/L 減少する
慢性の呼吸性アルカローシス	PCO₂ が 10 mmHg 減少するごとに HCO₃ が 5.5 mEq/L 減少する
代謝性アシドーシス	HCO₃ が 1 mEq/L 減少するごとに PCO₂ が 0.7 mmHg 減少する
代謝性アルカローシス	HCO₃ が 1 mEq/L 増加するごとに PCO₂ が 0.7 mmHg 増加する

出典：de Morais H, DiBartola S. Ventilatory and metabolic compensation in dogs with acid-base disturbances. J Vet Emerg Crit Care. 1991; 1: 39-49.

照）。

（訳者注：低酸素状態は組織における低酸素を，低酸素血症はあくまで動脈血液中の酸素濃度［酸素分圧］の低下を指す）

(b) **Step2**：pH の評価および主要な異常の検出

(I) **正常**：動物は正常な状態にあるか，あるいはいくつかの異常が混在した状態にある。異常が混在している場合には，二酸化炭素分圧（PCO_2）や HCO_3（重炭酸）がそれぞれ反対方向

に動くため，結果として正常な pH を示すことが多い。

(Ⅱ) **pH が低い**：動物は酸性状態にある。二酸化炭素分圧が高値を示していれば，呼吸性アシドーシスである（Chapter6 を参照）。HCO_3 が低値であれば，代謝性アシドーシスである（Chapter6 を参照）。

(Ⅲ) **pH が高い**：動物はアルカリ状態にある。二酸化炭素分圧の低値が観察されれば，呼吸性アルカローシスで，HCO_3 が高値であれば，代謝性アルカローシスである（いずれも Chapter6 を参照）。

(c) **Step3**：十分な代償性が保たれているかを考える（表 2.14 参照）。主要な異常が1つであれば，動物は十分な代償性を発揮できるはずである。複数の異常が混在している場合には，代償性が十分でなくなる可能性があることを認識する。

References

1. Dorsch J, Dorsch S. Understanding Anesthesia Equipment. Second ed. Baltimore, MD: Williams & Wilkins; 1975.
2. Eger E, Epstein R. Hazards of anesthetic equipment. Anesthesiology. 1964;25(4):490–504.
3. Eichhorn V, Trepte C, Richter HP, Kubitz JC, Goepfert MS, Goetz AE, et al. Respiratory systolic variation test in acutely impaired cardiac function for predicting volume responsiveness in pigs. Br J Anaesth. 2011;106(5):659–64.

Chapter 3

麻酔薬と輸液

　本章に記載されている薬剤は，麻酔工程において一般的に麻酔プロトコールに使用される。麻酔担当獣医師が投与前に知っておくべき多くの薬剤の関連情報を，表として分類およびリスト化している。あるいは，本章の後部に五十音順に掲載している。

アセプロマジン（表3.11参照）

アチパメゾール（表3.13参照）

アテノロール：β_1受容体拮抗薬

A. 適応
洞調律の減少，降圧作用

B. 用量
0.1–0.5 mg/kg　ゆっくり静脈内投与（IV，5分以上かけて）

C. 作用時間
12時間

D. 特徴
1. 陰性変力および陰性変時作用（薬）
2. 肝臓代謝は皆無かそれに近い。腎臓排泄のためクリアランスは腎機能に依存する
3. 徐脈および徐脈性不整脈の原因となり得る

（P. 80に続く）

表3.1 抗コリン薬

薬剤名	用量	作用時間	特徴	禁忌
アトロピン	0.02–0.05 mg/kg IM, IV, SC	種によって様々。早い発現、短い作用持続時間	1. アセチルコリンの代わりにムスカリン性コリン受容体に競合結合 2. 副交感神経系の拮抗作用（徐脈防止、消化管運動減少、唾液減少、散瞳） 3. 気管支拡張を促進 4. 不整脈の発生率、頻脈、心筋仕事量および酸素消費量を増加させるかもしれない 5. 血液脳関門を通過するため、多少の鎮静を引き起こすかもしれない 6. 低用量で特異的な第2度AVブロックを引き起こす。反復投与	1. 心筋仕事量および酸素消費量が増加するためHCM、頻脈 2. 緑内障 3. 腸閉塞の懸念のある動物
グリコピロレート	0.01 mg/kg IV, IM, SC	30–45分間 アトロピン類似の効果だが、より作用発現は遅く、作用時間は長い（5–10分で作用発現し始める）	1. ムスカリン受容体でアセチルコリンを遮断 2. 気管支拡張および平滑筋弛緩を促進 3. 迷走神経緊張および反応を低下 4. 胎盤や血液脳関門を通過しない。したがって鎮静は期待できない 5. 唾液および消化管運動の減少 6. 低用量で特異的な第2度AVブロックの原因となる。反復投与	アトロピンと同様

AV：房室、HCM：肥大型心筋症

表 3.2 循環作動薬

薬剤名	分類	用量	作用時間	特徴	禁忌	追記
エピネフリン	カテコラミン	0.01–0.02 mg/kg IV または IT、0.006–0.06 mg/kg/h CRI	迅速に作用発現、短時間の作用持続(2分以内)	1. α、β受容体刺激による心筋収縮性増加、気管支拡張および血管収縮 2. 高用量では高血圧、頻脈および心室性不整脈の可能性がある	高血圧および頻脈のある動物	1. 2010年のAHA CPRガイドラインにおいて、心停止に対して2–5分ごとに0.01 mg/kg投与 2. アナフィラキシーショックの治療に用いる
エフェドリン	交感神経様作用薬	0.06–0.1 mg/kg IV	半減期は最長6時間であるが、BPに対する臨床的効果は30–45分後には減衰する	1. α、β受容体刺激により、軽度な血管収縮を生じ、血管緊張を増加させる。また、心筋収縮性を増加させることでCOおよびSVが増加する 2. 血液脳関門を通過するため、CNS刺激作用がある。投与前に動物が適切な麻酔下にあることを確認する	1. HCMといった心筋仕事量が増している心疾患の動物では弊害がある 2. 反復投与(例えば2回を超える)あるいはCRIは推奨されない(効果がない)	1. 作用持続時間は最大5分。1回の追加投与は許容できる 2. 薬剤は短時間作用、原則として低血圧治療が提供できるだけの時間を麻酔担当獣医師に与えることが目的 3. 遮光 4. 効果はノルエピネフリン貯蔵に依存；枯渇した動物では効果の減弱がみられる

(続く)

表 3.2 (続き)

薬剤名	分類	用量	作用時間	特徴	禁忌	追記
ドパミン	陽性変力作用薬	0.12–1.2 mg/kg/h CRI	短時間作用	1. α、β₁ およびドパミン受容体に作用 2. 用量依存で様々な受容体に作用（適切な用量には議論の余地がある）。低用量（<0.18 mg/kg/h）ではドパミン受容体に作用して犬の腎血流量を増加。中用量（0.18–0.6 mg/kg/h）では β₁ 受容体刺激により心筋収縮性を増加。高用量では α 受容体が刺激され、血管収縮により SVR 増加	1. 内因性カテコラミン過剰産生（例：褐色細胞腫）、心室性頻脈性不整脈 2. HCM 3. 心室肥大を示す動物	1. よく用いる希釈＝1 mg/mL 2. 希釈したものは 24 時間以内に用いる。また、変色したら廃棄 3. 開封後のボトルは冷蔵 4. 製品ボトルおよび希釈したものは遮光 5. 高用量の投与は無不整脈、高血圧および頻脈の原因となり得る
ドブタミン	陽性変力作用薬	0.12–1.2 mg/kg/h CRI	短時間作用	1. β₁ 刺激が心収縮性を増加させることで SV および CO 改善 2. 高用量では高血圧、頻脈および不整脈の原因となるかもしれない 3. β₂ 作動刺激は最小であり、平滑筋を軽度弛緩（そのため、CO 増加にもかかわらず BP が低下することがある）	1. HCM 2. 心室肥大 3. 心室性不整脈 4. 内因性カテコラミン過剰産生を示す動物	1. 一般的に 1 mg/mL に希釈して投与 2. 開封後冷蔵推奨；希釈したものは 24 時間以内に使用

薬剤	分類	用量	投与法	作用	注意	備考
ニトロプルシド	末梢血管拡張薬	0.006–0.3 mg/kg/h（理想的には 0.03 mg/kg/h 未満で使用）	単回ボーラス投与で 1–3 分間	平滑筋弛緩による血管拡張を引き起こす	1. シアンに代謝されるため、長期治療後にシアン化物中毒の原因となるオシアン酸塩に起因する反射性頻脈が起きるかもしれない 2. 低血圧に起因する反射性頻脈が起きるかもしれない 3. 顕著な光感受性；遮光	1. 腎機能低下および腎不全（作用時間の延長） 2. ICP 上昇のある動物 3. 動物の高血圧が代償性である場合（クッシング反射など）	1. この薬剤を投与する際には、5% ブドウ糖液 (D5W) で適切に希釈。希釈の具体的方法に関しては P.290 Appendix B を参照 2. 希釈物は完全遮光した状態であれば 24 時間安定。アルミホイルや褐色プラスチック袋のような遮光物で希釈液および輸液ライン全体を覆う
ノルエピネフリン	昇圧剤	0.006–0.06 mg/kg/h	CRI での投与をしない限り一過性の効果	ノルエピネフリンは主に血管緊張を増加させる α 受容体にはたらきかけ、β 受容体刺激効果は有していない 2. 血管拡張に起因した難治性低血圧に対して有用 3. 徐脈を引き起こすかもしれない	1. 低循環を呈する動物 2. 妊娠時におけるこの薬剤の投与に関しては意見が一致していない。子宮血管の収縮は胎子の体内循環を減少させるかもしれない	血管収縮は全身循環の低下を引き起こす；乳酸値を評価する。乳酸値の上昇は BP 改善にもかかわらず薬剤による循環悪化を示唆する

（続く）

麻酔薬と輸液

表 3.2（続き）

薬剤名	分類	用量	作用時間	特徴	禁忌	追記
バソプレシン	昇圧剤	0.4-0.8 単位/kg IV, 0.02-0.04 単位/kg/h CRI	10-20 分間	1. 腎での水透過性の増加と血漿オスモル濃度維持を手助けする合成抗利尿ホルモン 2. 血管収縮を引き起こすがバソプレシン受容体に作用 3. 難治性あるいは非収縮性心停止でエピネフリンの代わりに単回ボーラス投与が推奨 (P.292 Appendix C を参照)	1. 高血圧 2. 子宮平滑筋収縮を起こすため妊娠時の動物	1. 低血圧管理に用いる用量のバソプレシンの用量は生体内にあるバソプレシンよりはるかに高用量である。これにより脾臓循環での顕著な血管収縮および最終的には GI 粘膜の脱落を引き起こす。著者らは 0.04 単位/kg を最小効果用量として初めに用いることを好む 2. 伝統的には BP 管理では難治性の動物にのみ用いることが最も安全である 3. 半減期の長い薬剤のため CPR 中は 1 回投与のみ 4. 血管緊張増加の二次的な結果として反射性徐脈が発生する 5. 遮光

薬剤	分類	用量	投与方法	作用	適応	コメント
フェニレフリン	昇圧剤	0.01–0.05 mg/kg IV、0.03–0.06 mg/kg/h CRI	単回ボーラス投与では20分間持続	1. 強力なα_1受容体作動。β受容体作動はない 2. 平滑筋収縮による血管収縮 3. 動脈より静脈血管の収縮が優位 4. 反射性徐脈を伴う高血圧を引き起こすかもしれない	1. 高血圧 2. 弁性心血管疾患（例：MR）	1. HRや心筋仕事量の増加が好ましくない動物での低血圧管理に有用（例：HCMや弁狭窄の動物） 2. 強力な血管収縮により循環減少がもたらされるため、注意深く乳酸値を評価する。乳酸値の上昇はBP改善にもかかわらず薬剤による循環悪化を示唆する 3. 血管外漏出は周囲組織の脱落および壊死を引き起こす 4. 鼻鏡検査後の出血を減らすために鼻腔内に用いる（1％点鼻液として利用） 5. 遮光

AHA：アメリカ心臓協会，AV：房室，BP：血圧，CNS：中枢神経系，CO：心拍出量，CPR：心肺蘇生，GI：胃腸，HCM：肥大型心筋症，HR：心拍数，ICP：頭蓋内圧，MR：僧帽弁閉鎖不全症，SV：一回拍出量，SVR：全身血管抵抗

表 3.3 麻酔管理のための一般的な晶質液

晶質液	緩衝液	pH	オスモル濃度 (mOsmol/L)	電解質 (mEq/L)	禁忌	臨床上の注意点
塩化ナトリウム 0.9%		5.5	308	塩素：154 ナトリウム：154	重度アシドーシスの動物	1. この製剤は血液製剤とともに安全に投与できる 2. 軽度な酸性化剤としてアルカローシスの動物に役立つ
塩化ナトリウム 7.5%（高張食塩液）			2464	塩素：1232 ナトリウム：1232	1. コントロールできない出血、脱水、あるいは低ナトリウム血症や高ナトリウム血症といった予め存在する電解質不均衡 2. 心疾患の既往をもつ動物では肺水腫を引き起こすかもしれない	1. この液剤の投与はそれ自体に目的があるわけではないが、血管内容量を回復させる他の手法を始めるまでの幾分かの時間を臨床医に与える 2. 短時間だが急速に血管内容積を拡大し、一時的に後負荷を減らす 3. 等張性晶質液を投与した後に続く

輸液名	緩衝剤	pH	浸透圧	電解質組成 (mEq/L)	備考
乳酸加リンゲル液 (LRS)	乳酸	6.5	273	カルシウム：2.7 塩素：109 乳酸：28 カリウム：4 ナトリウム：130	乳酸緩衝液が肝臓で重炭酸塩に分解されることで、アルカリ化の効果がある
ノルモソル	酢酸	6.6	294	酢酸：27 塩素：98 グルコン酸塩：23 マグネシウム：3 カリウム：5 ナトリウム：140	血液製剤と同じ輸液ラインにしない（含まれているCa^{2+}チャネルが血液製剤内の抗凝固剤とキレートするため） 1. ノルモソルRのボーラス投与に続いて低血圧になった犬1頭が報告されている 2. 血液製剤とともに安全に投与できる
プラズマライト148	酢酸	5.5	294	酢酸：27 塩素：98 グルコン酸塩：23 マグネシウム：3 カリウム：5 ナトリウム：140	この製剤はカルシウムの代わりにマグネシウムが含まれているため、血液製剤とともに安全に投与できる

注意：慣習的な麻酔中の輸液を取り囲む定説について最近疑問が投げかけられている[4]。輸液過多を避けるため、現在推奨されている麻酔下の動物に対する輸液速度は10 mL/kg/h未満である。Davisらは、麻酔下動物に対する日常的な維持量は2-3 mL/kgとすることを推奨している。ショック時のボーラスの用量は90（犬）あるいは50-60（猫）mL/kgの間である。等張性晶質液は投与15分以内に急速に血管外に再分布される。7.5%高張食塩液は、犬では4-8 mL/kg IV、猫では1-4 mL/kg IVを5分かけて投与する。頭蓋内圧を減らすため、7.5%高張食塩液は4 mL/kgを5分かけて投与する。7.5%高張食塩液は30-60分持続する

表3.4 麻酔管理のための一般的な膠質液

膠質液（一般的に手に入る製品）	用量	作用時間	特徴	禁忌	臨床上の注意点
デキストラン（70）	犬 20-40 mL/kg/day	24時間かそれ以上	1. 高分子量の選択肢としてデキストラン（70）が最も一般的に手に入る製剤） 2. 膠質浸透圧の上昇 3. 凝固障害が起きるかもしれない	1. 凝固系の延長あるいは凝固障害（例：フォンヴィルブランド病） 2. 乏尿／無尿、循環血液量が正常あるいは過多、うっ血性心不全 の動物	
ハイドロキシエチルスターチ（生理食塩液含有6%ヘタスターチ、平衡電解質液の6%ヘタスターチ、生理食塩液含有10%ペンタスターチ）	1. 犬で 2-5 mL/kg ボーラス投与、循環血液量の補助では 10-20 mL/kg/day を超えないこと 2. 猫で 2-3 mL/kg ボーラス投与、循環血液量の補助として 5-10 mL/kg/day を超えないこと	12-24時間	1. 分子サイズが大きいため、晶質液より血管内に保持されやすく、血管内容量の維持および組織浮腫を防ぐ 2. 凝固因子の希釈および出血延長の可能性	1. 凝固／出血性疾患や活動的な出血 2. 肺水腫やうっ血性心不全 3. 乏尿あるいは無尿性腎不全 4. 正常あるいは循環血液量過多 の動物	1. この液剤は維持輸液の代わりにはならない 2. 動物の総蛋白（TP）値は減るかもしれないが、ヘタスターチは膠質浸透圧の維持に役立つ。投与する際は膠質浸透圧の評価が勧められる

注意：膠質液は血管容量の増加、低血圧の治療、低蛋白血症のある動物での膠質浸透圧の維持に利用できる

表3.5 一般的な揮発性吸入麻酔薬

揮発性吸入麻酔薬	犬・猫のMAC	作用時間	血液／ガス分配係数	脂肪／ガス分配係数	気化圧(mmHg)	特徴
イソフルラン	1.2%（犬）や1.4%（猫）と種ごとにてよく議論されている	曝露時間に基づく（セボフルランやデスフルランより長い作用）	1.4	91	240	1. CNS抑制；体動防止は脊髄レベルでもたらされるようである 2. 用量依存性心血管および呼吸抑制 3. SVR低下により低血圧が発生する 4. 精密な気化器が必要
セボフルラン	2.3%（犬）や2.6%（猫）と種ごとにてよく議論されている	曝露時間に基づく（イソフルランより短い作用）	0.68	47	160	1. CNS抑制；体動防止は脊髄レベルでもたらされるようである 2. 用量依存性心血管および呼吸抑制 3. SVR低下 4. 精密な気化器が必要 5. イソフルランより溶解性が低いが、臨床的にはこの違いは重要ではない 6. ソーダライムを用いた際、腎毒性のあるフッ素イオン化合物を含んだ副産物が生成される 7. セボフルランのにおいは刺激性がないため、マスクやボックス（箱）での導入に用いられる
デスフルラン	7.2%（犬）-9.8%（猫）の範囲	短時間作用（イソフルランやセボフルランより短い）	0.42	18.70	700	1. CNS抑制；体動防止は脊髄レベルでもたらされるようである 2. 用量依存性心血管および呼吸抑制 3. SVR低下 4. 外部電源のある精密な気化器が必要（機能のためには電力が必要）

CNS：中枢神経系，MAC：最小肺胞濃度，SVR：全身血管抵抗

表 3.6　一般的な導入薬（麻酔導入薬）

導入薬	分類	用量	作用時間	特徴	禁忌	臨床上の注意点
アルファキサロン	合成神経刺激ステロイド	1-4 mg/kg IV 効果が出るまで（to effect, 60 秒以上かけて）単回ボーラス投与 4.2-6 mg/kg/h CRI が報告されている [5, 6]	単回ボーラス投与での作用時間は用量依存性ではあるが、5-30分間と報告されている [7]	1. 現在の製剤は、販売中止の原因となったアナフィラキシー様反応に関与するクレモフォール懸濁液ではない 2. 現在の製剤は、反応を引き起こさないHPCD基材である 3. GABA受容体経由で作用 4. 円滑な導入 5. 標準的な導入用量では低血圧を生じることはない [8] 6. 呼吸抑制が一般的な副作用である。特にアルファキサロンを迅速投与した場合 [9] 7. 覚醒は典型的に円滑であるものの、興奮や音への敏感が発生することがある [10] 8. 若齢動物でも導入に利用できる（12週齢以下）[11] 9. 注射時の痛みはない [12] 10. 急速な血漿クリアランスを有するため [7, 8]、反復投与後も蓄積がわずか	神経疾患をもつ動物において呼吸抑制が悪い結果となるかもしれない	1. 超短時間の覚醒を目標とした場合、プロポフォールが優れているかもしれない 2. 麻酔薬として単一で用いた場合、MVがしばしば必要となる [6]

薬剤	用量	薬理学	適応	注意事項
エトミデート	イミダゾール誘導体 0.5–2.0 mg/kg IV 効果が出るまで (to effect)	代謝は2–5時間に及ぶが、迅速に脳から再分布される	1. 心血管および呼吸抑制はわずか 2. ヒスタミン放出はない 3. $CMRO_2$は減少する 4. 導入に必要とされる用量の1/100で副腎ステロイド産生および手術に対するストレス反応は阻害される 5. プロピレングリコールを引き起こす 6. 溶血を引き起こす 7. 鎮痛効果はない	1. 副腎の疲弊が疑われる重篤な動物 2. 長期投与 3. 副腎皮質機能低下症の動物 4. プロピレングリコールおよび結果として起こる溶血のため、溶血不全の動物（特に猫）	1. 心血管障害のある動物に理想的 2. 神経学的あるいは神経外科の動物に理想的 3. 鎮静なしで健常な動物にエトミデートを投与した場合、導入時にオウロースや嘔吐を引き起こす原因となる。また、高用量が必要となることがある 4. 鎮静された動物への投与あるいはミダゾラム 0.2 mg/kg IV とともに投与するのが最適である
ケタミン	NMDA受容体拮抗薬および解離性麻酔薬	1. 鎮静した動物での導入用量は3–5 mg/kg IV 2. IMによる導入の用量は5–10 mg/kg 3. 鎮静／不動化のための口腔内用量として5–20 mg/kg	単回ボーラス投与では60–90秒で急速に発現し、5分以内に効果が終了することが予期できるが、作用時間は投与経路に依存する	1. カテコラミンを通して心血管系への間接的な刺激が起きる（BPおよびHR、ひいてはCO増加および心筋酸素需要量の増加） 2. 犬ではケタミンは肝臓で代謝され、覚醒期できる活性型代謝産物であるノルケタミンを生じる。猫では肝臓でケタミンが代謝されず、未変化体のまま腎臓から排泄される 3. 持続性吸気呼吸パターンを引き起こすかもしれない 4. ケタミンで導入した動物では緊張性状態を示す（散瞳、眼振、嚥下、筋運動／硬直）	1. 発作や神経学的問題のある動物、特にICP上昇が疑われる場合 2. 眼球外傷や緑内障 3. HCM 4. 著しい腎機能低下の猫	1. ベンゾジアゼピンやα_2受容体作動薬といった筋弛緩作用のある薬剤とともに投与 2. 直ちにCRIで開始するのであれば、導入用量としてはたらく 3. プロポフォールの導入用量を減らすために 1 mg/kg で使用できる 4. 動物が瞬きをしていても、眼に潤滑剤をさす 5. 猫で突発的なせん妄を示すことがある 6. 指定薬物 （訳者注：日本では麻薬及び向精神薬取締法において麻薬指定されている）

（続く）

表 3.6（続き）

導入薬	分類	用量	作用時間	特徴	禁忌	臨床上の注意点
				5. 中枢神経系といった免疫学的寛容部位（血液脳関門の保護に起因）において、ICP上昇がおこる 血管拡張ひいてはICP上昇がおこる 6. 外眼筋緊張の増加によりIOPが上昇 7. 筋緊張に起因した高体温を引き起こすかもしれない 8. 揮発性吸入麻酔薬のMACを最大で40％減少させる 9. 低pHのためIMは痛みを伴う		
チレタミンとゾラゼパム（テラゾール）	解離性麻酔薬とベンゾジアゼピンの注射用麻酔合剤	2–4 mg/kg IV、6–10 mg/kg IM	投与経路や種により様々。手術麻酔の維持は30分未満だが、薬剤の効果が完全に消えるまでには最大4時間かかることもある	1. 解離性麻酔薬（チレタミン）とベンゾジアゼピン（ゾラゼパム）の1：1合剤 2. 猫ではゾラゼパム代謝が遅いため覚醒遅延。短い処置の場合、犬ではチレタミンより先にゾラゼパムが代謝されるため、ラフな覚醒となるかもしれない 3. 瞳孔の中央固定瞳孔、散瞳を含んだ緊張性混迷状態を表す 4. ケタミンと同様の効果	1. 発作やICP上昇 2. 眼球外傷や緑内障 3. HCM 4. 著しい腎機能低下の猫	1. 典型的には100 mg/mLの製剤 2. 攻撃的な動物に対して化学的保定や導入のためにIMで用いる 3. 指定薬物 4. 導入や化学的保定の手段としてエキゾチック動物でよく用いられる 5. 瞬きが最低限となるため潤滑剤を眼にさす

注射用鎮静催眠麻酔薬	プロポフォール	1. 2-6 mg/kg IV、適切な前投与処置後の動物には2-4 mg/kg IV 効果が出るまで (to effect)
		2. TIVA：6-24 mg/kg/h IV
			単回ボーラス投与で10-20分間。猫ではプロポフォール投与時間延長（例：CRI）により鎮静効果の遅延が起きる	1. GABA$_A$受容体に作用
				2. 円滑な導入と覚醒
				3. 非蓄積性
				4. 急速な再分布；肝および肝外でも代謝（例：筋、肺、腎）
				5. ICP、CMRO$_2$およびCBF減少。脳自己調節能は維持される
				6. 抗痙攣作用
				7. 副交感神経系よりも交感神経系が優位に抑制される。強い迷走神経緊張のある動物では急速投与により心停止が起こるかもしれない
				8. HRは変化しないが、投与後に全身の血管拡張
				9. 急速投与により無呼吸が発生
				10. 筋繊縮やパドリング（ミオクローヌス）が観察される
				11. 反復投与された猫ではハインツ小体形成や赤血球の毒性変化が起こることが示されている
				12. 鎮痛効果はない
					1. 卵アレルギーをもつ動物
					2. トリグリセリドとコレステロールが高値を示す動物
					3. プロポフォールは低換気を生じるため、神経疾患の動物では換気状態を注意深く維持する必要がある
					6. 2つの製剤が現在入手可能
					  (a) シングル（単回用量）バイアルであるプロポフォール
					  (b) 28日間保存可能であるプロポフォール、ベンジジルアルコール含有のプロポフォールCRIとしても用いられている（訳者注：日本で販売されている通常製剤のものであっても、猫のCRIでは覚醒遅延が生じるおそれがある）
						1. 肝機能低下の動物では理想的
						2. 効果が出るまで (to effect) ゆっくり投与するのが最も望ましい手技である
						3. 事前の酸素化は導入時の無呼吸の影響を軽減する^{12}
						4. 健常な動物では、導入前の等張液（5 mL/kg）のボーラス投与は血管拡張の影響を軽減する
						5. 神経疾患の動物では、TIVAが揮発性吸入麻酔薬の理想的な代用法となる
						7. 細い血管や24時間以上設置したカテーテルからでは、人では注射時の痛みを認める。これは動物にも起こるかもしれない
						8. 血管外投与は有害事象に関与する
						9. 呼吸抑制が起きるので気管内挿管の準備は必要だが、発作のコントロールに利用できる
						
						（続く）

表 3.6（続き）

導入薬	分類	用量	作用時間	特徴	禁忌	臨床上の注意点
ペントバルビタール	バルビツレート	1. 麻酔用量：20–30 mg/kg IV 2. 発作コントロールのために5–15 mg/kg IV	体内から消えるのには最大8時間かかるが、効果は迅速に消失する	1. 高い蛋白結合率 2. 再分布が早い（投与後に効果がすぐ切れる）が、体内のものが消失するためには肝臓での代謝および腎臓からの排泄が必須 3. 多くの導入薬と同様に、血液胎盤関門を通過する 4. 心血管および呼吸抑制は一般的 5. 麻酔薬として用いた場合、覚醒時に興奮が認められるかもしれない 6. 血管外漏出すると、非常にアルカリ性pHであるペントバルビタールは組織脱落を引き起こす	1. 低アルブミン血症や肝機能低下の動物では作用が強く現れ、作用持続時間が延長する 2. 生存胎子のいる中での帝王切開には推奨しない 3. 腎機能低下の動物では注意して用いる	1. リドカイン中毒に続発する発作の治療には用いない 2. 脊髄造影に伴う発作のコントロールに用いることがある 3. 安楽死のための薬剤としての製剤がある。これを120 mg/kg IVで用いる 4. 指定薬物 （訳者注：日本では麻薬及び向精神薬取締法において第二種向精神薬に指定されている）

BP：血圧，CBF：脳血流，CMRO₂：脳酸素消費量，CO：心拍出量，HCM：肥大型心筋症，HPCD：ヒドロキシプロピル-β-シクロデキストリン，HR：心拍数，ICP：頭蓋内圧，IOP：眼内圧，MAC：最小肺胞濃度，MV：機械的人工換気，NMDA：N-メチル-D-アスパラギン酸，TIVA：全静脈麻酔

表3.7 一般的な局所麻酔薬

局所麻酔薬	用量	中毒量	作用時間	特徴	禁忌	臨床上の注意点
ブピバカイン	1. 局所： 犬 1-1.5 mg/kg, 猫 1 mg/kg 2. 硬膜外用量： 0.5-1 mg/kg	1. 犬：3 mg/kg 2. 猫：2 mg/kg	3-5時間、遅い作用発現（硬膜外では最大1時間、局所では最大10分かかる）	1. Na⁺チャネルの拮抗による侵害刺激伝導の阻害；効果を得るためには少なくともランヴィエ絞輪3つを阻害しなければならない 2. 硬膜外あるいは腕神経叢ブロックで利用した場合には運動機能も失う 3. 高蛋白結合率（低アルブミン血症の動物での用量に注意）	IVによる投与	1. 複数のブロックに用いた場合には、総量が中毒量を超えてはならない 2. 硬膜外では保存剤の含まれていない製剤を用いる 3. 2.5 mg/mL未満の濃度に希釈すると、効果が得られなくなる
プロパラカイン 0.5%	1分あけて2滴投与	不明	犬：最大55分間 猫：最大30分間	1. 眼科用Na⁺チャネル拮抗薬	なし	1. 冷蔵保存 2. 遮光
メピバカイン	1. 犬：3 mg/kg を超えない 2. 猫：1.5 mg/kg を超えない	1. 犬：6 mg/kg 2. 猫：3 mg/kg	急速に作用発現（局所投与で2-5分）して1.5-3時間	1. Na⁺チャネル拮抗薬 2. リドカインよりわずかに長く続き、ブピバカインより短い作用時間	IVでの使用を避ける	早く効き、長い作用時間であることから歯のブロックに有用である

（続く）

表 3.7（続き）

局所麻酔薬	用量	中毒量	作用時間	特徴	禁忌	臨床上の注意点
リドカイン	1. 犬：0.5-2 mg/kg IVあるいは局所/浸潤ブロック 2. 猫：0.5-1.5 mg/kg 局所/浸潤ブロック	1. 犬：6 mg/kg 2. 猫：3 mg/kg	60-90分間、急速に作用発現（投与して2-5分）	1. Na^+チャネル拮抗薬 2. Na^+チャネルの拮抗による侵害刺激伝導の阻害；効果を得るためにはく少なくともランヴィエ絞輪3つを阻害しなければならない 3. 硬膜外あるいは腕神経叢ブロックで利用した場合には運動機能も失う 4. 高蛋白結合率（低アルブミン血症の動物での用量に注意）	1. 猫では局所麻酔の感受性が高い 2. AVブロック、洞不全症候群、補充調律のある動物ではIVは避ける 3. IVの際、肝機能障害、低蛋白血症のある動物では効果が延長するかもしれない	1. 局所および硬膜外麻酔（保存剤の含まれていないもの）で用いる 2. 一般的に局所麻酔の際にはより作用時間の長い局所麻酔薬と併用する 3. 局所ブロックにエピネフリン含有製剤がよく用いられるが、四肢末端での使用に注意すること 4. 犬で心室性不整脈のコントロールや内臓鎮痛のためにCRIで用いる

AV：房室

注意：局所麻酔薬の中毒症状を以下に示す：通常、最初の中毒症状は本来胃腸（悪心、嘔吐）から起こり、中毒悪化により神経学的症状が発生する（震戦、筋攣縮、発作）。中毒が進行すると、心血管抑制や心停止が起こる。この表で"中毒"と記載した用量は明らかに胃腸症状が発現する用量を示唆している

表3.8 神経筋遮断薬（NMB）

NMB	用量	作用時間	特徴	禁忌
アトラクリウム	0.1-0.2 mg/kg ゆっくり IV	3-5分以内に作用発現、20-30分間効果が持続	1. 神経筋接合部においてコリン受容体に競合結合して骨格筋の筋収縮を防ぐ（麻痺） 2. 心血管への副作用はほとんどない 3. 高用量を急速投与するとヒスタミン放出が起きる（低血圧および頻脈の原因となる） 4. 血漿中でのホフマン排泄によって代謝（動物のpHと体温に依存して代謝される） 5. 遮光および冷蔵	副反応（ヒスタミン放出）の既往をもつ動物
シスアトラクリウム	0.1 mg/kg ボーラス投与、0.03-0.24 mg/kg CRI	20-35分間	1. 主にホフマン排泄によって除去（動物のpHと体温に依存される） 2. 心血管への副作用は最小限（シスアトラクリウムはヒスタミン放出を誘発しない） 3. 遮光および冷蔵	
パンクロニウム	0.05-0.1 mg/kg IV	40-60分間	1. 神経筋接合部においてコリン受容体に競合結合して骨格筋の筋収縮を防ぐ（麻痺） 2. アトラクリウムより長く作用発現 3. ヒスタミン放出を引き起こさない 4. 心臓のムスカリン受容体（特に洞房結節上のもの）の阻害により、HR, BPおよびCO増加が起きるかもしれない 5. 主に尿中に無変化で排泄されるので（>80％）、腎排泄依存である 6. 要冷蔵	1. 腎機能低下あるいは腎不全の動物 2. CHFやHCMの動物

BP：血圧、CHF：うっ血性心不全、CO：心拍出量、HCM：肥大型心筋症、HR：心拍数

注意：筋麻痺（麻痺性筋弛緩）が必要な場合にNMBが適応となる。眼球を中央に維持するために眼科処置に用いられることが最も一般的である。NMBの拮抗薬はエドロホニウムあるいはネオスチグミンである（表3.13参照）。NMB投与前に神経刺激装置（PNS）と人工呼吸器を動物にあてがうべきである。NMBの効果を評価するために四連刺激（TOF）の筋収縮反応をモニタリングする。少なくとも、拮抗薬を投与する前には2つの筋収縮が認められなければならない。抜管をする前に、十分な換気ができるような動物を入念にモニタリングすることもまた必要となる。覚醒時におけるカプノグラフとパルスオキシメトリーのモニタリングは有益である。筋池緩に逆戻りする、あるいは麻痺が残っているかもしれないので、完全に覚醒するまではモニタリングを継続する。NMBのさらなる解説については、P.131 Chapter4 "眼科手術" を参照

表 3.9 非オピオイド鎮痛薬

鎮痛薬	分類	適応	用量	作用時間	特徴	禁忌	臨床上の注意点
アマンタジン	NMDA受容体拮抗薬	犬の変形性関節症の鎮痛補助薬	3-5 mg/kg PO	24時間	1. 経口NMDA受容体拮抗薬 2. 元来は抗ウイルス薬として開発され、現在も使用されている 3. ドパミン放出および再取込というアマンタジンの効果のため、神経伝達物質放出を変化させる他の薬剤(例:トラマドール)を投薬されている動物での使用には注意を要する 4. 高齢動物で情緒不安や錯乱を起こすことがある	トラマドールを服用している動物	単独使用ではしっかりした鎮痛効果は得られないが、慢性痛の動物においてNSAIDsの効果を増強することに有用であるかもしれない

ガバペンチン	鎮痛薬	神経因性疼痛	5-10 mg/kg q8-10h PO	しばしば12-24時間ごとに投与されるが、犬の薬物動態的研究においてより頻回な4-6時間ごとの投与が適切であることが示唆されている[13]	1. 正確な鎮痛メカニズムは不明だが、GABA合成の増加が推察されている 2. 抗痙攣薬 3. 大部分は未変化で腎排泄、肝代謝はごくわずか 4. 急な中断により発作が起きるかもしれないため、中断の際には漸減する 5. 治療開始時には強力な鎮静が起こるかもしれない 6. 遮光	突然の中止。徐々に減らさなくてはならない

(続く)

表 3.9（続き）

鎮痛薬	分類	適応	用量	作用時間	特徴	禁忌	臨床上の注意点
キシラジン	α_2受容体作動薬	強力な鎮静、筋弛緩、鎮痛	0.5–2 mg/kg IM, 0.2–1 mg/kg IV	IMにより10–15分で作用開始。用量と経路依存性だが30–120分の作用時間	1. 短時間であるが、軽度から中等度の鎮痛効果 2. 初期には反射性徐脈を伴う高血圧、その後COが減少に起因する二次的な低血圧および中枢介在性の徐脈が発生 3. 第2度AVブロックおよび心室性補充調律を含む不整脈 4. 嘔吐が犬の60%、猫の90%で発生 5. インスリン抵抗性に起因する一過性の高血糖がよく起こる 6. 利尿作用が一般的 7. 血管収縮は蒼白あるいは青いMMCを引き起こすためパルスオキシメーターでの測定は困難になるかもしれない 8. ヨヒンビンにより拮抗できる（表3.13参照）	1. 弁機能不全や不整脈を含んだ心血管系疾患のある動物 2. 腎機能低下、無尿、泌尿器系の閉塞のある動物 3. この薬剤は肝代謝に強く依存するので肝疾患の動物 4. 高齢、糖尿病、妊娠、幼若、疾病およびび衰弱している動物では避ける	1. 投与後、静かな暗い環境に動物を置くことで、α_2受容体作動薬の効果が最も顕著になる 2. オピオイドと併用することで鎮静効果は増強される 3. 前投与後にも動物のモニタリングを継続する。拮抗薬の用量は予め計算しておくようにしておく 4. 拮抗薬はIMでのみ投与する 5. 利尿効果のため回避できるのであれば尿路閉塞の猫へは用いない 6. 他の薬剤が利用できるようであれば推奨しない

| ケタミン | NMDA受容体拮抗薬および解離性麻酔薬 | 体性痛 | 1. 術中鎮痛として 0.6-1.8 mg/kg/h CRI
2. 術後 CRI 0.18-0.3 mg/kg IV
3. CRI の負荷用量として 0.5 mg/kg IV | 60-90 秒で作用発現。単回ボーラス投与で 30 分未満と短時間作用（表 3.6 参照） | 1. 犬ではケタミンは肝臓で代謝され、覚醒に影響を与える活性型代謝産物であるノルケタミンを生じる。猫ではケタミンでケタミンが代謝されず、未変化体のまま腎臓から排泄される
2. 中枢感作を減らし、脊髄背角における痛みの"ワインドアップ"鎮痛を防ぐ。この薬剤はオピオイド耐性も軽減するかもしれない
3. 揮発性吸入麻酔薬の MAC を最大 40％減らす
4. 鎮痛薬として必要なケタミンの用量は、導入に必要となる用量（例：麻酔域下濃度）の約 1/10 である | 1. 発作や神経学的な問題のある動物、特に ICP 上昇のある場合
2. 眼球外傷および緑内障
3. HCM
4. 明らかな腎機能低下のある猫 | 1. 負荷用量の代わりに、ケタミンで導入すればその後 CRI への移行を直ちに行うことができる
2. 指定薬物
（訳者注：日本では麻薬及び向精神薬取締法において麻薬指定されている） |

（続く）

麻酔薬と輸液　61

表 3.9（続き）

鎮痛薬	分類	適応	用量	作用時間	特徴	禁忌	臨床上の注意点
デクスメデトミジン	α₂受容体作動薬	鎮痛薬、鎮静薬、一般的な前投与薬	1. 前投与：0.0005–0.003 mg/kg IV、0.003–0.015 mg/kg IM 2. 覚醒時の鎮痛鎮静や術中鎮静補助として 0.0005–0.003 mg/kg/h IV	IM の場合比較的早く作用発現（10–20分）。最大で2–3時間持続	1. 強力な鎮静（特にオピオイドと併用した場合） 2. 中等度の鎮痛（オピオイドとともに用いた場合には相乗作用の可能性） 3. 初期には反射性徐脈を伴う高血圧、続いて CO 減少に起因する二次的な低血圧および中枢介在性の徐脈 4. 第2度 AV ブロックや心室性期外収縮といった不整脈は一般的 5. しばしば動物は一過性の高血糖になる 6. 利尿作用は一般的に認められる 7. アチパメゾールによる拮抗	1. 弁逆流や不整脈といった心血管系疾患のある動物 2. 腎機能低下、無尿、泌尿器系の閉塞 3. 肝疾患	1. 静かな暗い環境に 5–10分動物を置くことで、最大効果が得られる 2. オピオイドと併用すると鎮静が増強される 3. 前投与後は動物のモニタリングを継続する。拮抗薬の用量を計算しておき必要なら用いる 4. 拮抗薬は IM でのみ用いる（表3.13参照） 5. 血管収縮により歯肉や青い MMC を呈し、またパルスオキシメーターによる計測は難しくなるかもしれない 6. HCM の猫における前投与として低用量（0.001–0.003 mg/kg）が上手く作用する

薬剤	分類	適応	用量	作用時間	備考	注意点・警告
マロピタント	ニューロキニン受容体拮抗薬	制吐剤および内臓痛の鎮痛補助薬	1 m/kg SC、2 mg/kg PO	24時間	1. 新しい研究により、疼痛におけるNK-1および関連するサブスタンスP阻害における作用が示唆されている 2. 蛋白結合：蛋白結合する他の薬剤（例：NSAIDs）の投与を受けている動物では注意して用いる	消化管閉塞が起こり得る動物	1. この薬剤は猫でも利用できることが研究[15]されているが、現在は犬用の製品のみである 2. 鎮痛薬としてのこの薬剤の使用は限定的であると研究により示唆されている
リドカイン	局所麻酔薬、Na^+チャネル拮抗薬	抗炎症作用の可能性、内臓鎮痛	1. 犬：局所／浸潤ブロックとして0.5-2 mg/kg IV 2. 猫：局所／浸潤ブロックとして0.5-1.5 mg/kg 3. 犬では1.5-3 mg/kg/h CRI。通常、術中CRIは2-3 mg/kg/h IV、術後は1.5 mg/kg/h IV	局所ブロックとして60-90分間	1. 抗炎症作用 2. VPCや心室性頻脈といった調律不整に対するクラスIB抗不整脈薬 3. Na^+チャネルの拮抗によりニューロン発火を減らすため、神経学的な症例（例：椎間板疾患の犬）に対する理想的な鎮痛薬	1. 猫では CO が減少[14]するため、やるべきである 2. まれだがリドカイン投与によりメトヘモグロビン血症を引き起こすかもしれない	1. 猫の咽頭に0.1 mL滴下することで咽頭痙攣を減らし、気管内挿管を手助けする 2. 局所ブロックではブピバカイン等の作用時間の長い局所麻酔薬と組み合わせるのが一般的

（続く）

麻酔薬と輸液

表3.9（続き）

鎮痛薬	分類	適応	用量	作用時間	特徴	禁忌	臨床上の注意点
			4. 抗不整脈としての用量は2 mg/kgの負荷用量に続いて、3.0–4.5 mg/kg/h；6 mg/kg/h以上の用量は中毒を起こすので注意して用いる		4. エンドトキシン血症が疑われる（エンドトキシン放出を阻害）、あるいはGI運動の促進が大切なとき、GI手術の鎮痛薬として役立つ 5. フリーラジカル・スカベンジャー；脳保護剤 6. CRIで用いた場合MAC低減効果（18%） 7. 高蛋白結合率 8. 本来は、中毒症状の初期は胃腸（悪心、嘔吐）。中毒悪化により神経学的症状が発生する（振戦、筋攣縮、発作）。最終的に心血管抑制や心停止が起こる。胃腸症状が認められたのであれば、あらゆるリドカイン投与を直ちに中止する	3. 第3度AVブロック、洞不全症候群、補充調律のある動物に投与してはならない 4. 著しい肝機能障害の動物では全身投与された効果が延長する	3. 局所ブロックにエピネフリン含有製剤がよく用いられるが、四肢末端での使用に注意

AV：房室、CO：心拍出量、GI：胃腸、HCM：肥大型心筋症、ICP：頭蓋内圧、MAC：最小肺胞濃度、MMC：粘膜色、NMDA：N-メチル-D-アスパラギン酸、VPC：心室性期外収縮

※訳者注：ワインドアップ：通常は痛みと感じない程度の刺激を連続的に加えると、徐々に痛みを感じるようになる現象で、感覚受容器から脊髄に送られる信号に増加にもかかわらず、脳に送られる信号は増加する

出典：References14 および15

表3.10 NSAIDs（非ステロイド性消炎鎮痛薬）

NSAIDsの名称	用量	作用時間	特徴	禁忌	臨床上の注意点
カルプロフェン	1. 犬 2.2 mg/kg BID あるいは 4.4 mg/kg SID, PO, SC, IV 2. 猫ではカルプロフェンの代謝は予測できないため、著者らは推奨しない	12-24 時間（用量に依存）	1. 選択的 COX-2 阻害薬 2. 解熱および抗炎症作用 3. 高蛋白結合率 4. 腎血流への支障の可能性 5. 犬でまれな副作用として肝障害[16] 6. 胃潰瘍の治癒期間の延長、および嘔吐、悪心、下痢といった他の胃腸副作用の原因となる	1. 腎不全があると分かっている動物では最小量で用いるか、使用を避ける 2. 肝機能および肝酵素の事前評価、ならびに肝酵素値の定期的な再検査が、長期使用のあらゆる動物において実施することが適応される 3. 術中低血圧になりやすい動物、あるいは術中低血圧を経験した動物において、腎血流が障害されるかもしれない。これらの動物では麻酔後24時間はこの薬剤を避けることを著者らは推奨している	1. 炎症の前にカルプロフェンを投与することは多少の利点があるものの、この薬剤の術前投与には注意を要する 2. 注射および経口製剤が入手可能 3. 典型的には術後 2.2-4.4 mg/kg SC
ケトプロフェン	犬・猫の初回用量は 2 mg/kg、続いて 1 mg/kg を最大 5 日間	24 時間	1. 非選択的 COX-1 および COX-2 阻害薬 2. 出血時間の延長 3. 解熱および抗炎症作用 4. 胃潰瘍、出血および嘔吐を引き起こすかもしれない 5. 高蛋白結合率	1. 蛋白結合率の高い薬剤（例：ワルファリン、ヘパリン）を投薬済みの動物あるいは低蛋白血症の動物では注意して使用 2. 胃潰瘍の動物には避ける 3. 過去24時間以内に低血圧を経験した動物で用いると、腎障害を起こすかもしれない 4. 長期使用は胃潰瘍の原因となるため推奨できない	

(続く)

表 3.10（続き）

NSAIDs の名称	用量	作用時間	特徴	禁忌	臨床上の注意点
デラコキシブ	1. 犬の術後鎮痛 3〜4 mg/kg 2. 犬の変形性関節症の鎮痛 1〜2 mg/kg	24 時間	1. 選択的 COX-2 阻害薬 2. 高蛋白結合率 3. 腎血流が障害される可能性 4. 胃潰瘍の治癒期間の延長、および嘔吐、悪心、下痢といった胃腸副作用の原因となる	1. 腎不全が分かっている動物では可能な限り最小量あるいは使用を避けることが望ましい 2. 術中低血圧になりやすい動物、あるいは術中低血圧を経験した動物において、腎血流が障害されるかもしれない。これらの動物では麻酔後 24 時間はこの薬剤を避けることを著者らは推奨している	
メロキシカム	1. 犬：初回 0.2 mg/kg SC、以降 0.1 mg/kg PO 2. 猫：0.1 mg/kg SC、PO 1 回投与。猫ではこの用量のメロキシカムを反復投与について FDA（米国食品医薬品局）の警告文によって勧告されている	24 時間	1. COX-2 選択性 2. 猫では酸化代謝：猫ではグルクロン酸が有効でないため、この代謝経路が選ばれる 3. 大規模研究では再現されないが、猫では個々の症例研究において腎不全が報告されている。これを理由にして、猫でのNSAIDs使用においてメロキシカムを外すべきではない 4. 鎮痛薬としてオピオイドと併用することで相乗作用	1. 肝および胃機能低下のある動物 2. 胃腸潰瘍の傾向がある動物 3. 麻酔中低血圧のあった動物には注意して使用	1. 麻酔前に投与（前回投与あるいは朝に経口投与のどちらか）するのであれば、麻酔中は正常な血圧維持を確保すること。もし、これが確保できないようであれば、動物の状態が術後落ち着くまではメロキシカムの投与は行わない 2. 小型犬および猫で一般的な NSAIDs 3. 注射および経口製剤が入手可能 4. 一般的な術後用量は 0.1 mg/kg SC

注意：NSAIDS は炎症および炎症メディエーターや変形性関節症に起因する痛みを軽減するために使用。NSAIDs あるいはステロイド投与後には 3〜5 日間の洗い流し（wash out）を設けることが重要である

訳者注：各動物での使用適用については、本書記載のものが日本では異なることがあるため注意が必要

表3.11 非オピオイド鎮静薬／前投与薬（麻酔前投与薬）

薬剤名	分類	用量	作用時間	特徴	禁忌	臨床上の注意点

アセプロマジン	フェノチアジン系トランキライザー	1. 健常な動物に対してオピオイドとともに0.03-0.05 mg/kg IM
		2. 術前および術後の通常の鎮静として0.01-0.03 mg/kg IV
			遅い発現（IMで最大30分後）で、2-3時間かそれ以上持続する。肝機能障害動物では実質的に作用持続時間が延長するかもしれない	1. 揮発性吸入麻酔薬のMAC低減
				2. 作用持続時間が比較的長いため、術後覚醒が円滑になることがよくある
				3. 脳のドパミン受容体を阻害することにより鎮静が起きる
				4. 肝代謝および腎排泄
				5. 拮抗薬はない
				6. 心血管系への作用の特徴
				  (a) α₁受容体の拮抗により末梢血管拡張
				  (b) 低血圧を引き起こすSV, COおよび後負荷低下によって軽度のHR増加が起きるかもしれない
				  (c) 抗不整脈作用
				7. 脳の体温調節中枢でのカテコラミン枯渇の結果として低体温が起きる
				8. 制吐作用
				9. 脾臓腫脹に続発して最大で1/3ほどのPCVの減少
				10. 止血状態（時間）は変わらないが、血小板凝集能は低下する
					1. 循環血液量減少や低血圧の動物
					2. 重篤な肝機能障害の動物
					3. 脾臓摘出
					4. HCM, 弁狭窄あるいはDCMの動物では注意
						一般的に生理食塩液あるいは滅菌蒸留水によって1 mg/mLに希釈して用いる

（続く）

表 3.11（続き）

薬剤名	分類	用量	作用時間	特徴	禁忌	臨床上の注意点
キシラジン	α₂ 受容体作動薬	0.5-2 mg/kg IM、0.2-1 mg/kg IV	IM で急速に発現(10-15 分)し、用量と経路に依存して 30-120 分間持続	1. 短時間であるが、軽度から中等度の鎮痛効果 2. 初期には反射性徐脈に起因する高血圧、その後 CO 減少に伴う二次的な低血圧および中枢介在性の徐脈が発生 3. 血管収縮は蒼白あるいは青い MMC を引き起こし、またパルスオキシメーターでの測定は困難になるかもしれない 4. 第 2 度 AV ブロックおよび心室性補充調律を含む不整脈 5. 嘔吐が犬の 60%、猫の 90% で発生 6. インスリン抵抗性に起因する一過性の高血糖がよく起こる 7. 利尿作用が一般的 8. 肝代謝 9. ヨヒンビンにより拮抗（表 3.13 参照）	1. 弁機能不全や不整脈を合んだ心血管系疾患のある動物 2. 腎機能低下、無尿、泌尿器系の閉塞のある動物 3. 肝疾患 4. 高齢、糖尿病、妊娠、幼若、疾病および衰弱している動物では避ける	1. 拮抗薬は IM でのみ投与する 2. 他の薬剤が利用できるようであれば推奨しない

薬剤	分類	用量	発現/作用時間	効果	禁忌	注意点
ジアゼパム	ベンゾジアゼピン	1. 犬・猫の前投与薬として：0.1-0.4 mg/kg IV, IM 2. 発作に対して（抗痙攣薬として）：0.5-1 mg/kg IV, 0.2-0.5 mg/kg/h CRI	犬での半減期は1時間未満。猫での半減期は最大5時間	1. 中枢作用は$GABA_A$受容体結合部位を経由したCNS抑制 2. 前投与薬として単独使用した場合、この薬剤は最小の鎮静、あるいは動物の気性や健康状態に依存して鎮静は強まる 3. 骨格筋弛緩 4. 心血管および呼吸器への悪影響は最小 5. プロピレングリコールの基材、高い脂溶性は多くの薬剤と一緒にすることはできず、またIMやSCにより一貫しない吸収および痛みを示す 6. 遮光 7. 高蛋白結合率 8. 肝代謝 9. 食欲刺激 10. フルマゼニルにより拮抗（表3.13参照）	1. 肝機能低下の動物では作用が延長する 2. 肝性脳症の動物では避ける 3. 血液胎盤関門を通過し、胎子で呼吸抑制を起こすかもしれない	1. 指定薬物（訳者注：日本では麻薬及び向精神薬取締法において第三種向精神薬に指定されている） 2. 衰弱、高齢あるいは新生子の動物において最もかかりやすい鎮静となる 3. オピオイドのような他の前投与薬の鎮静を増強する 4. ケタミン導入と一般的に併用される（等量あるいは0.2-0.3 mg/kg）
デクスメデトミジン	$α_2$受容体作動薬	1. 前投与：0.0005-0.003 mg/kg IVあるいは0.003-0.015 mg/kg IM	IMで比較的早く発現(10-20分)、最大2-3時間の作用時間	1. 強力な鎮静（特にオピオイドと併用した場合） 2. 中等度の鎮痛（オピオイドと併用した場合、相乗的な鎮痛効果の可能性） 3. 初期には反射性徐脈を伴う高血圧、続いてCO減少および中枢性徐脈に起因する低血圧 4. 第2度AVブロックや心室性補充調律といった不整脈が一般的 5. インスリン抵抗性による一過性の高血糖をよく起こす	1. 弁逆流や不整脈を含んだ心血管系疾患のある動物 2. 腎機能低下、無尿あるいは泌尿器系の閉塞 3. 肝疾患	1. 投与後の動物を静かな暗い部屋に5-10分置くことで、最大効果が得られる 2. 前投与後も動物のモニタリングを継続する。拮抗薬の用量は計算しておき、必要に応じて使用できるようにする 3. 拮抗薬はIMでのみ投与（表3.13参照） （続く）

表 3.11（続き）

薬剤名	分類	作用時間	用量	特徴	禁忌	臨床上の注意点
			2. 覚醒時の鎮静・鎮痛ある いは術中鎮痛補助とし て0.0005-0.003 mg/kg CRI	6. 利尿効果が一般的 7. アチパメゾールによる拮抗（表 3.13 参照）		4. 血管収縮により蒼白や青い MMC を呈し、またパルスオキシメーターによる計測は難しくなるかもしれない 5. HCM の猫における前投与として低用量が上手く作用する
ミダゾラム	ベンゾジアゼピン	30-45 分間	1. 前投与／鎮静：0.1-0.3 mg/kg IM, IV 2. 発作：0.5-1 mg/kg IV	1. 中枢作用は GABA$_A$ 受容体結合部位を経由した CNS 抑制 2. 前投与薬として単独使用した場合、この薬剤は最小の鎮静、情動不安を起こす。あるいは動物の気性や健康状態に依存して鎮静は強まる 3. 骨格筋弛緩 4. 心血管および呼吸器への悪影響は最小 5. 遮光 6. 高蛋白結合率 7. 肝代謝 8. フルマゼニルにより拮抗（表 3.13 参照） 9. 水溶性であり IM での吸収は信頼できる	1. 肝機能低下の動物では作用が延長する 2. 肝性脳症の動物では避ける 3. 血液胎盤関門を通過し、胎子で呼吸抑制を起こすかもしれない	1. 衰弱、高齢あるいは新生子の動物で最も予想できる鎮静となる 2. オピオイドのような他の前投与薬の鎮静を増強する 3. プロポフォールの導入用量を減らすのに用いる 4. 小型哺乳類や鳥類の鎮静に効果的 5. ウサギやモルモットの鼻腔内投与で上手く作用する 6. 指定薬物（訳者注：日本では麻薬及び向精神薬取締法において第三種向精神薬に指定されている）

AV：房室、CNS：中枢神経系、CO：心拍出量、DCM：拡張型心筋症、HCM：肥大型心筋症、HR：心拍数、MAC：最小肺胞濃度、MMC：粘膜色、PCV：血中赤血球容積、SV：一回拍出量

表3.12 オピオイド

オピオイド	適応/使用	用量	作用時間	特徴	禁忌	臨床上の注意点
オキシモルフォン	前投与薬、鎮静、術中および術後鎮痛	0.05–0.2 mg/kg IV, IM, SC	2–4時間	1. μ受容体完全作動薬 2. モルヒネより脂溶性のため、作用発現が早い 3. MACを最大40%減らす[20] 4. モルヒネより嘔吐が少ない 5. ヒスタミン放出を引き起こさない 6. IMでパンティングが起きるかもしれない 7. 高用量で呼吸抑制および徐脈の可能性 8. 犬で縮瞳、猫で散瞳を起こす 9. 単独使用で情動不安、興奮、騒音への反応の増大が起こる可能性 10. 鎮静薬と併用することで相乗的にはたらく 11. ナロキソンで拮抗(表3.13参照) 12. 肝代謝	人工呼吸の補助のない頭部外傷やICP上昇のある動物	指定薬物

(続く)

表 3.12（続き）

オピオイド	適応／使用	用量	作用時間	特徴	禁忌	臨床上の注意点
トラマドール	経口鎮痛薬（訳者注：日本では注射薬がある）	犬：2.5-5 mg/kg PO、猫：2 mg/kg PO	4-12時間	1. 弱いμ受容体作用を有する中枢作用性鎮痛薬 2. ノルエピネフリンおよびセロトニン再取込阻害。実際にはセロトニン放出を刺激するかもしれない 3. 鎮静を引き起こすかもしれない 4. 遮光 5. 軽度から中等度の疼痛に対してよくはたらく。この薬剤はモルヒネの1/4から1/10の鎮痛力価。活性型代謝産物であるO-デスメチルトラマドールは鎮痛のいくらかに関与している	1. MAOI（例：セレギリン塩酸塩）を使用中の動物には使用を避ける 2. 腎疾患や発作のある動物には注意	1. 米国では経口製剤のみ入手できる（訳者注：日本では注射薬が入手可能） 2. 術後疼痛のコントロールとしてNSAIDsとの併用が有意 3. 現在、トラマドールは指定薬物ではない
ヒドロモルフォン	鎮静、鎮痛処置に対する前投与薬、術中侵害刺激の管理、術後鎮痛	0.05-0.1 mg/kg IV, 0.1-0.2 mg/kg IM	4時間	1. μ受容体完全作動薬 2. IMにて投与した場合、嘔吐とパンティングが起こりやすい 3. 高用量では徐脈や軽度呼吸抑制を起こすかもしれない 4. 低換気に続発してICPが上昇する 5. 高用量で徐脈が起こりやすいが、心血管系の副作用は最小限である 6. 肝代謝 7. ナロキソンで拮抗（表3.13参照） 8. 犬で縮瞳、猫で散瞳を起こす 9. 起こる見込みは少ないが、ヒスタミン放出が起こる可能性がある	1. 人工呼吸器での補助がない頭部外傷あるいはICP上昇のある動物 2. ヒスタミン放出が予想される動物（MCT、糸状虫除去）では可能であれば避ける 3. 重度の肝機能障害の動物では作用時間が延長する	最大69%の猫でヒドロモルフォンに続発する高体温を経験する[21]、特に術中低体温が起きていた場合[22]

薬物	術中侵害受容の管理、術中鎮痛、神経遮断性麻酔導入の1成分	投与量	投与経路に依存。犬・猫において ボーラス投与で 20-45 分	作用	注意事項
フェンタニル	術中侵害受容の管理、術中鎮痛、神経遮断性麻酔導入の1成分	1. IV：ボーラス投与 0.002-0.01 mg/kg、CRI 0.012-0.04 mg/kg/h[18] 2. 術中 CRI 0.002-0.005 mg/kg/h 3. 経皮伝達：10 kg 以下の動物で 25 mcg/h、10-20 kg の動物で 50 mcg/h、20-30 kg の動物で 75 mcg/kg、30 kg より大きい動物で 100 mcg/h	投与経路に依存。犬・猫においてボーラス投与で 20-45 分間。経皮的投与では 12 時間で発現	1. μ受容体完全作動薬 2. 高用量で徐脈および低換気を引き起こすかもしれない 3. 麻酔中に CRI で用いた場合、著しく MAC を軽減する 4. ナロキソンで拮抗（表 3.13 参照） 5. 鎮静を引き起こす 6. 健康、未鎮静の動物に IV で投与すると、情動不安を起こすかもしれない 7. 肝代謝 8. 犬で縮瞳、猫で散瞳	人工換気の補助なしの場合には、頭部外傷あるいは ICP 上昇のある動物 1. 高齢あるいは心血管障害のある動物において MAC を減らすのに望ましい 2. 指定薬物（訳者注：日本では麻薬及び向精神薬取締法において麻薬指定されている） 3. フェンタニルや他のオピオイドを使用した後に、人医療において "Wooden chest" 現象が述べられている。これは胸部および腹部の筋肉の硬直であり、十分な換気を妨げる。獣医療において動物では一般的に遭遇することはないが、これが発生した際にはオピオイド拮抗薬、神経筋遮断薬および機械的人工換気が必要となる 4. 発熱はフェンタニルパッチの伝達率および吸収率を増加させる 5. フェンタニルパッチは皮膚への刺激を引き起こすおそれがある 6. フェンタニルパッチの一部の製剤は切断できない。動物のフェンタニルを調節されていた場合にはとする以上のフェンタニルを、パッチの半分を覆う（パッチの半分だけ皮膚に接触させる） 7. パッチを接触させる領域の毛は刈り、皮膚を清潔にする

（続く）

表 3.12（続き）

オピオイド	適応／使用	用量	作用時間	特徴	禁忌	臨床上の注意点
ブトルファノール	軽度内臓痛、鎮静および鎮咳薬	0.1–0.4 mg/kg IM, SC, IV	60–180分	1. 半合成作動／拮抗薬（鎮痛作用を介するκ受容体作動、および軽度のμ受容体拮抗） 2. 心血管系および呼吸系への副作用ははわずか 3. 鎮咳作用および気管支痙攣を軽減する 4. 遮光 5. 肝代謝		1. 0.1 mg/kg IV で完全作動薬を部分拮抗 2. 指定薬物
ブプレノルフィン	軽度〜中等度の鎮痛および鎮静	1. 0.01–0.03 mg/kg IM, SC, IV, あるいは猫では口腔（頬）投与 2. 硬膜外：0.004 mg/kg 保存剤の含まれていない製品	6–8時間	1. μ受容体部分作動薬 2. μ受容体に対して極めて強い親和性をもつため拮抗は困難 3. 嘔吐やヒスタミン放出を起こさない 4. 天井効果 5. 猫で多幸感を引き起こし、協力的にすることがある 6. 遮光 7. ナロキソンで拮抗（表3.13参照） 8. 肝代謝 9. 犬で縮瞳、猫で散瞳を引き起こす		1. 猫で理想的な前投与薬。しかし、犬での鎮静はわずか 2. 指定薬物（訳者注：日本では麻薬及び向精神薬取締法において第二種向精神薬に指定されている） 3. 特にケタミンとともに併用する場合、気性の荒い猫に対して口腔投与が望ましい 4. 猫では中等度から重度の疼痛に対してモルヒネと同等の効果が認められる[17]

薬剤	用途	用量	持続時間	特徴	注意点
メサドン	前投与薬、最小の鎮静、術中侵害刺激の軽減、術後鎮痛	0.1–0.5 mg/kg IV, IM, SC	4時間	1. μ受容体完全作動薬。しかしNMDA受容体拮抗の特性も所有している 2. 嘔吐は起きない 3. 高用量では徐脈および呼吸抑制が起きるかもしれない 4. 肝代謝 5. ナロキソンで拮抗（表3.13参照） 6. 犬では縮瞳、猫で散瞳を起こす	1. 嘔吐を避ける必要があり、かつ痛みのある動物（ICPやIOP上昇、胃腸内の異物等）に対して望ましい 2. 悪心や鎮静が好ましくない術後鎮痛に望ましい 3. NMDA受容体拮抗の特性より中枢感作を減らす 4. 指定薬物（訳者注：日本では麻薬及び向精神薬取締法において麻薬指定されている）
メペリジン	軽度鎮痛、鎮静、特に若齢動物の前投与薬として役立つ	1. 犬：5–10 mg/kg IM 2. 猫：3–5 mg/kg IM	45分間	1. μ受容体完全作動薬 2. 低血圧および顔面浮腫の原因となるヒスタミン放出の可能性（特にIVでの投与） 3. 抗コリン作用（例：HR増加） 4. 鎮静薬との相乗作用により強力な鎮静が起きるかもしれない 5. 嘔吐が起きるかもしれない 6. 単独使用で興奮する可能性 7. 肝代謝 8. ナロキソンで拮抗（表3.13参照） 9. 犬で縮瞳、猫で散瞳を起こす 10. 局所麻酔薬と同様にNa⁺チャネルを拮抗 11. α₂受容体作動薬活性も所有しているかもしれない	1. PDAやPSSのある若齢動物の前投与薬として望ましい 2. この薬剤は非常に作用時間が短いため、多くの獣医療における対象動物（疾患）への有用性は限られる 3. 人の患者では、メペリジンとMAOIとの併用がセロトニン症候群の原因になると報告されている（致死的な反応である可能性）。獣医療では報告されていないが、可能性はある 4. 指定薬物（訳者注：日本では麻薬及び向精神薬取締法において麻薬指定されている）

（続く）

表 3.12 (続き)

オピオイド	適応／使用	用量	作用時間	特徴	禁忌	臨床上の注意点
モルヒネ	前投与薬，術中鎮静，術中鎮痛および術後鎮痛	1. 0.1–1 mg/kg SC, IM 0.1–0.3 mg/kg/h CRI 2. 硬膜外：0.1 mg/kg 保存剤の入っていない製剤	最大30分で作用発現。単回IM全身投与の作用時間は2–4時間。硬膜外での作用時間は12–24時間	1. 他のすべてのオピオイドの力価と比較されるμ受容体作動性オピオイドの原型 2. モルヒネは痛みという感覚を消去はしないが，この薬剤により痛みに対する耐性は明らかに増す 3. 脂溶性に乏しいため硬膜外麻酔の作用時間が延長する 4. モルヒネは肝臓でいくつかの代謝物に代謝される。(鎮痛を引き起こす) 活性型代謝物はモルヒネ-6-グルクロニドである 5. MACを最大45%減らす[19] 6. IMで投与した場合，嘔吐，パンティングと同様の悪心症状(過剰な唾液分泌) 7. 嘔吐によりICPとIOP上昇 8. 特に高用量を急速IVした場合，ヒスタミン放出が起こるかもしれない 9. 高用量で呼吸抑制または徐脈の可能性 10. 初期には蠕動運動の増加，続いて便秘の原因となる胃腸運動停滞の延長	1. ヒスタミン放出が予想される動物 (MCT，糸状虫除去) 2. 頭部外傷，ICPやIOP上昇のある動物 3. 胆管疾患の動物 4. 嘔吐が好ましくない動物では避ける	1. 猫で極めて過剰な興奮現象が報告されているが，この風評に関しては最大20 mg/kgで情緒不安を起こしている[23]という研究報告に基づくものである。臨床用量であれば，実際にはほとんどの猫でモルヒネ投与に続いて多幸感を経験する 2. 著者らは，硬膜外麻酔によってモルヒネを投与されたすべての動物において，覚醒前に膀胱の穏やかな圧迫排泄あるいはカテーテル設置，同様に正常な排尿を確認するための良好な看護を推奨する 3. 指定薬物 (訳者注：日本では麻薬及び向精神薬取締法において麻薬指定されている) 4. 気管刺激が減るため長期挿管の動物に有用 5. モルヒネ使用後に膀胱圧迫排尿および膀胱の拡張をモニタリングする 6. いくらかの獣医師は，関節周囲のμ受容体を対象として関節腔内に用いる

薬物	適応	投与量	作用発現	作用および副作用	禁忌	注意事項
				11. 他のオピオイドの中でも、とりわけモルヒネはオッジ括約筋（総胆管）を収縮させる 12. 犬で縮瞳、猫で散瞳を起こす 13. 単独投与で情動不安、興奮、騒音への反応増大が起こる可能性 14. 鎮静薬と併用で相乗的にはたらく 15. ナロキソンで拮抗（表3.13参照） 16. 多くのオピオイドの効果と一致して、投与後に気管の感受性が低下する 17. 全身および硬膜外麻酔によるモルヒネの投与は抗利尿ホルモンの放出を引き起こす		
レミフェンタニル	術中および術後鎮痛	IV：ボーラス投与 0.002–0.005 mg/kg, CRI 0.012–0.042 mg/kg/h	曝露期間にかかわらず数秒	1. μ受容体完全作動薬 2. 高用量で徐脈および低換気を起こすかもしれない 3. 麻酔中にCRIで用いた場合、揮発性吸入麻酔薬の必要量を顕著に減らす 4. 高脂溶性 5. 血漿エステラーゼ代謝	人工呼吸の補助のない頭部外傷やICP上昇のある動物	1. レミフェンタニルは作用時間が短いため、術後のオピオイドとしては他のオピオイドがより適している 2. 一般的に肝不全、門脈体循環シャントおよび極めて重篤な動物に用いる 3. 高齢や心血管障害のある動物に対してMACを減らすためによく用いる 4. 乾燥粉末製剤として入手できる 5. 指定薬物（訳者注：日本では麻薬取締法において麻薬及び向精神薬指定されている）

HR：心拍数、ICP：頭蓋内圧、IOP：眼内圧、MAC：最小肺胞濃度、MAOI：モノアミンオキシダーゼ阻害薬、MCT：肥満細胞腫、NMDA：N-メチル-D-アスパラギン酸、PDA：動脈管開存症、PSS：門脈体循環シャント
出典：References21, 22 および 23

表3.13 拮抗薬

拮抗薬	拮抗対象	用量	作用時間	特徴	禁忌	臨床上の注意点
アチパメゾール	α_2受容体作動薬（例：デクスメデトミジン）	犬：デクスメデトミジンIMと等量 猫：デクスメデトミジンIMの1/2量	2-3時間	1. α_2受容体に結合してα_2受容体作動薬を拮抗する 2. BP低下が起きるかもしれない 3. 興奮の原因となるかもしれない 4. 嘔吐や下痢といった胃腸副作用があるかもしれない	IVによる投与は末梢α_2受容体に作用することで重度の低血圧を引き起こす	1. α_2受容体作動薬が唯一の鎮痛薬であり、覚醒後に疼痛が予想されるのであれば、拮抗する前に他の鎮痛薬の投与を考慮する 2. IMで投与した後、5-10分で拮抗の徴候が起こる
エドロホニウム	非脱分極型NMB（アトラクリウム、シスアトラクリウム、パンクロニウム）	0.25-0.5 mg/kg ゆっくりIV	決定が難しいが、一般的には1時間未満	1. 神経筋接合部においてアセチルコリンエステラーゼを阻害して、アセチルコリン濃度を増加させる 2. エドロホニウムのコリン作用効果に続発する徐脈の影響を減らすためゆっくり投与する 3. 遮光		1. すでに徐脈が存在するあるいは徐脈が予測される動物では、エドロホニウム前に抗コリン薬（アトロピンやグリコピロレート）の投与が必要である 2. PNSによってでっくくとも二連の筋収縮が存在する場合のみ、エドロホニウムを投与する。拮抗前にTOFにおいて四連すべての筋収縮が存在していることがより望ましい 3. 抜管前に動物が十分に呼吸できることを確認する（この点において、カプノグラフィーは有用な手段） 4. 神経筋麻痺のあらゆる再発が起こり得るため、抜管後の動物のモニタリングを継続する
ナロキソン	オピオイド受容体（完全／部分作動薬のいずれも）	0.01-0.04 mg/kg IV	60分間	1. 外因性および内因性オピオイドの双方を拮抗 2. 高血圧と興奮を引き起こすかもしれない		1. オピオイド受容体動薬の拮抗は動物の痛みを放置するかもしれない！拮抗する前に、代わりの鎮痛薬を常に提供する

薬剤	用量	作用時間	効果	コメント
ネオスチグミン	0.01–0.03 mg/kg 20分以上かけてゆっくりIV	4–6時間	1. 神経筋接合部において神経伝達物質アセチルコリンの量を増加（アセチルコリンの結合を手助け） 2. 血液脳関門および胎盤は通過しない 3. 徐脈を起こすかもしれない 4. 膀胱の平滑筋緊張が増す 5. 蠕動運動（下痢）と分泌物の増加を引き起こす	ムスカリン効果により引き起こされる他の効果（例：徐脈）を防ぐため、ネオスチグミン投与前には抗コリン薬（アトロピンやグリコピロレート）を投与
非脱分極型NMB（アトラクリウム，シスアトラクリウム，パンクロニウム）			尿および消化管閉塞のある動物	1. 遮光 2. IVによる投与
フルマゼニル	0.02–0.1 mg/kg IV	30–60分間	1. 拮抗は直後に起こると予想される 2. 低血圧を起こすかもしれない 3. 高用量で発作を起こすかもしれない	ベンゾジアゼピンを拮抗するために、拮抗薬の全投与量を計算して10倍希釈する。望む拮抗効果が達成できるまでゆっくり投与する
ヨヒンビン	0.1 mg/kg IM, IV	2時間		α_2受容体作動薬の鎮静および鎮痛効果を拮抗；拮抗前に動物には代わりの鎮痛薬を全身投与するべきである

表の続き（ネオスチグミン関連の注記）:

2. 一般にオピオイドが覚醒遅延や覚醒時の情動不安に関与している場合に、それらを拮抗するために用いる
3. 用量を計算して生理食塩液で10倍希釈する。緊急時の状況でなければ望む拮抗状態が達せられるまで、段階的に投与する
4. 緊急的な状況や麻酔中の心停止：オピオイドが投与されていたならナロキソン全用量をIVで投与する。またオピオイドの作用時間に応じて1時間ごとに繰り返し投与する

非脱分極型NMBの注記:
3. 作用時間が短いので、オピオイドの拮抗時間に応じて繰り返し投与が必要となるかもしれない

BP：血圧，NMB：神経筋遮断薬，PNS：神経刺激装置，TOF：四連刺激

（P. 39 の続き）

E. 禁忌
1. 非代償性心不全の動物
2. 徐脈性不整脈をもつ動物
3. 腎不全の動物では控えめに使用
4. 喘息をもつ動物

F. 臨床使用における注意点
1. 肥大型心筋症（HCM）あるいは甲状腺機能亢進症の動物で一般的に用いる
2. 洞性心拍数（HR）を減らす目的で，麻酔中にこの薬剤を用いることは一般的ではない

アトラクリウム（表3.8参照）

アトロピン（表3.1参照）

アマンタジン（表3.9参照）

アルファキサロン（表3.6参照）

アルブテロール：中時間作用型 β_2 受容体作動薬

A. 適応
気管支拡張薬，換気—血流比不均衡（V/Q ミスマッチ）の減少に有効

B. 用量
定量噴霧式吸入器で 90 mcg/puff（puff；一回吸入量）を 1-5 分間隔で 2 回

C. 作用時間
4 時間ごと

D. 特徴
1. 心拍数（HR）増加の可能性
2. カリウム（K^+）値の低下
3. 高血糖の発生
4. 筋肉の β 受容体刺激による振戦
5. 遮光

E. 禁忌
1. 心疾患のある動物（頻脈性不整脈の既往をもつ動物）
2. β受容体刺激は子宮組織を弛緩させるため，妊娠末期では注意

F. 臨床使用における注意点
1. 最大効果を得るために適切な粒子拡散を手助けするチャンバーを用いる
2. 気管内挿管された動物に対してこの薬剤を投与する際，薬剤の相当量（50-70％）は気管チューブ（ET）にとどまる[1]。したがって，挿管された動物にアルブテロールを投与した場合には，動物にまで運ばれる用量は急に増加するかもしれない

イソフルラン（表3.5参照）

イソプロテレノール：β受容体作動薬

A. 適応
変時作用をもつため，洞不全症候群や第3度房室ブロックの動物における"薬理学的ペースメーカー"として使用

B. 用量
0.0006-0.005 mg/kg/h 定速静脈内投与（CRI）

C. 作用時間
定速静脈内投与でなければ短時間である

D. 特徴
1. α受容体作動効果はない
2. $β_1$および$β_2$受容体への交感神経様作用により心筋収縮性，心拍数，気管支拡張および気管支攣縮の軽減を増加させる
3. 血管拡張を引き起こす
4. 頻脈および頻脈性不整脈を引き起こすかもしれない
5. 遮光

E. 禁忌
相加的に作用するかもしれないため，他のカテコラミン（例：エピネフリン）と一緒に用いない

F. 臨床使用における注意点
1. 5%ブドウ糖液で希釈した場合は24時間安定
2. 希釈したものも遮光

エスモロール：β受容体拮抗薬

A. 適応
頻脈および高血圧の防止

B. 用量
0.05-0.1 mg/kg 静脈内投与，3-12 mg/kg/h 定速静脈内投与

C. 作用時間
10分間

D. 特徴
1. 心拍数減少をもたらすβ_1受容体拮抗薬。高用量では心筋抑制，心拍出量（CO）の減少および徐脈を引き起こす
2. 血漿エステラーゼによる代謝
3. 遮光

E. 禁忌
1. 房室ブロックのような徐脈，あるいは補充調律
2. 高血圧や頻脈の原因としてカテコラミン誘発性病巣（例：褐色細胞腫）が疑われる場合，先に α 受容体拮抗薬を適切に用いない限り，β 受容体拮抗薬は用いてはならない。対立のない α 受容体刺激は動物にとって致死的である

エトミデート（表3.6参照）

エドロホニウム（表3.13参照）

エピネフリン（表3.2参照）

エフェドリン（表3.2参照）

塩化カリウム（KCL）：電解質補助剤

A. 適応
低カリウム血症

B. 用量
0.5 mEq/kg/h を超えないよう定速静脈内投与

C. 作用時間
定速静脈内投与でなければ比較的短時間作用

D. 特徴
1. 筋虚弱を防ぐためにカリウムは必要だが，経口投与以外のあらゆる投与経路での補充には特別な注意を要する
2. 過剰な投与による高カリウム血症は致死的

E. 禁忌
腎機能低下の動物

F. 臨床使用における注意点
1. カリウム補給の際は心電図（ECG）を設置して変化をモニタリングする
2. 高カリウム血症に関連した心電図の変化は，徐脈性不整脈，スパイク T 波，P-R 間隔の延長，P 波欠損，幅広い QRS 波，心静止
3. カリウムを含む補給剤は決してボーラス投与を実施しない
4. 補給中は 30 分ごとに血清カリウム濃度をモニタリング

塩化ナトリウム 0.9%（表 3.3 参照）

塩化ナトリウム 7.5%：高張食塩液（表 3.3 参照）

オキシモルフォン（表 3.12 参照）

ガバペンチン（表 3.9 参照）

カルプロフェン（表 3.10 参照）

キシラジン（表 3.9，表 3.11 参照）

局所麻酔合剤（EMLA；エムラクリーム）

A．適応
表面麻酔

B．用量
予測される部位を覆うために必要な最小量

C．作用時間
接触時間に依存するが，2時間を超えるかもしれない[3]

D．特徴
1. 皮膚全層を浸透するリドカイン2.5%とプリロカイン2.5%（ともに局所麻酔薬）を含む
2. 皮膚への接触に依存して作用し始める
3. 熱は発現時間を早める
4. 全身への吸収は最小限から検出できないレベル

E．禁忌
特になし

F．臨床使用における注意点
1. 毛刈りした上でクリームを塗布することが推奨される。表面を覆う。45-60分で作用発現
2. 著者らはクリームの塗布領域を検査用グローブ等のプラスチックで覆い体熱を逃がさないことで，発現時間を10-20分短縮できることを発見した
3. このクリームは，新生子や重症動物のカテーテル設置を手助けし，鎮静を回避するか最小限にすることができる
4. このクリームはラインブロック（領域麻酔法）※の代わりとして切開領域上に使用できる

グリコピロレート（表3.1参照）

グルコン酸カルシウム：カルシウム補給剤

A．適応
1. 高カリウム血症，低カルシウム血症，Ca^{2+}チャネル拮抗薬中毒に対する治療
2. 陽性変力作用薬

※訳者注：手術侵襲が加わると想定される領域に予め局所麻酔薬の投与を行う方法

3. 大量の血液製剤後に投与（例：1 単位以上の血液投与後）

B. 用量

0.2-0.4 mg/kg　30 分以上かけて静脈内投与

C. 特徴
1. 陽性変力作用は心筋収縮性を増加させることで，心拍出量および血圧を改善する
2. 遮光

D. 禁忌
1. 心室細動といった心不整脈
2. 高カルシウム血症

E. 臨床使用における注意点
1. 常にゆっくり投与
2. 心電図を設置して心拍数をモニタリング
3. 他の薬剤や血液製剤とは分けて投与

ケタミン（表 3.6，3.9 参照）

ケトプロフェン（表 3.10 参照）

ジアゼパム（表 3.11 参照）

シスアトラクリウム（表 3.8 参照）

ジフェンヒドラミン：抗ヒスタミン（H_1 受容体拮抗薬）

A. 適応

ヒスタミン放出の可能性がある動物：肥満細胞腫（MCT），アナフィラキシー，糸状虫摘出時

B. 用量

0.5-2 mg/kg 筋肉内投与（IM），静脈内投与

C. 作用時間

6-8 時間

D. 特徴
1. ヒスタミン₁（H_1）受容体の拮抗
2. 鎮静作用および制吐作用が現れるかもしれない

E. 臨床使用における注意点
1. ヒスタミン放出による反応として現れる症状を軽減する。しかし、反応を拮抗することはないことに注意
2. ヒスタミン放出が予測される動物の前投与薬として用いる（糸状虫摘出、肥満細胞腫）

重炭酸ナトリウム：アルカリ化剤

A. 適応
HCO_3（重炭酸）の低値が根本の原因とする代謝性アシドーシスおよび高カリウム血症の治療

B. 用量
1. 代謝性アシドーシスの補正：半量を20分以上かけてゆっくり静脈内投与する。血液ガスを再評価時に動物が未だ代謝性アシドーシスを示すのであれば、残り半量を同様にゆっくり静脈内投与する。目標とするpH補正は7.2を超えないようにする。式3.1に重炭酸ナトリウムの計算を示す

$$体重(BW) \times Base\ excess：余剰塩基（血液ガス分析から）\times 0.3 \\ =給与重炭酸ナトリウムの量(mEq) \tag{3.1}$$

2. 高カリウム血症：0.5-1 mEq/kgを20分以上かけてゆっくり静脈内投与

C. 作用時間
症例によって様々

D. 特徴
1. pHを上昇させるようにはたらく
2. 投与により二酸化炭素産生（$EtCO_2$；呼気終末二酸化炭素分圧）が増加するため、麻酔担当獣医師は適切な換気が実施されていることを確認する
3. アルカリ尿となる
4. 血清カリウム濃度の減少により低カリウム血症となる可能性
5. 投与により高ナトリウム血症を起こす
6. 高浸透圧
7. 過剰投与によってアルカローシスを引き起こすかもしれない

E．禁忌

1. 呼吸性あるいは代謝性アルカローシス
2. 低カルシウム血症の動物
3. 容量過負荷のある動物やうっ血性心不全（CHF）の動物といった高ナトリウム濃度に耐えられない動物

F．臨床使用における注意点

1. 重炭酸ナトリウムが投与されている間は動物の酸塩基平衡の状態を注意深く評価する
2. 重炭酸ナトリウムは，いくつかのオピオイドや陽性変力作用薬を含めた多くの他の薬剤と相性が悪い

セボフルラン（表3.5参照）

ダントロレン：筋弛緩薬

A．適応

悪性高熱（MH）

B．用量

1 mg/kg 静脈内投与

C．作用時間

8 時間

D．特徴

1. 呼吸器および心血管系への明らかな影響はない
2. 筋虚弱の原因となる
3. 遮光

E．禁忌

1. 眠気と眩暈の原因となり得る
2. 肝毒性の可能性；肝疾患を有する動物には慎重に使用する

F．臨床使用における注意点

1. 薬剤は非常に高価であり，また悪性高熱の発生頻度はまれである
   （訳者注：［家族性の異常として予測できている場合など］必要に応じて事前に購入などしておくことが推奨される）

2. 溶解後 6 時間だけ安定
3. メーカーの指示どおりに溶解

チレタミンとゾラゼパム"テラゾール"（表 3.6 参照）

デキサメタゾン SP（デキサメタゾンリン酸ナトリウム）：グルココルチコイド

A. 適応
抗炎症，免疫抑制

B. 用量
0.1-2 mg/kg 静脈内投与，筋肉内投与または経口投与（PO）

C. 作用時間
12-24 時間

D. 特徴
1. 炎症メディエーターの抑制
2. 頭蓋内圧（ICP）および浮腫の減少
3. 遮光

E. 禁忌
1. NSAIDs（非ステロイド性消炎鎮痛薬）を投与中の動物には用いない
2. 糖尿病や腎機能低下の動物には注意
3. 胃腸（GI）潰瘍や胃腸障害のある動物には用いない

F. 臨床使用における注意点
1. 長期使用は副腎皮質依存を引き起こす。特に高用量でデキサメタゾンを投与されている動物では，麻酔下でアジソンクリーゼが現れるかもしれない（Chapter5 を参照）。薬を漸減させていった動物ではこの影響は出ないであろう
2. 高用量では尿量と飲水量の増加が引き起こされる
3. 胃腸潰瘍の原因となる
4. 免疫抑制という特徴により，創傷治癒の遅延や二次感染が引き起こされる
5. 鉱質コルチコイド活性はない
6. 一般的にデキサメタゾン SP 4 mg/mL として流通している

デキストラン（70）（表 3.4 参照）

デクスメデトミジン（表 3.9，表 3.11 参照）

デスフルラン（表 3.5 参照）

デスモプレシン（DDAVP）：抗利尿ホルモン（バソプレシン）関連

A．適応
フォンヴィルブランド病の動物に対して，フォンヴィルブランド因子（第 8 因子）放出を増加させるために用いる

B．用量
1-4 mcg/kg 皮下投与（SC）

C．作用時間
2 時間：しかし 24 時間以内に追加投与しても，さらなる効果の持続は得られない[2]

D．特徴
1. 抗利尿ホルモン（ADH）と同様に，抗利尿作用が腎臓での水再吸収を引き起こす
2. バソプレシンよりも血管収縮効果は乏しい
3. フォンヴィルブランド因子（第 8 因子）を用量依存性に増加させる

E．禁忌
凝固亢進のある動物

F．臨床使用における注意点
効果は短時間であるが，この薬剤はフォンヴィルブランド病の動物に対する術前投与が有用である

デラコキシブ（表 3.10 参照）

テルブタリン：中時間作用型 β_2 受容体作動薬

A．適応
換気—血流比不均衡（V/Q ミスマッチ）を低下させるのに有用な気管支拡張薬

B. 用量

0.01 mg/kg 皮下投与または筋肉内投与，あるいは定量噴霧式吸入器 1-2 回によるネブライジング

C. 作用時間

4 時間

D. 特徴

1. 心拍数の増加
2. カリウム（K^+）値の低下
3. 筋肉でのβ受容体刺激によって振戦が起きる可能性
4. 遮光

E. 禁忌

1. 心疾患をもつ動物（頻脈性不整脈の既往をもつ動物）
2. β受容体刺激が子宮組織を弛緩するため，妊娠末期では注意

F. 臨床使用における注意点

1. ネブライザーの際，最大効果を得るため適切な粒子散布を手助けするチャンバーを用いる
2. 気管内挿管された動物にこの薬剤を用いる際，相当量（50-70％）が気管チューブ内に存在する[1]。したがって，テルブタリンを挿管された動物に投与すると，体内に運ばれる用量は急激に増加することがある

ドキサプラム：呼吸刺激剤

A. 適応

一般的には新生子の呼吸刺激に用いる

B. 用量

2-5 mg/kg 静脈内投与あるいは新生子の舌下に 1-2 滴

C. 作用時間

通常は 1 回投与のみ，追加投与では効果が減弱するかもしれない

D. 特徴

1. 頚動脈化学受容体に作用することで呼吸刺激を引き起こし，呼吸数よりも一回換気量の増

加をもたらす
2. 心拍出量の増加
3. 繰り返し投与により好ましくない中枢神経系（CNS）刺激を引き起こす
4. ベンジルアルコール含有
5. 遮光

E. 禁忌
1. ベンジルアルコールを含むため新生子には注意して用いる
2. 他のあらゆる中枢神経系刺激作用薬を受けている動物には用いない

F. 臨床使用における注意点
　最も一般的には新生子の呼吸刺激剤として使用する。非常にまれだが成年動物にも使用することもある

ドパミン（表3.2参照）

ドブタミン（表3.2参照）

トラマドール（表3.12参照）

ナロキソン（表3.13参照）

ニトロプルシド（表3.2参照）

乳酸加リンゲル液（LRS）（表3.3参照）

ネオスチグミン（表3.13参照）

ノルエピネフリン（表3.2参照）

ノルモソル（表3.3参照）

ハイドロキシエチルスターチ"ヘタスターチ"（表3.4参照）

バソプレシン（表3.2参照）

パンクロニウム（表3.8参照）

ヒドロモルフォン（表3.12参照）

ファモチジン：H₂ 受容体拮抗薬

A. 適応
肥満細胞腫の動物への前処置，ヒスタミン放出や胃潰瘍，吐出や胃腸刺激の減弱

B. 用量
犬および猫で 0.5-1 mg/kg 静脈内投与，皮下投与，筋肉内投与

C. 作用時間
8-12 時間

D. 特徴
1. 胃潰瘍予防を手助けする H_2 受容体の拮抗
2. ヒスタミン放出による悪影響を最小限にする
3. マルチドーズ（複数回用量）バイアルには保存剤としてベンジルアルコールを含有
4. 遮光

E. 禁忌
臨床的にはない

F. 臨床使用における注意点
麻酔下での吐出および，麻酔下での吐出の既往をもつ動物で有用かもしれない

フェニレフリン（表 3.2 参照）

フェンタニル（表 3.12 参照）

ブドウ糖：輸液剤

A. 適応
低血糖の動物，糖尿病性ケトアシドーシス，新生子，高カリウム血症の補助治療

B. 用量
1. 深刻な低血糖に対する静脈内ボーラス投与 0.5 mg/kg（等張液にて 1：4 希釈）
2. 輸液添加：2.5-5％溶液となるよう適切な量を追加。P.290 Appendix B を参照

C. 作用時間
一時的な効果を持続させるために定速静脈内投与でよく用いる

D. 特徴
極端に高張な溶液は投与前に希釈する

E. 禁忌
高血糖の動物

F. 臨床使用における注意点
1. 一般的に麻酔時には晶質液で2.5-5%に希釈して用いる
2. 独立したカテーテルからの採血により血糖値（BG）をモニタリング
3. 高濃度ブドウ糖は張度の高値に起因する組織刺激を引き起こす（特に血管周囲へ漏れたとき）

ブトルファノール（表3.12参照）

ブピバカイン（表3.7参照）

ブプレノルフィン（表3.12参照）

プラズマライト148（表3.3参照）

フルマゼニル（表3.13参照）

プロカインアミド：クラスⅠA抗不整脈薬

A. 適応
心室性頻脈調律不整

B. 用量
1. 犬：5-10 mg/kg 静脈内投与後に1.5-3 mg/kg/h 定速静脈内投与
2. 猫：1-2 mg/kg 静脈内投与後に0.6-1.2 mg/kg/h 定速静脈内投与

C. 作用時間
定速静脈内投与でないと注射薬の効果は短時間

D. 特徴
1. 心室異所性調律や心室性頻脈性不整脈に対する Na^+ チャネル拮抗薬
2. 肝代謝および腎排泄

E. 禁忌
1. 心血管抑制および低血圧が起きるため，この薬剤を麻酔中に用いることはまれである
2. 肝あるいは腎疾患を有する症例では減量して使用
3. 心室補充調律，洞不全症候群あるは第3度房室ブロックの動物に投与してはならない

F. 臨床使用における注意点
1. 心室性不整脈を予防するため，バルーン弁拡張術の前にリドカインの代わりとして有用
2. リドカインで対応できない心室性不整脈に有用

フロセミド：利尿薬

A. 適応
肺水腫，うっ血性心不全

B. 用量
0.5-2 mg/kg 筋肉内投与または静脈内投与

C. 作用時間
1-2時間（注意：生理機能が変化した動物では，この薬剤は長時間作用するかもしれない）

D. 特徴
1. 腎ヘンレループでのナトリウムおよび水再吸収を阻害するループ利尿薬
2. 軽度な血管拡張が起こり，これにより腎血流が増加し，前負荷は減少する
3. 遮光
4. 酸性溶液との混合により沈殿物を生じる

E. 禁忌
1. 脱水のみられる動物
2. 電解質不均衡のある動物（低ナトリウム血症など）
3. 無尿の動物には用いない
4. 猫に対する高用量は毒性を引き起こす

F. 臨床使用における注意点
1. この薬剤を用いる際には電解質をモニタリング
2. この薬剤を用いる際には動物の水和状態をモニタリング

プロパラカイン（表3.7参照）

プロプラノロール：非選択的β受容体拮抗薬

A. 適応
頻脈および上室性不整脈

B. 用量
犬および猫：0.02-0.1 mg/kg　効果が出るまで（to effect）ゆっくり静脈内投与

C. 作用時間
2-6時間

D. 特徴
1. β_1およびβ_2受容体拮抗薬
2. クラスⅡ抗不整脈薬
3. 徐脈の結果として，心拍出量の減少をもたらす
4. 蛋白結合率が高い
5. 肝代謝に依存
6. β_2受容体の拮抗により気管支収縮を起こすかもしれない

E. 禁忌
1. 徐脈あるいは補充調律をもつ動物
2. 喘息をもつ動物
3. 予測できない効果やクリアランス遅延が起こり得るため，肝機能低下あるいは低蛋白血症の動物では注意して使用する

F. 臨床使用における注意点
人ではプロプラノロールとの併用により，局所麻酔薬およびオピオイドのクリアランスの減少が報告されている。動物で同様のことが起こるかは不明である

プロポフォール（表3.6参照）

ペントバルビタール（表3.6参照）

マロピタント（表3.9参照）

マンニトール：浸透圧利尿薬

A. 適応
脳損傷に対して頭蓋内圧減少，緑内障の動物での眼内圧（IOP）減少および腎サポートのために使用

B. 用量
1. 頭蓋内圧あるいは眼内圧減少：0.25-2 g/kg を 20 分以上かけてゆっくり静脈内投与（一般的に 0.5 g/kg）
2. 腎サポート：麻酔中に定速静脈内投与で 6 g/kg/h

C. 作用時間
しばしば単回ボーラス投与として 1 回投与する。半減期はおおよそ 60-100 分間

D. 特徴
1. 高浸透圧利尿薬としてゆっくり静脈内投与（一般的に 15-20 分以上）
2. 血漿浸透圧の上昇を引き起こす
3. シングル（単回用量）バイアルにおいて常温で迅速に結晶形成するため，投与前に加温器か温水で液体を維持する。このことから，この薬剤を投与する際にはフィルターを用いる

E. 禁忌
1. 頭蓋内出血のある動物
2. 脱水のある動物
3. うっ血性心不全の動物
4. 無尿性腎不全の動物
5. 高血圧の動物では使用注意

F. 臨床使用における注意点
1. マンニトールは一般的に頭蓋内圧上昇の徴候（例：クッシング反射，脳浮腫など）のある神経学的疾患が疑われる動物に投与される
2. この薬剤を投与する際，適切な輸液療法と尿量モニタリングを確保することが必要
3. 短頭種外科や挿管時の損傷に伴う咽頭浮腫に局所的に用いる。抜管前に綿棒に塗布して炎症組織を拭う

ミダゾラム（表 3.11 参照）

メサドン（表 3.12 参照）

メピバカイン（表 3.7 参照）

メペリジン（表 3.12 参照）

メロキシカム（表 3.10 参照）

モルヒネ（表 3.12 参照）

ヨヒンビン（表 3.13 参照）

リドカイン（表 3.7, 3.9 参照）

レミフェンタニル（表 3.12 参照）

References

1. Crogan SJ, Bishop MJ. Delivery efficiency of metered dose aerosols given via endotracheal tubes. Anesthesiology. 1989;70(6):1008–10.
2. Lethagen S, Harris AS, Nilsson IM. Intranasal desmopressin (DDAVP) by spray in mild hemophilia A and von Willebrand's disease type I. Blut. 1990;60(3):187–91.
3. Baxter AL, Ewing PH, Young GB, Ware A, Evans N, Manworren RC. EMLA application exceeding two hours improves pediatric emergency department venipuncture success. Adv Emerg Nurs J. 2013;35(1):67–75.
4. Davis H, Jensen T, Johnson A, Knowles P, Meyer R, Rucinsky R, et al. 2013 AAHA/AAFP fluid therapy guidelines for dogs and cats. J Am Anim Hosp Assoc. 2013;49(3):149–59.
5. Ambros B, Duke-Novakovski T, Pasloske KS. Comparison of the anesthetic efficacy and cardiopulmonary effects of continuous rate infusions of alfaxalone-2-hydroxypropyl-beta-cyclodextrin and propofol in dogs. Am J Vet Res. 2008;69(11):1391–8.
6. Herbert GL, Bowlt KL, Ford-Fennah V, Covey-Crump GL, Murrell JC. Alfaxalone for total intravenous anaesthesia in dogs undergoing ovariohysterectomy: a comparison of premedication with acepromazine or dexmedetomidine. Vet Anaesth Analg. 2013;40(2):124–33.
7. Ferré PJ, Pasloske K, Whittem T, Ranasinghe MG, Li Q, Lefebvre HP. Plasma pharmacokinetics of alfaxalone in dogs after an intravenous bolus of Alfaxan-CD RTU. Vet Anaesth Analg. 2006;33(4):229–36.
8. Muir W, Lerche P, Wiese A, Nelson L, Pasloske K, Whittem T. Cardiorespiratory and anesthetic effects of clinical and supraclinical doses of alfaxalone in dogs. Vet Anaesth Analg. 2008;35(6):451–62.
9. Amengual M, Flaherty D, Auckburally A, Bell AM, Scott EM, Pawson P. An evaluation of anaesthetic induction in healthy dogs using rapid intravenous injection of propofol or alfaxalone. Vet Anaesth Analg. 2013;40(2):115–23.
10. Maney JK, Shepard MK, Braun C, Cremer J, Hofmeister EH. A comparison of cardiopulmonary and anesthetic effects of an induction dose of alfaxalone or propofol in dogs. Vet Anaesth Analg.

2013;40(3):237-44.
11. O'Hagan B, Pasloske K, McKinnon C, Perkins N, Whittem T. Clinical evaluation of alfaxalone as an anaesthetic induction agent in dogs less than 12 weeks of age. Aust Vet J. 2012;90(9):346-50.
12. Michou JN, Leece EA, Brearley JC. Comparison of pain on injection during induction of anaesthesia with alfaxalone and two formulations of propofol in dogs. Vet Anaesth Analg. 2012;39(3):275-81.
13. Kukanich B, Cohen RL. Pharmacokinetics of oral gabapentin in greyhound dogs. Vet J. 2011;187(1):133-5.
14. Pypendop BH, Ilkiw JE. Assessment of the hemodynamic effects of lidocaine administered IV in isoflurane-anesthetized cats. Am J Vet Res. 2005;66(4):661-8.
15. Hickman M, Cox S, Mahabir S, Miskell C, Lin J, Bunger A, et al. Safety, pharmacokinetics and use of the novel NK-1 receptor antagonist maropitant (Cerenia) for the prevention of emesis and motion sickness in cats. J Vet Pharmacol Ther. 2008;31(3):220-9.
16. MacPhail CM, Lappin MR, Meyer DJ, Smith SG, Webster CR, Armstrong PJ. Hepatocellular toxicosis associated with administration of carprofen in 21 dogs. J Am Vet Med Assoc. 1998;212(12):1895-901.
17. Robertson S, Taylor P, Lascelles B, Dixon M. Changes in thermal threshold response in eight cats after administration of buprenorphine, butorphanol and morphine. Vet Rec. 2003;153(15):462-5.
18. Murphy MR, Hug CC. The anesthetic potency of fentanyl in terms of its reduction of enflurane MAC. Anesthesiology. 1982;57(6):485-8.
19. Steffey EP, Eisele JH, Baggot JD, Woliner MJ, Jarvis KA, Elliott AR. Influence of inhaled anesthetics on the pharmacokinetics and pharmacodynamics of morphine. Anesth Analg. 1993;77(2):346-51.
20. Machado CE, Dyson DH, Grant Maxie M. Effects of oxymorphone and hydromorphone on the minimum alveolar concentration of isoflurane in dogs. Vet Anaesth Analg. 2006;33(1):70-7.
21. Niedfeldt R, Robertson S. Postanesthetic hyperthermia in cats: a retrospective comparison between hydromorphone and buprenorphine. Vet Anaesth Analg. 2006;33(6):381-9.
22. Posner LP, Pavuk AA, Rokshar JL, Carter JE, Levine JF. Effects of opioids and anesthetic drugs on body temperature in cats. Vet Anaesth Analg. 2010;37(1):35-43.
23. Sturtevant F, Drill V. Tranquilizing drugs and morphine-mania in cats. Nature. 1957;179(4572):1253.

Chapter 4

外科手術ごとの麻酔プロトコール

　本章では外科手術ごとの麻酔プロトコールについて著者の考えをもとに，読者自身で考案してもらう。しかしながら，どの外科手術においても最も適した麻酔プロトコールは，麻酔担当獣医師の麻酔薬の知識と，動物の麻酔前の全身状態の評価が基本となる。よって，麻酔担当獣医師は，様々な麻酔プロトコールを健康な動物で何度も実践し，状態の悪化した動物に対して未経験の麻酔プロトコールがないように訓練しておく。さらに外科手術ごとに，麻酔に関連する問題点とその対応策について言及しておく。

Ⅰ．軟部組織外科

A．開腹術（試験開腹）

　開腹術は脾臓摘出，異物除去，敗血症性腹膜炎，腸管切除・吻合，胃拡張捻転症候群（GDV）といった様々な理由で実施される手技である。症例ごとに状態も様々なため，すべての動物で完全な身体検査（PE），全血球計算（CBC），血液生化学検査を行うことが重要であり，鑑別診断のためにさらなる検査を行う。麻酔プロトコールは動物の症状，身体検査，血液検査，その他の精査による鑑別診断などを基本として作成する。麻酔前の情報から麻酔をかける上での問題点，合併症を検討し，一般的な腹部外科を行うための麻酔プロトコールを提案する。

1．麻酔の注意点／合併症

(a) 不整脈：一般的に不整脈（例：心室性期外収縮［VPC］，心室性頻脈［VT］）は低酸素血症，貧血，代謝異常によって発生するが，腹部痛が原因で生じる可能性もある。胃拡張捻転症候群の動物では術後早期には不整脈が消失しないこともあり，術後の回復期を通して（心電図などの）モニタリングが必要となる。

(b) 電解質異常・代謝性の酸塩基平衡異常：胃腸の疾患に続発して生じる嘔吐や下痢では電解質異常，代謝性の酸塩基平衡異常を生じる。

(c) **出血**：腹腔内には血管が多く分布する肝臓，腎臓，脾臓といった臓器が存在するため，腹腔内の出血量は正確に計測する（P.204 Chapter6"血液喪失／出血"を参照）。

(d) **低蛋白血症および／または貧血（胃腸からの血漿蛋白質の喪失，出血）**：血管内の容量が減少し，有効循環血液量が減少することで低血圧が生じる。さらに，麻酔薬の多くは血漿蛋白質と結合するため，低蛋白血症の動物では遊離型の薬剤が増加し薬理作用の増強を引き起こす。

(e) **低換気**：腹部膨満は正常な換気を妨げる。麻酔の作用とも関連して横隔膜の筋緊張が低下する。それにより生体の胸腔内容量を保護するバリア機能が減少するため低換気を引き起こす（P.206 Chapter6"低換気（高炭酸ガス血症）"を参照）。

(f) **低灌流**：胃腸疾患の動物は栄養および水分の経口摂取量が減少する。これにより脱水を引き起こし，有効循環血液量の減少が生じ，麻酔下では低血圧がさらに憎悪されるため（P.201 Chapter6"低血圧"を参照），術前の輸液療法が必要である。

(g) **疼痛（覚醒下）／侵害刺激（無意識下）**：疼痛は消化管の拡張によって引き起こされる。消化管の閉塞に伴い発生したガスは二次的に消化管を拡張させ，動物に重度の不快感をもたらす。

(h) **逆流**：胃内容物の逆流は疾病から二次的に受動的に生じるか，腹圧の高度な上昇により外科手技中に生じるものである（P.227 Chapter6"逆流"を参照）。

(i) **敗血症**：消化管穿孔あるいは消化管の壊死により腹腔内に細菌が漏出し，全身の炎症性反応と菌血症を引き起こす。こうして生じる敗血症性ショックでは重度の血管拡張を生じ，これは麻酔下であればさらに憎悪される。

2．麻酔プロトコール

　麻酔薬の選択は動物の全身状態に大きく影響される。米国麻酔科学会（ASA）全身状態分類によりASA1-2と評価される動物で開腹術が必要な場合，筋肉内投与（IM）による前投与（麻酔前投与）を行うことが可能である。ASA3-5の動物では鎮静せず静脈カテーテルを設置し，麻酔前に輸液療法による電解質異常の是正や血行動態の安定化を行う。一般的には，拮抗薬のある麻酔薬が理想的である。犬ではオピオイドやリドカインの定速静脈内投与（CRI）は優れた鎮痛効果を発揮し，術中における揮発性吸入麻酔薬の最小肺胞濃度（MAC）を大幅に減少させる（表3.9および表3.12を参照）。

　また薬剤の併用はバランスのとれた手法としても有効であり，血行動態の安定化にも付与する。術後鎮痛としてはフェンタニル0.002-0.005 mg/kg/h定速静脈内投与と術創の周囲を覆う

表 4.1 開腹術において推奨される麻酔プロトコール例

開腹術

オピオイド前投与 (mg/kg)	鎮静前投与 (mg/kg)	導入 (mg/kg)	維持	術中鎮痛 (mg/kg/h)	術後鎮痛

(a) メサドン 0.5-1 IM 0.2-0.3 IV
 または
 (b) ヒドロモルフォン 0.1 IM, 0.05 IV
 または
 (c) フェンタニル 0.002-0.005 IV
	(a) アセプロマジン 0.01-0.02
	 または
	 (b) デクスメデトミジン 0.003-0.005
	 または
	 (c) ミダゾラム 0.2 IM
		(a) プロポフォール 効果が出るまで (to effect) ±ミダゾラム 0.2 および/または リドカイン 1.0 IV をプロポフォールの投与量を減少させるため併用
		 または
		 (b) フェンタニル 0.005-0.01 ＋ミダゾラム 0.2
			セボフルラン または イソフルラン ＋揮発性吸入麻酔薬の必要量減少のためCRI	(a) オピオイド CRI
				    i. フェンタニル 0.01-0.042
				    または
				    ii. ヒドロモルフォン 0.03
				    または
				    iii. レミフェンタニル 0.01-0.042
				 (b) リドカイン CRI 1.5-3
					(a) オピオイド CRI
					    i. フェンタニル 0.002-0.005 mg/kg/h
					    または
					    ii. ヒドロモルフォン 0.01 mg/kg/h
					 (b) リドカイン 1.5 mg/kg/h
					 または
					 (c) 以下のいずれかの間欠的ボーラス投与を選択
					    i. メサドン 0.3 IV q4-6h
					    または
					    ii. ヒドロモルフォン 0.05-0.1 IV q 4-6h
					 および
					 (d) リドカインパッチ 創部に貼布

注意：メサドンは嘔吐を引き起こしにくい。猫ではリドカインの投与は禁忌である

ようにリドカインパッチを貼布することが理想的である。貧血，電解質異常および酸塩基平衡異常の改善のために適切な輸液療法を動物ごとに合わせて行う。

3. キーポイント

(a) 副腎摘出術

(Ⅰ) **適応動物**：副腎摘出術は機能性の副腎腫瘍（例：非下垂体依存性副腎皮質機能亢進症）や褐色細胞腫の動物で選択される。これらの腫瘍は異常なホルモン産生を行い，それによって様々な状態を示す。

(Ⅱ) **併発疾患**：機能性の副腎腫瘍の動物では，いくつかの腫瘍に関した症状が引き起こされる。併発疾患には高血圧や血液凝固の亢進などが含まれ，摘出術後には副腎皮質機能低下症を発症する可能性もある（例：低血圧，電解質異常）。

(Ⅲ) **血行動態の変化**：褐色細胞腫の動物では術中に重篤な状態になる可能性があり，重度の頻脈，不整脈，高血圧などが血行動態を様々に変動させる要因となる。褐色細胞腫の摘出術前のフェノキシベンザミンの投与は，死亡率を有意に減少させる[1]。頻脈性不整脈・高血圧への対応はChapter6を参照のこと。

(Ⅳ) **出血**：周囲の血管を巻き込んでいるような腫瘍は手術侵襲により大量の出血を起こす可能性があるため，輸血の必要性が高いと予想される動物では事前のクロスマッチ試験が必要である。

(b) 胃拡張捻転症候群（GDV）

(Ⅰ) **低灌流**：胃拡張捻転症候群の動物で行われる最優先事項は循環血液量の補正である。少なくともなるべく太い静脈カテーテルを2本設置し，循環虚脱を防ぐために高用量の輸液負荷を行う。

(Ⅱ) **導入（麻酔導入）**：一度，動物の状態が安定したら気道確保のため気管内挿管を行う。胃内容物を誤嚥しないよう気管チューブ（ET）のカフを膨らませる。

(Ⅲ) **モニタリング**：観血的血圧（IBP）測定を血行動態の急激な変化に対応するために利用する。また中心静脈圧（CVP）の測定は，症例ごとに適した輸液療法を行うための有用な情報となる。

(Ⅳ) **胃拡張**：麻酔前の胃チューブによる胃内の減圧は，全身血管抵抗（SVR），一回拍出量（SV），心拍出量（CO）を改善させるために必要な処置である。外科医が術中に胃チューブの設置を必要とする状況があるため，麻酔担当獣医師は胃チューブの準備をし，手術室に持ち込んでおく必要がある。

(Ⅴ) **心室性不整脈**：不整脈は頻繁に発生し，リドカインに反応しないケースもある（P.196 Chapter6"心室性不整脈"を参照）。

(Ⅵ) **換気**：拡張した胃によって換気を妨げられる場合，補助換気を行う。

(c) 消化管閉塞（例：異物，腫瘍，腸管切除／吻合）
(Ⅰ) 嘔吐：モルヒネ，ヒドロモルフォンなどの嘔吐を誘発するような前投与薬は避ける。

(d) 腎摘出術
(Ⅰ) 薬剤選択：ケタミンは猫での使用を避けるべきである。なぜなら，猫ではケタミンが肝臓で代謝されず，活性型のまま腎臓から排泄されるからである。

　加えて，マンニトール[2,3]やドパミン（犬のみ）[4]，フェノルドパム[5]の腎臓への薬理学的な保護効果を期待する報告は多く存在する。しかしながら，臨床的には心収縮力増強，血管収縮作用をもつ薬剤の単独あるいは併用による血圧維持が最も有効だとされている。
(Ⅱ) 出血：大量出血が予想されるため，麻酔担当獣医師は麻酔前に動物のクロスマッチ試験の実施および／または血液型を確認しておき，術中に血液製剤，血漿代用製剤を使用できるようにしておく。
(Ⅲ) 高血圧：腎疾患の動物は高血圧を併発することが多いため，動物の正常な血圧を麻酔前に把握しておく。
(Ⅳ) 尿産生：麻酔下では尿量は減少する[6]。尿道カテーテルと尿量測定の器具を用いた尿量モニタリングは外科医の判断で行う。麻酔下の動物では正常な尿量は 0.5-1 mL/kg/h である[6]。尿量モニタリングから動物の尿産生が不十分と判断した場合，フロセミドやマンニトールなどの浸透圧利尿薬の投与を検討する。

(e) 門脈体循環シャント（PSS；P.163 Chapter5"肝疾患"を参照）
(Ⅰ) 膠質浸透圧の低下：血漿アルブミン濃度が 2.2 g/dL を下回っているならば，膠質浸透圧維持のために血漿輸血またはヘタスターチを 2-5 mL/kg/h で単独あるいは晶質液と併用して投与する。低血糖であればブドウ糖を添加する（後述）。
(Ⅱ) 出血（P.204 Chapter6"血液喪失／出血"を参照）：術前に出血に備えて動物のクロスマッチ試験，血液型判定を行っておく。可能ならば，通常のモニタリング項目に加えて観血的血圧測定および中心静脈圧もモニタリングする。
(Ⅲ) 血液凝固能の低下：健常犬と比べ門脈体循環シャントの犬では凝固因子の活性が低下しており，部分トロンボプラスチン時間（PTT）の延長を生じる[7]。よって，症例は出血傾向へと傾いている可能性がある。
(Ⅳ) 低血糖：肝臓の主要な機能の1つにグリコーゲンの貯蔵がある。門脈体循環シャントの動物（肝機能の低下した動物）では低血糖を示すことがあるため，血糖値のモニタリングおよび必要に応じて 2.5-5％ブドウ糖液の輸液製剤の投与を行う（P.290 Appendix B を参照）。
(Ⅴ) 門脈高血圧症：シャント血管の結紮後に門脈高血圧症を生じた場合，発作をはじめとする神経学的異常が起きる可能性がある。
(Ⅵ) 薬物代謝の低下：肝臓の主な生理機能は代謝である。大部分の麻酔薬は肝臓で代謝されるため，麻酔下では肝臓の代謝機能が重要となる。門脈体循環シャントの犬では肝機能の低下に

よって麻酔薬の代謝が低下するため，相対的な過剰投与となりやすい。必要最低限の投与量を使用することで，この影響を軽減できると考えられる。

(f) 脾臓摘出術

(Ⅰ) 投与量：時に脾臓腫瘍は巨大でかなりの重量になることがある。薬剤の投与量は腫瘍の重さを除いた体重を想定して慎重に決定する。

(Ⅱ) 腹腔内出血：脾臓腫瘍からの出血による腹腔内出血が認められる動物では血液型判定・クロスマッチ試験を実施し，すぐにでも血液製剤を使用できるようにしなければならない。術前および術後にPCV（血中赤血球容積）とTS（全固形成分）を評価（赤血球容積／全固形成分比：PCV/TS）することで，血液製剤と輸液剤投与量の指標を導き出す（P.204 Chapter6 "血液喪失／出血" を参照）。

(Ⅲ) 低血圧：可能であれば，貧血による循環血液量の減少は麻酔前の輸液療法によって補正する。外科的介入が必要な程度の明らかな出血を伴う動物では術前に循環動態を十分に安定させることができないので，手術室内で最適な安定化を行う。陽性変力作用をもつ薬剤（例：ドパミン，ドブタミン），最小肺胞濃度を減少させる薬剤などの定速静脈内投与によって正常な血圧を維持する。

(Ⅳ) 心室性不整脈：脾臓腫瘍では心室性期外収縮や心室性頻脈が生じる。対処法についてはP.196 Chapter6 "心室性不整脈" を参照のこと。

B．切断術（前肢，後肢，肢端，尾）

切断術は特定の疾患の治療（例：骨肉腫），サルベージ手術（例：経済的な事情により骨折の整復ができない，あるいは整復に失敗した）のような状況で提示される。切断術は専門的な知識・設備を必要とせず，多くの動物病院で行われている。

1．麻酔の注意点／合併症

(a) 循環血液量の減少：四肢の主要な動脈（例：大腿動脈，腕神経叢）は近位で分岐するため四肢の近位における断脚術は，より出血を起こす可能性がある。分岐した動脈は末梢にいくほど細分化するが，細い動脈からの出血でも重大な血液量の喪失を引き起こす。

しかし，麻酔担当獣医師は出血を広義的な血液の喪失として捉えておく必要があるかもしれない。なぜなら四肢を切除した場合，その肢へ分布していた血液をすべて喪失しているため，十分に止血しているような状況でも循環血液量が減少している可能性がある。

(b) 疼痛：人医療において，切断術を行ってから1年以内に一般的に生じる幻肢痛（PLP）のような現象を経験している患者は76%にも及ぶと報告されている[8]。その報告では数年後に幻肢痛を訴えた患者は10%まで減少しているが，獣医療において患者動物は言葉で表現することができないので患者動物における実際の割合は不明なところが多い。しかし，人と動物は痛

みの伝達経路が類似していることからも（図6.10参照），動物でも幻肢痛が発生していると考えるのは当然である。疼痛を最小限にするためにも適切な鎮痛薬を用いることによるバランスのとれた手法が重要である（後述）。

2. 麻酔プロトコール

　麻酔薬の選択は，術前における動物の身体検査所見をもとにして決定する（Chapter1を参照）。鎮痛は最大限に行い，術式に対して適切な部位への局所ブロック（Chapter8を参照）も含め，術中の定速静脈内投与も併用する。加えて神経を切除する場合，外科医に無菌的に局所麻酔薬の追加投与を依頼する（注意：神経に直接局所麻酔薬を投与すると毒性があるため避けるべきである[9]。神経周囲の組織に局所麻酔薬を浸潤させる）。術後，NSAIDs（非ステロイド性消炎鎮痛薬）が禁忌でなければ投与し，追加鎮痛として術創周囲にリドカインパッチを貼布する。

3. キーポイント

(a) 断尾あるいは後肢の断脚を行う場合，禁忌でなければ硬膜外麻酔（P.266 Chapter8 "硬膜外麻酔"を参照）を行うべきである。断脚後に術後鎮痛を目的にカテーテルを用いた創部浸潤麻酔として，リドカイン，ブピバカインどちらかの定速静脈内投与，あるいは状況に応じてブピバカインの間欠的ボーラス投与を4-6時間ごとに行う（表3.7参照）。

(b) 前肢の断脚ではフェンタニルやヒドロモルフォンのようなオピオイドの定速静脈内投与に加えて，マルチモーダル鎮痛のためリドカインやケタミンの併用を行う（P.295 Appen-

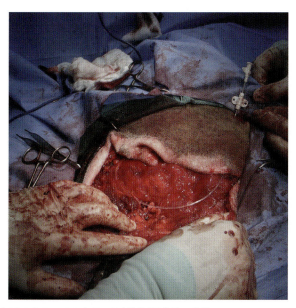

図4.1　前肢の断脚におけるカテーテルを用いた創部浸潤麻酔の実施

dix D を参照)。カテーテルを用いた創部浸潤麻酔の併用も有効である(前述)。

(c) 断指の場合はリングブロック,静脈内局所麻酔薬注入ブロック(ビールブロック),橈骨,尺骨および正中神経ブロック(橈骨神経,尺骨神経,正中神経,筋皮神経)などの局所麻酔が有効である[10](Chapter8 を参照)。

C. 短頭種の外科手術(喉頭球形嚢切除術,狭窄性鼻孔矯正術,軟口蓋切除術)

これらの手技は短頭種気道症候群の動物で複数を同時に行う場合が頻繁にある。外科医は導入の段階で気道を確認し,必要な手技を決定する可能性がある。この手技は動物に負担の少ない気道を形成することを目的とする。

1. 麻酔の注意点/合併症

(a) **気道閉塞**:術前の動物は自身の気道の障害を代償している。しかし,術後に手術操作や術式自体で浮腫が発生し,術前よりも症状が悪化するかもしれない。ただし抜管するまでこの症状は現れない。そのため,麻酔作用から完全に回復するまで挿管を維持しておくべきである。著者は麻酔ガスを切ってから3-4時間後にこういった症状が発生することをしばしば経験した。短頭種の犬では歯列の不正や気道抵抗が減少し呼吸の負担が軽減するため,気管チューブを許容することが頻繁にある。加えて,著者は抜管前にマンニトールを浸した滅菌綿棒を炎症部位に塗布して炎症を軽減させている。

(b) **吸引**:気管チューブのカフは手術の開始時には十分に膨らませておき,術野からの出血は吸引する。気管チューブを抜去する際はカフから完全に空気を抜かず,気道に溜まった血液や血餅を気管チューブごと除去する。

(c) **低酸素血症**:低酸素血症は導入後,気管内挿管するまでに急速に発生する[11]。なぜなら,外科医が手技の決定のために挿管前に気道の確認を行うからである。よって,すべての動物で導入前,導入中の酸素化は行うべきである。

(d) **挿管準備**:喉頭小嚢反転,外鼻孔狭窄,軟口蓋過長に加えて,短頭種は気管低形成を併発していることがあり,麻酔担当獣医師は同様の体重の動物の気管チューブよりも,さらに細いチューブを準備しておく必要がある。

さらに,抜管後の気道閉塞の危険性も考慮して準備していたものよりもさらに細い1/2サイズまでの清潔な気管チューブ,再挿管可能なように十分な導入薬を準備しておく。気管切開の準備までしておくことが賢明であろう。

(e) **鎮静**:前投与薬として麻酔薬を使用することで動物の保定を容易にし,導入や維持に必要な麻酔薬の量を減少させる。しかし,短頭種では気道閉塞を憎悪する可能性もある。

表 4.2 短頭種気道症候群の外科手術において推奨される麻酔プロトコール例

短頭種気道症候群の外科手術				
オピオイド 鎮静 前投与 (mg/kg) 前投与 (mg/kg)	導入 (mg/kg)	維持	術中鎮痛 (mg/kg)	術後鎮痛 (mg/kg)
(a) メサドン 0.5 IM (a) アセプロマジン または 0.03 IM (b) ヒドロモルフォン 0.05 IM	(a) プロポフォール 2-4 mg/kg IV 効果が出るまで (to effect)	(a) イソフルランまたは セボフルラン (b) 挿管していない状況 下： プロポフォール CRI 12-24 mg/kg/h IV	(a) 間欠的ボーラス投与 i. メサドン 0.3 IV q4-6h または ii. ヒドロモルフォン 0.05-0.1 IV q4h または iii. フェンタニル 0.005 IV 必要に応じて	(a) 間欠的ボーラス投与 i. メサドン 0.5 IM q4-6h または ii. ヒドロモルフォン 0.05-0.1 IM または IV q4h

注意：外科医は導入時に気道およよび軟口蓋の評価を行う。麻酔前からの酸素化。ステロイドは浮腫を軽減する目的で使用されるかもしれないので、NSAIDs の使用は避ける

外科手術ごとの麻酔プロトコール

呼吸抑制を生じないような投与量・薬剤の選択と同時に投与後の動物の状態を観察し，呼吸が停止するような状況を防ぐ必要がある．

2．麻酔プロトコール

麻酔薬は動物の麻酔前の身体検査所見をもとに選択する．プロポフォールは短時間作用型で，効果が出るまで（to effect）の投与の調節が可能な上，覚醒への影響が最小限であるため導入に適している．外科医が術野からの出血を吸収するため喉頭の奥にガーゼを詰めた場合，麻酔担当獣医師はその枚数と覚醒前にガーゼをすべて抜去していることを確認する．手術部位は刺激に対して鋭敏に反応するため，麻酔深度が不十分な状態では悪心・嚥下反射を示すことがある．

D．体表腫瘍切除術

体表に存在する大きさや浸潤の程度が異なる多様な種類の腫瘍を外科的に切除する可能性があるが，すべての腫瘍切除へのプロトコールを提示することは不可能である．よって，一般的な腫瘍切除術への麻酔方法の概念を記載する．

1．麻酔の注意点／合併症

(a) **鎮痛**：切除する腫瘍の範囲によって必要とされる鎮痛方法を決定する．可能であれば（後述の"腫瘍播種の防止"を参照），浸潤麻酔のような局所麻酔を腫瘍の切除方法のプランに組み込み，痛みの伝達経路を遮断できるよう試みる（Chapter8 を参照）．こういった手技では，禁忌でなければ疼痛管理のベースにオピオイドと併用して NSAIDs を使用する．

(b) **腫瘍播種の防止**：腫瘍の良性，悪性の判断ができていない状況では局所麻酔として浸潤麻酔を用いるのは人医療で報告されているように，針を通して腫瘍が播種する危険性があるため避けるべきである[12]．

(c) **鎮静 vs 全身麻酔**：もし腫瘍が極端に小さく，外科手技が問題なく行えるならば，深い鎮静処置と局所麻酔（禁忌でなければ前述の"腫瘍播種の防止"を参照）を組み合わせて行うと全身麻酔の必要がなく経済的である．

2．麻酔プロトコール

麻酔薬は動物の麻酔前の身体検査所見をもとに選択する．術前の評価もまた全身麻酔あるいは深い鎮静処置にて行うかどうかの判断基準となる．動物が温厚な性格ならば深い鎮静処置はかなり有用である．神経質な動物では全身麻酔を選択する方が動物を安全に管理する点からも妥当である．処置が短時間で終了するならば，両者の中間的な麻酔方法や全静脈麻酔（TIVA）を選択しても良いだろう（表1.9参照）．

カテーテル設置を容易にし，導入薬・維持麻酔薬の必要量を軽減することができるため鎮痛薬を前投与薬として選択することが理想的である。全身麻酔を行う場合には導入薬は多様な薬剤から選択されるべきであり，その中でもプロポフォールは短い処置でも麻酔作用から短時間で回復するため適している。麻酔維持には揮発性吸入麻酔薬を用いる。

3．キーポイント

(a) 肥満細胞腫（MCT）切除術

(I) **肥満細胞の脱顆粒**：肥満細胞腫は外的な刺激に敏感に反応し，腫瘍に対する操作を激しくするとヒスタミン，セロトニン，ヘパリンなどを放出する。そのため，腫瘍への強い刺激は避けるべきである。H_1 受容体拮抗薬（例：ジフェンヒドラミン 0.5-1 mg/kg）と H_2 受容体拮抗薬（例：ファモチジン 1 mg/kg）の前投与は肥満細胞からの脱顆粒を抑制することはできないが，放出されたヒスタミンの受容体への結合を抑制する。ヒスタミンが放出された場合，血管拡張，低血圧，頻脈などの特異的な作用を呈する。上記の作用が認められれば，対症療法およびジフェンヒドラミンの追加投与を行う。症状が重度であればエピネフリン 0.01 mg/kg 投与の必要性を検討する。また，輸液剤のボーラス投与は一時的ではあるが血管拡張作用を代償し臨床症状の緩和に寄与する。

(II) **麻酔プロトコールの検討**：一部の麻酔薬はヒスタミンの遊離作用を有し，特にモルヒネやメペリジンといったオピオイドは二次的にヒスタミンの放出を引き起こす可能性がある。メサドンやヒドロモルフォンは筋肉内投与をする前投与薬としては理想的であり，アセプロマジンは抗ヒスタミン作用を有するため投与禁忌でなければ鎮静薬として使用するのが望ましい。導入薬はほぼすべて使用可能である。腫瘍が巨大で他の組織への浸潤が認められるなら適切な鎮痛が必要であり，術後鎮痛として通常の全身的な鎮痛薬投与だけでなく，リドカインパッチを局所的に術創周囲に貼布する（表 4.3 参照）。

(b) 乳腺切除術

(I) **疼痛**：この手技は痛みの程度としては比較的重度であり，特に両側の乳腺切除であれば縫合時に皮膚が伸展されるため疼痛は顕著である。特に猫では切除範囲が広い場合，リドカインパッチを術創周囲に貼布することで，副作用も少なく良好な局所鎮痛を得ることが可能である[13]。加えて術後疼痛を予想し，十分な先制鎮痛および上手くバランスのとれた疼痛管理を計画しておく。

(II) **換気**：一度の外科手術で両側の乳腺切除を行うと，皮膚縫合により縫合部位への張力が過剰にかかる可能性がある（猫で非常に一般的）。皮膚は時間経過とともに伸展していくが，術後早期の段階では皮膚縫合の過剰な張力が胸郭の動きを妨げ呼吸抑制を引き起こす。気管内挿管している状況では $EtCO_2$（呼気終末二酸化炭素分圧）が上昇するため検出できるが，抜管していれば静脈血液ガス分析を行い確認する必要がある。中等度から重度の低換気が引き起こされているようであれば，再度麻酔をかけ手術部位の減張を行わなければならない。よって，

表 4.3 肥満細胞腫切除術において推奨される麻酔プロトコール例

肥満細胞腫切除術

前投与 (mg/kg)	導入 (mg/kg)	維持	術中鎮痛 (mg/kg)	術後鎮痛 (mg/kg)
(a) オピオイド（1つを選択） 　i．メサドン 0.5-1 IM 　または 　ii．ヒドロモルフォン 0.1-0.2 IM (b) ジフェンヒドラミン 0.5 (c) ファモチジン 1.0 IV (d) 鎮静のオプション 　アセプロマジン 0.01-0.03	(a) プロポフォール 2-4 または (b) ケタミン 5 ＋ジアゼパム 0.25	イソフルランまたはセボフルラン	間欠的ボーラス投与 　i．メサドン 0.3 IV q4-6h または 　ii．ヒドロモルフォン 0.05-0.1 IV q 4h または 　iii．フェンタニル 0.005 IV 必要に応じて	(a) リドカインパッチ 創部に貼布 および (b) 間欠的ボーラス投与（1つを選択）： 　i．メサドン 0.3 IV q4-6h または 　ii．ヒドロモルフォン 0.05-0.1 IV q4h および (c) NSAIDs

注意：肥満細胞腫の症例の麻酔プロトコールでは前投与薬に通常のオピオイド、鎮静薬とともにジフェンヒドラミン、ファモチジンの併用を行う

麻酔担当獣医師は全身麻酔から覚醒させる前に換気状態を評価することが理想的である。

(Ⅲ) **麻酔プロトコールの検討**：麻酔薬は動物の麻酔前の全身状態の評価をもとに選択する。術中鎮痛はオピオイド（モルヒネ，ヒドロモルフォン，フェンタニル），ケタミンおよびリドカイン（注意：猫ではリドカインの定速静脈内投与は禁忌）といった複数の製剤を用いて異なる侵害受容器を標的に管理する。

モルヒネを使用した硬膜外麻酔を代用に行っても良いだろうし，術後にNSAIDsの併用も効果的である（表3.10参照）。

E. 頭頸部の外科手術

頭頸部の外科手術の手技においては外科医と麻酔担当獣医師に共通の問題点がいくつか生じる。頭頸部の外科手術には眼科手術（詳細は後述する），耳外科，呼吸器外科，腫瘍切除が含まれ，歯科処置もこの手技の中に含め考慮されることもある。

1. 麻酔の注意点／合併症

(a) アクセス法の消失：麻酔担当獣医師は麻酔深度を眼瞼反射および顎緊張の消失などで判断するため（表2.3参照），頭頸部の外科手術での麻酔における最大の問題点は動物の反応を確認することができなくなる点である。このため麻酔担当獣医師は，眼や口の反応の代わりになる指標をモニタリング機器で確認することになる。カプノグラフは麻酔管理に必須なモニタリング項目であるが，頭部を確認できない状況では気管チューブと回路が外れた場合，麻酔深度の安定および酸素化の両者を行うことができないといった危機的な状況に陥る可能性がある。多くの麻酔担当獣医師は慣習的に前肢の橈側皮静脈にカテーテルを設置するが，こういった動物では後の利便性を考え後肢にカテーテルを設置する方が賢明である。

(b) 三叉迷走神経反射：三叉神経は3本に分岐し（眼神経，上顎神経，下顎神経），これらの神経は最終的に副交感神経路にフィードバックをかける。したがって，これらの神経刺激（例：外科医の手を動物の顔の上に置くなど）によって顕著な徐脈や心静止にまで進展する潜在的な危険性を有する。

2. 麻酔プロトコール

前投与薬は動物の麻酔前の全身状態の評価をもとに選択する。導入薬も動物の状態をもとに選択するが，プロポフォールは短時間作用型で，効果が出るまで（to effect）の投与の調節が可能なため選択される頻度が高い。揮発性吸入麻酔薬を使用して麻酔維持を行うが，手技によって気管チューブを挿管できない場合は，プロポフォールによる全静脈麻酔を選択する。

(a) 披裂軟骨側方化術：喉頭麻痺は高齢の大型犬で好発し，呼吸困難を呈するため麻酔前にフ

ローバイ法（flow-by）※を用いた酸素給与を行い，興奮とそれに起因する高体温を抑制するために低用量のアセプロマジンを投与する。これらの動物は術前に十分に安定化されていることが望ましいため，日中（通常の業務時間内）に外科手術を行うべきである。外科医は導入時に気道の評価を行い，どちらの喉頭軟骨に処置を施すか決定する。披裂軟骨の処置をし，視覚的に十分に気道の確保が確認できれば，通常どおり抜管する。

(Ⅰ) **気道の炎症あるいは浮腫**：手術操作により気道が腫脹，浮腫を起こす可能性がある。NSAIDs は避け，必要ならばデキサメタゾンの投与を検討する。

(Ⅱ) **誤嚥性肺炎**：後天的な特発性の喉頭麻痺の原因は明らかではないが，いくつかの報告で食道とも関連した神経障害が原因ではないかと考えられている[14]。実際，披裂軟骨側方化術を実施後，誤嚥性肺炎を引き起こす動物が数多くいる。術後に吐き気，嘔吐を誘起する薬剤（例：ヒドロモルフォン，モルヒネ，α_2 受容体作動薬）の投与は避け，抜管後に SpO_2（経皮的酸素飽和度）が低下するような場合は，胸部 X 線の撮影を行う。

(Ⅲ) **高体温**：多くの動物で呼吸困難・興奮によるストレスおよび高体温を呈しており，アセプロマジンの投与に加えて冷却処置，酸素給与が必要となることがある。

(Ⅳ) **医原性の合併症**：外科医が誤って喉頭軟骨と気管チューブを縫合することがあるため，抜管時に縫合部位とチューブをそれぞれ確認してから抜管する。

手術侵襲や二次的な手術部位の炎症による反回喉頭神経への損傷によって嚥下困難を生じる可能性がある。嚥下反射は麻酔担当獣医師が抜管可能なサインの 1 つとして用いている反射であるため，この評価が困難となるが，嚥下反射が戻らない動物では，動物が頭部を挙上し維持できる状態であれば適切な筋緊張が回復したとし，抜管可能なサインとして捉える。

(Ⅴ) **麻酔プロトコールの検討**：アセプロマジンは軽度の鎮静をかけるため，呼吸困難となっている動物に有利にはたらく。オピオイドによる嘔吐を避けるため，本疾患の動物ではメサドンを選択することが好ましい。また，外科医が導入時に喉頭の動きを観察し気道の評価を行うため，導入薬としてはプロポフォールを選択する。プロポフォールは，外科医が喉頭の評価を自発呼吸下で行うことができるようゆっくりと投与する（詳細は表 4.4 を参照のこと）。

(b) 上皮小体（副甲状腺）切除／甲状腺切除術：この外科手術は近接および周囲の主要な構造物，すなわち大血管，気管，食道そして反回喉頭神経などを巻き込む可能性がある。

(Ⅰ) **内分泌異常**：上皮小体（副甲状腺）はカルシウム，リン，ビタミン D などのバランスを調節するホルモンである上皮小体（副甲状腺）ホルモン（PTH）を分泌する。除去後は，カルシウム，リン，ビタミン D の変動を評価していく必要がある。しかし，それらは麻酔への影響は少ないことが多い。甲状腺は甲状腺ホルモンを分泌するが詳細は後述する。

(Ⅱ) **喉頭神経麻痺**：反回喉頭神経の損傷（二次的な炎症，外科的侵襲）による喉頭神経麻痺では喉頭の機能障害を生じる。この神経は主に喉頭の動きを調節しており，損傷を受けると嚥下

※訳者注：酸素を鼻先から流し，酸素給与させる方法

表4.4 披裂軟骨側方化術において推奨される麻酔プロトコール例

披裂軟骨側方化術

オピオイド 前投与 (mg/kg)	鎮静 前投与 (mg/kg)	導入 (mg/kg)	維持	術中鎮痛 (mg/kg)	術後鎮痛 (mg/kg)
(a) メサドン 0.5 IM または (b) ヒドロモルフォン 0.05 IM	(a) アセプロマジン 0.02 または (b) ミダゾラム 0.2	(a) プロポフォール 2-4 効果が出るまで (to effect) +/− ミダゾラム 0.2 または (b) エトミデート 1-2 IV 効果が出るまで (to effect)	イソフルラン または セボフルラン	(a) 間欠的ボーラス投与： 　i. メサドン 0.3 IV q4-6h 　また は 　ii. ヒドロモルフォン 0.05-0.1 IV q4h 　また は 　iii. 必要に応じてフェンタニル 0.005 IV	(a) トラマドール PO および (b) NSAIDs および (c) メサドン 0.2 IV, 0.3-0.5 IM

注意：導入前の酸素化

および抜管後の気道の確保（喉頭の開存）が困難となる。

　神経のダメージによる機能障害の程度は，両側あるいは片側の神経が障害を受けたかどうかで異なってくる。

(Ⅲ) **腫脹あるいは血腫**：術創の周囲で組織の腫脹，血腫が起きると気管を圧迫する可能性がある。

(Ⅳ) **甲状腺クリーゼ（サイロイドストーム）**：術中操作，術前の処置により甲状腺クリーゼを引き起こす可能性がある。甲状腺クリーゼは頻脈，高体温など甲状腺ホルモンの放出に対しての急激な反応として顕在化する。治療は体温を上昇させないように冷却した輸液剤の静脈内投与（IV），冷却装置を用いた管理を行う。β受容体拮抗薬（例：エスモロール）は頻脈のコントロールに頻繁に使用される。

(Ⅴ) **麻酔プロトコールの検討**：この疾患において禁忌とされる特定の薬剤はないが，カルシウムが添加されている輸液製剤の使用は避けるべきである。上皮小体（副甲状腺）切除の術後5日間はイオン化カルシウム濃度の測定を行い，術後の状態を注意深くモニタリングしていく。

(c) 全耳道切除術および鼓室胞切開術（TECABO）：全耳道切除術および鼓室胞切開術は侵襲性が非常に強い手術であり，片側あるいは両側で行われる。動物は再三にわたる耳道の感染・炎症により慢性痛を伴っていることが頻繁に認められる。

(Ⅰ) **出血**：複数の動脈が周囲を走行しているため出血する可能性を想定しておく必要があるが，熟練した外科医であれば出血が問題となることはほとんどない。

(Ⅱ) **ホルネル症候群**：手術侵襲，術部の炎症反応により第Ⅶ脳神経が障害され，術後にホルネル症候群が出現する可能性は高い。症状として手術側部における第三眼瞼の突出，眼瞼反射の消失，顔面下垂が認められる。術後は手術側の角膜を保護する点眼を行うべきである。

(Ⅲ) **麻酔プロトコールの検討**：本疾患では術中の侵襲および術後の疼痛管理が大きな問題となるため，麻酔プロトコールは最大限の先制，術中，術後鎮痛を行うことを目標とする（表4.5参照）。

F．肛門周囲の外科手術（肛門嚢腺切除術，肛門周囲瘻，外陰部形成術）

　これらの外科手術は，手術操作に非常に敏感に反応する領域である肛門，外陰部周囲を対象に行われる。開腹するようなアプローチ法は行われないため，麻酔担当獣医師にとって体温管理は有利である。

1．麻酔の注意点／合併症

(a) 肛門の緊張：手術侵襲により肛門周囲の神経支配を障害し，術後の便失禁を引き起こす可能性がある。このため，アプローチ法にもよるが，外科医は麻酔の回復後に肛門緊張の評価のために硬膜外麻酔を行わないよう要求してくる場合もあるので，術前に外科医と十分な検討をしておく。

表 4.5 全耳道切除術および鼓室胞切開術 (TECABO) において推奨される麻酔プロトコール例

全耳道切除術および鼓室胞切開術 (TECABO)

鎮静 前投与 (mg/kg)	導入 (mg/kg)	維持	術中鎮痛 (mg/kg)	術後鎮痛 (mg/kg)
オピオイド 前投薬: (a) ヒドロモルフォン 0.2 IM または (b) メサドン 0.5-1 IM μ受容体作動薬: (a) デクスメデトミジン 0.003-0.005 IM または (b) アセプロマジン 0.01-0.05 IM または (c) ミダゾラム 0.2 IM	(a) ケタミン 5 + ジアゼパム 0.25 または (b) ケタミン 0.5 + リドカイン 1 + プロポフォール 2-4 IV 効果が出るまで (to effect)	イソフルラン または セボフルラン	(a) HLK CRI (ヒドロモルフォン 0.03, ケタミン 0.3, リドカイン 3) または (b) FLK CRI (フェンタニル 0.01-0.042, ケタミン 0.3, リドカイン 3)	(a) カテーテルを用いた創部浸潤麻酔 リドカイン 1-2、その後 1.5 mg/kg/h CRI またはブピバカイン初期投与量 2 4-6h ごとに 1 および/または (b) オピオイドの間欠的ボーラス投与 (1つを選択): i. ヒドロモルフォン 0.1 q4h IV または ii. メサドン 0.2-0.3 q4h IV および (c) NSAIDs

(b) 侵害刺激／疼痛：この領域は支配神経が多いため，術中の手術操作によって重度の侵害刺激，術後疼痛を動物に与える。モルヒネ（防腐剤添加されていない）0.1 mg/kg を硬膜外麻酔として使用することで十分な鎮痛効果を術中，術後に得られる。外科医が術後の肛門緊張の評価を行わないならば，局所麻酔に硬膜外麻酔（ブピバカイン 0.5-1 mg/kg）を選択することで良好な鎮痛効果を得ることが可能である。なお，モルヒネ（防腐剤添加されていない）を併用しても効果的である。肛門周囲領域における外科手術のために硬膜外麻酔を行う際は，通常の刺入方向とは逆に注射針の開口斜面（ベベル）を尾側に向けて目的とする脊髄分節へ薬剤を投与する。NSAIDs を使用できるならば術後鎮痛に併用する。トラマドールは退院後の鎮痛薬として有効である。

(c) 手術のポジショニング：これらの手術手技では臀部を挙上させて，頭部・胸部を下方へ傾けることで腹腔内臓器が胸腔内を圧迫し低換気となる可能性がある。また，いくつかのモニタリング機器の設置が困難となる（動脈ラインなど）。よって，$EtCO_2$ の評価は必須であり機械的人工換気が必要となることがほとんどである。動脈ラインの代わりに非観血的血圧（NIBP）測定を用いるか，動脈ラインを別の部位（例：前肢）に設置する。明らかな確証がなくても胃内容物の逆流が生じている可能性を考慮して術後に食道内を吸引してみる（P.227 Chapter6 "逆流：静かな逆流"を参照）。吸引してみた上で胃内容物の逆流が認められれば，適切な吸引，洗浄を行う（P.227 Chapter6 "逆流"を参照）。

2. 麻酔プロトコール

前投与薬および導入薬は，動物の麻酔前の全身状態の評価をもとに選択する。術中鎮痛にはオピオイド（ヒドロモルフォンまたはフェンタニル）単独の定速静脈内投与，あるいはリドカイン定速静脈内投与を併用するのが最適であろう。術後にビタミン A および D を含む軟膏を術創に塗布することで術部の痛みを和らげ，排泄物と術創の接触時の抵抗を軽減し排泄を円滑にする。状況に応じて肛門を巾着縫合する場合があるが，麻酔担当獣医師は麻酔を終了する前に確実に抜糸をしておく。

G. 生殖器系の外科手術

去勢手術，卵巣子宮全摘出術（OHE）は獣医療では一般的な手技である。通常，麻酔担当獣医師は去勢・避妊手術の麻酔をかけることが最も多くなるが，当然のことながら適切な疼痛管理を行うことに細心の注意を払う[15]。疼痛は手術を行ったどんな動物にも生じるが，卵巣子宮全摘出術を行うときには開腹する必要があるため，他の生殖器系の手術とは痛みの程度が同じではないと認識しなければならない。

1. 麻酔の注意点／合併症

(a) 疼痛：バランスのとれた疼痛管理の概念は生殖器系の外科手術を行うすべての動物に適用される。鎮痛効果をもつ前投与薬や，適応外でなければケタミンのような導入薬を使用するこ

表 4.6 猫の多剤混合注射

Option1：薬剤・投与量	Option2：投与体積（すべて 4 kg の猫として）
ブトルファノール　0.4 mg/kg 　またはブプレノルフィン　0.03 mg/kg デクスメデトミジン　0.01-0.015 mg/kg ケタミン　7.5-10 mg/kg	ブトルファノール［10 mg/mL］　0.16 mL 　またはブプレノルフィン［0.3 mg/mL］　0.4 mL デクスメデトミジン［0.5 mg/mL］　0.08-0.12 mL ケタミン　0.3-0.4 mL

表 4.7 精巣ブロック

器具：22 ゲージ針，シリンジ，無菌処置の準備，リドカイン
手技：
1. 総投与量はリドカイン　2 mg/kg 以下とし，1 つの精巣への投与体積が 2 mL を超えない。
2. 毛刈りをし，去勢手術のために無菌とする。
3. 片手で片側の精巣を保定し，針を挿入し吸引する。血液が吸引されなければ半量あるいは 2 mL を投与。対側の精巣にも同様に行う。

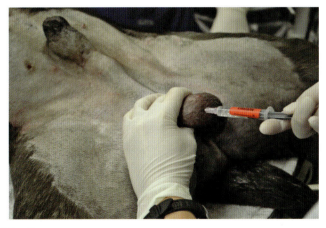

図 4.2　犬の精巣ブロック
（Patricia Queiroz-Williams のご厚意による）

とで先制鎮痛効果を得られ，局所麻酔を行うことで侵害刺激の伝達を抑制する。術後のNSAIDs も問題がなければ使用し，退院後は鎮痛薬（例：トラマドール）を処方する。

(b) 出血：生殖器には主要な動脈が分布しており，固有卵巣索の結紮が裂開あるいは外れることで出血が生じれば，外科医が出血部位を特定している間に積極的に循環血液量を補充する必要がある。

2. 麻酔プロトコール

(a) 猫の去勢手術：猫の去勢手術は短時間で終了するため，気管内挿管を行うことはまれである。猫が若齢かつ健康体であれば注射薬を組み合わせて行う。多剤混合のカクテルは複数の種類があるが，一般的にはオピオイド（例：ブトルファノール），鎮静薬（例：デスクメデトミジン），解離性麻酔薬（例：ケタミン）などを組み合わせて用いる。ほとんどの麻酔薬は動物の適正体重をもとに計算するが，猫の多剤混合注射は猫1頭に対して規定の薬用量を投与する方法となる。表4.6に猫の多剤混合注射の基本的な薬剤と投与量を載せる。術後にメロキシカムを皮下投与（SC）する。

(b) 犬の去勢手術：犬の去勢手術は前投与薬，静脈カテーテルの設置，気管内挿管，維持麻酔下で行う。通常は前投与薬にオピオイドと鎮静薬を使用し，リドカインを用いた精巣ブロックによってバランスのとれた手法を得ることが可能である（表4.7参照）。通常はオピオイドの前投与によって十分な術中鎮痛，術後鎮痛が得られる。

　術後のNSAIDsの投与量は通常の健康的な動物と同じ量を使用する。術後疼痛のために必要ならトラマドールの処方を検討しても良いだろう。

(c) 卵巣子宮全摘出術（OHE）：犬・猫のどちらにも前投与薬にオピオイドと鎮静薬を併用する。オピオイドのμ受容体作動薬であるモルヒネやヒドロモルフォン，メサドン，ブプレノルフィンなどを選択することが適当である。鎮静薬として使用するα$_2$受容体作動薬はそれ自体が鎮痛作用をもつため，使用する薬剤は動物の麻酔前の状態を判断して選択する。術後鎮痛にはオピオイドの反復投与やNSAIDsの最低量を単回投与で行い，可能ならば自宅でのNSAIDsの追加投与を行う。また，追加鎮痛としてリドカインパッチを術創周囲に貼布する。退院後はトラマドールを内服薬として処方するのが理想的である。

3. キーポイント

(a) 帝王切開／難産：帝王切開はエマージェンシーあるいは手術予定のどちらの状況においても胎子の生存が優先される（たとえ飼い主が新生子を取り上げた後に母体の避妊手術を選択しても）。特定の犬種，例えばブルドッグやボストン・テリア，フレンチ・ブルドッグは帝王切開を行う可能性が高い犬種である[16]。手術の緊急性，母体が短頭種であるか，同腹子の大きさなどが分娩時の子犬の生存率に関係する。X線検査で胎子の頭部の数を確認することで，分娩する胎子の数を推定できる。また，超音波検査は胎子が帝王切開を行った後でも発育可能かどうかを調べるために行われる。

　麻酔担当獣医師は胎子への薬剤移行性，影響を考慮して薬剤を検討する。術前に母体の血液検査を行っておくことが重要である（特に電解質バランス，水和状態の評価）。外科医が胎子の生存を優先せずに卵巣子宮全摘出術を行うようであれば，麻酔計画は卵巣子宮全摘出術の麻酔プロトコールと同様のものでも良い（前述の"卵巣子宮全摘出術（OHE）"を参照）。

(I) 消化管運動の遅延：消化管運動の遅延とは，母体の絶食している期間が長時間になっても胃内に食物が残存しており，消化管運動が抑制されている状態である．全身麻酔による母体の死亡原因の1つとしてメンデルソン症候群があり，これは麻酔中に消化管の内容物を誤嚥することで発生する．こういった動物では挿管後すぐにカフを膨らませ，消化管内容物を吸引できる準備をしておく．もしも術後に内容物を誤嚥した可能性があるなら，術後から誤嚥性肺炎の適切な治療を開始する．

(II) 有効循環血液量：前述のように，こういった動物では分娩に備えて絶飲絶食の状態でいることが多い．動物が脱水状態であれば術前に晶質液 10-30 mL/kg の輸液負荷をかけても良いし，それでなければ維持量の2倍（5 mL/kg/h）の輸液療法を手術の導入まで行うことが適切である．

(III) 胎子：胎子は母体からの供給がなければ生きることができず，母体が取り込んだすべての物質が胎子に供給されていても何らおかしくはない．胎子や新生子の薬物代謝は成犬・成猫と比べて劣っているが，これは薬物の代謝・排泄を司る肝臓・腎臓の機能が未発達なためである．それゆえ，母体に投与する薬剤の種類・投与量を最低限にし，局所麻酔（例：硬膜外麻酔）のような全身投与ではない薬剤投与経路を選択することが，胎子への影響を最小限にする最良の方法である．プロポフォールのような肝代謝以外の代謝経路が存在する薬物は新生子などでも代謝することが比較的容易だが，ケタミンやチオペンタールなどの肝代謝に依存する薬物は分娩後の新生子の生命活動を抑制する可能性がある[17]．キシラジンもまた投与禁忌である[18]．導入から分娩までの時間を最小限にすることが，胎子や新生子への揮発性吸入麻酔薬の影響を最小限にする方法である．新生子の状態が悪化している場合，救命治療をすぐに開始する（表 4.8 参照）．

(IV) 低カルシウム血症：手術前にイオン化カルシウム濃度を測定しておき，必要に応じてカル

表 4.8　新生子の救命措置

器具	目的
細い気管チューブ（2.5 mm　内径）あるいはスタイレットを除去した 16-18 ゲージカテーテル	新生子が呼吸をしていないようなら気管内挿管する
吸引用バルブシリンジ	口，鼻を吸引
保温装置（循環式温水マット，温風式加温装置，保育器など）	母体が回復するまで新生子を保温
小さな酸素マスク，新生子が内部にフィットする大きなマスク	酸素給与
酸素供給装置	酸素給与
母体に使用した薬剤の拮抗薬（例：ナロキソン，フルマゼニル）	子宮内で曝露された薬剤を拮抗することで新生子の活動性を上昇させる
ブドウ糖供給	低血糖の防止
温かいタオル	新生子をマッサージし，自発呼吸を刺激する

外科手術ごとの麻酔プロトコール

シウムを添加した輸液剤を投与する（P.84 Chapter3 "グルコン酸カルシウム：カルシウム補給剤" を参照）。

(Ⅴ) **低換気**：母体は出産までの間，腹腔内容量が増加し横隔膜の機能が二次的に障害され重度の低換気に陥る場合があるため，補助換気を必要とする場合が頻繁にある。

(Ⅵ) **疼痛**：痛みを感じている母体は新生子への授乳を拒絶，あるいは攻撃的になる可能性があるため，母体に対して適切な疼痛管理が必要となる。麻酔薬の導入から分娩までの時間を短縮するため術前の硬膜外麻酔を行っていなければ，術後に全身麻酔を終了する前に硬膜外麻酔を実施する。術前に最小量のオピオイドを投与しており，追加投与を行うならば胎子を取り上げた後か，母体が覚醒した後に投与する。モルヒネは親水性であり，母乳を介して胎子に移行することがほとんどないため，投与するのに適当な薬剤である。また，NSAIDs の単回投与は可能である。

(Ⅶ) **授乳**：閉創し術部を清潔にした後，低血糖の予防のためできるだけ早期に母乳の投与を行う。

(Ⅷ) **麻酔法の検討**：

Step1：静脈ラインを確保する。通常，鎮静せずに行うことが可能である。これは，高プロゲステロン血症の状態の妊娠動物は保定が容易なためである。静脈ラインの確保に鎮静薬の筋肉内投与が必要ならば，拮抗可能なオピオイドが好ましい。輸液製剤（理想的にはカルシウムを含んだ晶質液。例：乳酸加リンゲル液 [LRS]）の投与を開始する。

Step2：導入から手術までの時間を最短とするために，術前準備を行う。術前準備の間はマスクによる酸素給与を行う。準備には術野および硬膜外麻酔部位の毛刈りと同時に導入前の術野の汚れを落とすための洗浄が含まれる（この際，動物は胸骨臥位／立位を維持するよう努める）。外科医は手洗いをし，ドレープを広げ手術器具の準備をし終えておく。

Step3：導入はプロポフォールを効果が出るまで（to effect）静脈内投与する（手術室内で行うことが理想的）。鎮静薬の筋肉内投与をしていなければ，気管内挿管時に 4-8 mg/kg 必要となるかもしれない。低用量フェンタニル（2-5 mcg/kg）を静脈内投与，あるいは低用量モルヒネ（0.5 mg/kg）の筋肉内投与を導入直前に実施することで，ある程度の鎮痛効果を発揮する。オピオイドは血液胎盤関門を通過することを認識しておく。

Step4：通常，麻酔維持には揮発性吸入麻酔薬が用いられる。前投与薬なしでは揮発性吸入麻酔薬の必要量は増加する。領域麻酔法（例：ラインブロックなど）は揮発性吸入麻酔薬の必要量を低減させる。麻酔担当獣医師が経験豊富かつ短時間で行うことが可能ならば，硬膜外麻酔（モルヒネ 0.1 mg/kg，ブピバカイン 0.5-1 mg/kg）を行う。1-2 mg/kg のブピバカインによる切開線のラインブロックを行い，可能であれば術中にブピバカイン 1-2 mg/kg を用いた神経根ブロックを行う。最後の胎子を取り上げた後に μ 受容体完全作動薬であるオピオイドを母体に静脈内投与する。術中は晶質液を

表4.9　帝王切開：胎子を生存させる場合

1. 鎮静なしで静脈カテーテルを設置する。毛刈りした留置針の挿入部位へエムラクリーム（局所麻酔合剤）を塗布する。術野および硬膜外麻酔のためにそれぞれ腹部・腰仙部の毛刈り、消毒を行う。その後、モルヒネ　0.5 mg/kg IM。
2. 輸液製剤　30 mL/kg を10分以上かけてボーラス投与。その後、15 mL/kg/h で持続点滴。
3. 術前に酸素化し、動物を胸骨臥位の状態（仰臥位は避ける）でモニタリング機器を取り付ける。
4. プロポフォール　4-6 mg/kg IV を効果が出るまで（to effect）導入し、可能ならば硬膜外麻酔を行う。
5. 揮発性吸入麻酔薬で維持する。
6. 切開部位のラインブロックをブピバカイン　1 mg/kg、リドカイン　1 mg/kg を併用して行う。
7. 無菌操作にて胎子を取り上げ、μ受容体完全作動薬（メサドン　0.3 mg/kg またはヒドロモルフォン　0.1 mg/kg IV）を投与し、揮発性吸入麻酔薬の用量を減少させる。
8. 術前に行っていなければ硬膜外麻酔を実施する。
9. 麻酔から回復後、術後鎮痛をオピオイドとNSAIDsを用いて行う。

10-15 mL/kg/h で持続投与する。

Step5：胎子の蘇生。母体に鎮静薬やオピオイドを投与していれば、新生子の舌下に拮抗薬を滴下する。オピオイドであればナロキソン、ベンゾジアゼピンであればフルマゼニルを滴下する。吸引用バルブシリンジを用いて口腔、鼻孔の粘液を吸引する。マスクを用いて酸素を鼻先から流し、補助的な酸素給与を行う。尾部から頭部にかけて新生子の背部を激しくマッサージすることで、自発呼吸を刺激し気道を確保する。母体が麻酔から覚醒するまで新生子を保温する必要があり、循環式温水マットおよび／または温風式加温装置を用いて適切な保温管理に努める。

Step6：新生子を清潔に保ち授乳する必要があるため母体を麻酔から回復させる際、強い鎮静をかけずに適切な鎮痛を施す。

(b) 子宮蓄膿症（開放性 vs 閉鎖性）：子宮蓄膿症は未避妊の犬・猫の子宮内で重度の感染性の分泌物が貯留する疾患である（しかしながら、卵巣子宮全摘出術後の卵巣遺残によって子宮断端で発生することもある）。開放性の子宮蓄膿症では動物が全身性の感染を伴うことはほとんどないが、閉鎖性の場合、診断前に重篤な敗血症を発症し麻酔リスクが大きく上昇していることが頻繁に認められる。

(I) **エンドトキシン血症と敗血症**：（P.188 Chapter5"ショック／外傷の症例"を参照）子宮蓄膿症の原因菌として最も多い菌の1つが大腸菌（*E. coli*）であり、血液内にエンドトキシンを放出する（エンドトキシン血症）。病態の進行とともに原因菌が血流にのって主要臓器に感染する危険性が増大する（敗血症）。両病態とも動物の状態を重度に悪化させるが、敗血症の方が生命を脅かす病態である。動物は重度の血管拡張によるショック症状を呈することもある。抗生剤の静脈内投与によって状態は改善する可能性はあるが、外科手術によって感染源（子宮など）を取り除かない限り命の危険性は常にある。揮発性吸入麻酔薬は血管拡張作用を有する

ため，通常の低血圧への対応に加えて昇圧剤（エピネフリン，エフェドリン，フェニレフリン）の投与が必要となる。加えて，敗血症の進行によって急性呼吸促迫症候群（ARDS），全身性炎症反応（SIR），二次的な多臓器不全，播種性血管内凝固（DIC）に進展していく。

(II) 麻酔プロトコールの検討：開放性の子宮蓄膿症では麻酔プロトコールは麻酔前の動物の全身状態をもとに決定する。閉鎖性の場合，動物がショックの徴候を呈していないか精査する（可能ならば導入前に開始する）のと同時に，血液検査にて他の臓器への障害を確認する。こういった状況ではASA4-5であることは珍しくなく，麻酔によって死亡するリスクが非常に高く，心肺蘇生（CPR）を行う可能性があることを飼い主へ十分にインフォームドしておく必要がある。

　動物の重症度によって麻酔方法のアプローチが慎重になる。時に，フェンタニルのようなオピオイドとベンゾジアゼピン系の薬剤を併用して神経遮断性麻酔導入を利用して導入を行うことで挿管を容易にし，その後フェンタニルの定速静脈内投与により意識の消失が得られる最低量まで揮発性吸入麻酔薬を減少させて維持する。動物を安定させるため積極的な血圧維持への対応，手術時間の短縮は必須事項である。緊急用のすべての薬剤は導入前に準備しておく。

H. 開胸術

　呼吸は二酸化炭素の排出とともに，酸素化も重要である。ガス交換は正常な肺解剖学的構造によって成り立ち，胸腔内は陰圧に保たれている。開胸した際は，胸腔内圧は大気圧と等しくなる（胸腔内の陰圧状態は失われる）。その結果，肺は残気量まで虚脱し，適切なガス交換ができなくなる。

1. 麻酔の注意点／合併症

(a) **低酸素血症**：肺胞が虚脱すると，正常なガス交換を行うための適切な表面構造が存在しなくなる（P.207 "低酸素血症／P：F比の異常" を参照）。動物は顕著な換気―血流比不均衡（V/Qミスマッチ）を引き起こす。低換気が同時に生じた場合，適切な介入処置をしないと，重度の低酸素血症を引き起こす危険性がある。その際の1つの手段として終末呼気陽圧（PEEP）がある。終末呼気陽圧は，気道を開存させる圧を維持し，完全な肺胞の虚脱を妨げる。終末呼気陽圧は持続的なガス交換を可能にするだけでなく，一度形成された肺胞の虚脱を再拡張させることが可能である。これらの動物は常に100％の酸素で維持される。パルスオキシメトリーをモニタリングすること（Chapter2を参照）は，術中および術後に必須である。さらに動脈血液ガス分析は低酸素と換気の評価の鍵となる。

(b) **低換気**：大気圧と等しくなった肺は適切なガス交換ができないため，二酸化炭素を効果的に排泄することができない。この結果，高炭酸ガス血症（低換気）となる。呼吸は，外科医の要求に応じて用手もしくは機械的人工換気にて補助する。機械的人工換気についてはChapter2（P.18）を参照のこと。$EtCO_2$のモニタリングは，今現在の低換気を把握するため，およ

び補助換気の効果の決定として重要である。なお，$PaCO_2$（動脈血二酸化炭素分圧）と $EtCO_2$ の比較は換気の評価として有用である。

(c) **医原性気胸**：開胸術の結果，医原性気胸が発生すると理解されてきたが，この医原性気胸は術後に発生することがほとんどである。胸腔チューブは術後欠かすことができない。これらの動物の術後にかかわるスタッフは，胸腔から空気を抜気する適切な方法を知っておく必要がある。どんなときでも動物が"正常でない"と思ったのであれば，抜気する！ 胸腔内に液体もしくは空気が存在すると，肺が虚脱するのに時間はほとんどかからない。術後，パルスオキシメトリーのモニタリングは必要不可欠である。直腸プローブを用いた測定は色素の多い動物，または顔回りにパルスオキシメーターを装着することに抵抗を示す動物には有効である。

(d) **疼痛**：開胸術における胸骨正中切開は，術中および術後ともに特に痛みを伴う。モルヒネと生理食塩液を合わせて 0.2 mL/kg 硬膜外に投与することで薬剤を目標部位付近に到達させることが可能であり，疼痛管理を補助できる。横臥位での開胸術は，外科医に無菌的に局所ブロック（肋間神経ブロック）を行ってもらう。肋間神経ブロックは，手術部位の頭側尾側で最低 2 カ所の肋間神経をブロックすることが重要である。さらに，術中はオピオイド，リドカインまたはケタミンなどの定速静脈内投与によるマルチモーダル鎮痛，術後は NSAIDs によるバランス鎮痛が有効である。術後，胸腔チューブを介した薬剤の投与には議論がある[19]。著者の意見としては，まずは他のオプションを選択すべきである。術創周囲へのリドカインパッチの貼布は術後疼痛管理に有用な可能性がある。

2. 麻酔プロトコール

鎮静なしでカテーテルの設置が不可能であれば，前投与薬は μ 受容体完全作動薬の筋肉内投与を行う。ヒドロモルフォンは，もし可能であれば筋肉内投与することでパンティングを引き起こす可能性があるため避ける。メサドン（0.5-1 mg/kg 筋肉内投与）が有効である。鎮静は動物の麻酔前の状態（身体検査，血液検査および性質）によるが，必要ないなら投与は避けた方が良い。鎮静なしで静脈カテーテルが設置できるなら，ベンゾジアゼピンとオピオイドもしくはオピオイド単独の投与が理想的である。導入したら観血的血圧をモニタリングするための動脈留置を設置し，可能なら血液ガス分析も行う（Chapter2 を参照）。心電図，カプノグラフ，ドップラー，体温そして SpO_2 もモニタリングする。覚醒までに胸腔チューブを設置し，胸腔内が陰圧になるまで設置しておく（一般的には術後 24 時間）。酸素給与（表 6.8 参照）も重要で，SpO_2 を 94％以上で維持できない動物には有用である。呼吸困難状態が続いたとき，いち早く気付けるよう常にモニタリングできるようにしておき，動脈留置を術後 12-24 時間は設置しておく。

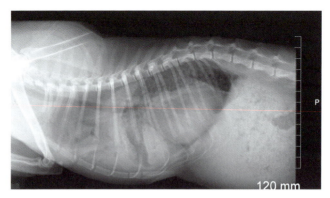

図 4.3　横隔膜ヘルニアに罹患した猫の X 線画像

3. キーポイント

(a) 横隔膜ヘルニア：横隔膜ヘルニアには急性の呼吸困難を伴うもの（外傷に起因した二次的な横隔膜ヘルニア），または慢性的に生じているもの（先天性奇形による二次的な横隔膜ヘルニア：症例は通常これとは関連のない症状を示す）がある。最近生じたものや外傷による横隔膜ヘルニアは，緊急外科の適応となる。

　先天性横隔膜ヘルニアの動物は，長い時間が経過しているためしばしばこの異常に対して代償している。徹底した腹部の触診，"波状"ライン（呼吸を補助するための腹部筋系の肥大を示す）所見の存在，胸部 X 線検査でこの異常の存在を確認することが可能である。しかしながら，これら慢性経過をたどっている動物における外科的整復には以下 2 つの麻酔補助が不可欠で，さらに先天性横隔膜ヘルニアの動物の管理はこれと比べてもより難しい。

(I) 低換気：先行する状態（前述）に加え，呼吸器の実質的な閉塞のためにこれらの症例では低換気状態が生じる。導入にかかる時間を最小限とし，動物が急激に代償できなくなることを見越して，このとき（導入）は伏臥位としておく。可能であれば，手術の開始前に動物の毛刈りをすませておく。動物を運ぶときは，頭と胸部を腹部より上位にする（たとえ一度の麻酔であっても）。気管内挿管後は用手もしくは補助換気をすぐに施行する。

(II) 再拡張性肺水腫：動物の腹腔内臓器が整復されてからが，麻酔担当獣医師の本当の仕事の始まりである。急性の外傷性横隔膜ヘルニアの動物では，いずれの副作用はなしに肺の再拡張に動物は耐えることができる。しかし，慢性の代償している横隔膜ヘルニアの動物ではそうはならない。これらの動物では肺再拡張が特に急に生じると，再拡張性肺水腫を引き起こし，これは重症化して低酸素血症を生じる。慢性の横隔膜ヘルニアの動物における麻酔担当獣医師の目標は，肺の拡張を最小限にし，麻酔前に十分に呼吸できていた圧（通常は $5-10\,\mathrm{cmH_2O}$）を超える圧をかけないことである。胸腔チューブを一般的には設置するが，状況によっては動物が自身で時間をかけて肺を徐々に拡張させることを許容できるのが理想的である。低酸素血症に直面したら，補助換気が必要になる。この際は，一回換気量ではなく，呼吸頻度（1 分間の呼吸数）を厳密に調整することが理想的である。

表 4.10 胸骨正中切開術において推奨される麻酔プロトコール例

胸骨正中切開術

鎮静 前投与 (mg/kg)	導入 (mg/kg)	維持	術中鎮痛 (mg/kg/h)	術後鎮痛 (mg/kg/h)
オピオイド 前投与 (mg/kg) 完全作動薬： (a) メサドン 0.5 IM または (b) ヒドロモルフォン 0.2 IM または 0.1 IV	(a) デクスメデトミジン 0.003-0.005 IM または (b) ミダゾラム 0.1-0.2 IV または IM	(a) ケタミン 5＋ ジアゼパム 0.25 または (b) ケタミン 0.5＋ リドカイン 1＋ プロポフォール 2-4 IV 効果が出るまで (to effect)	イソフルラン または セボフルラン	(a) HLK CRI (ヒドロモルフォン 0.03, ケタミン 1.2 およびリドカイン 3) または (b) FLK CRI (フェンタニル 0.01- 0.042, ケタミン 1.2, リドカイン 3) または (c) 硬膜外麻酔 モルヒネ 0.1 mg/kg を滅菌生理食塩液で希 釈して総投与量を 0.2 mL/kgとする	(a) リドカインパッチ 創部に貼布 および (b) HLK CRIの継続 (ヒドロモルフォン 0.3, 0.01, ケタミン 0.3, リドカイン 1.5) および (c) NSAIDs

注意：リドカインの定速静脈内投与は猫には禁忌である

表4.11 肋間切開術において推奨される麻酔プロトコール例

肋間切開術

	鎮静前投与 (mg/kg)	導入 (mg/kg)	維持	術中鎮痛	術後鎮痛
オピオイド前投与 (mg/kg) 完全作動薬： (a) メサドン 0.5 IM, 0.3 IV または (b) ヒドロモルフォン 0.2 IM, 0.1 IV	(a) デクスメデトミジン 0.003-0.005 IM または (b) ミダゾラム 0.2 IM またはIV	(a) ケタミン 5+ジアゼパム 0.25 または (b) ケタミン 0.5+リドカイン 1+プロポフォール 2-4 IV 効果が出るまで (to effect)	イソフルラン またはセボフルラン	(a) フェンタニル CRI 0.01-0.042 mg/kg/h および (b) 肋間神経ブロック および (c) 硬膜外麻酔 モルヒネ 0.1 mg/kg を滅菌生理食塩液で希釈して総投与量を 0.2 mL/kg とする	(a) フェンタニル CRI 0.002-0.005 mg/kg/h および (b) NSAIDs および (c) リドカインパッチ 創部に貼布

注意：リドカインの定速静脈内投与は猫には禁忌である

Ⅰ．泌尿器系の外科手術（膀胱切開術，会陰尿道造瘻術［PU］）

膀胱切開術は，膀胱結石摘出や腫瘍切除において実施される。下腹部のX線検査は，結石がX線不透過性である場合に尿路結石の存在の評価／個数の確認のために行われる。会陰尿道造瘻術は，一般的に去勢猫の尿路障害のために実施される。腹部超音波検査は，腹腔内の"自由水"の評価に有用で，この腹腔内の"自由水"が尿であった場合は，膀胱破裂に対する介入をできるだけ早く実施する（P.300 Appendix Hを参照）。血液検査は腎機能や電解質の評価のために実施する（特に血清カリウム）。血清カリウム上昇による徐脈性不整脈評価のため術前に心電図検査を実施する。

1．麻酔の注意点／合併症

(a) 高カリウム血症（P.219 Chapter6"高カリウム血症"を参照）：膀胱破裂や尿路閉塞を生じた猫において最も注意すべき点の1つは，高カリウム血症の存在である。血清カリウム値が7.5 mEq/L以上の上昇は，生命を脅かし，重度の徐脈から心静止に進展する危険性がある。

(b) 利尿または尿保持：尿路系の外科手術が完全に終了するまで，輸液の大量ボーラス投与や利尿を促す薬剤（例：α_2受容体作動薬）の使用は避ける。モルヒネの全身および硬膜外への投与は抗利尿ホルモン（ADH）を増加させ，尿保持を促進する。通常の前投与での使用と比較して，硬膜外への投与の際にはこの作用がより顕著であるため，モルヒネによる硬膜外麻酔は避けられる傾向がある。抗利尿ホルモン放出に影響しない局所麻酔薬との混合は受けいれられる。尿閉塞を生じていた猫においては，術後に閉塞解除後の利尿が生じる。このように，閉塞を外科的に解放する手術が実施された動物では，大量の輸液が必要となり，脱水を生じるリスクがある。

2．麻酔プロトコール

プロトコールの目標は，腎臓から排泄される薬剤の使用を避ける，または減らすことである（例：ケタミン）。それゆえ，術前の動物の状態に合わせた薬剤の選択をする。積極的な輸液療法は，膀胱切開が実施されたとき，または尿道カテーテルが設置されたときにだけ行う（詳細は表4.12を参照）。

Ⅱ．整形外科／神経外科

A．背側片側椎弓切除術

背側片側椎弓切除術を実施する動物は，胸椎または腰椎領域の脊髄に突出した椎間板物質による圧迫を認める。ダックスフンドなどの犬種は椎間板物質が突出する先天的な傾向があるが（Type1椎間板疾患），椎間板物質がゆっくりと突出し圧迫を引き起こす（Type2椎間板疾患）

表 4.12 膀胱切開術、会陰尿道造瘻術において推奨される麻酔プロトコール例

膀胱切開術および会陰尿道造瘻術

オピオイド前投与 (mg/kg)	鎮静前投与 (mg/kg)	導入 (mg/kg)	維持	術中鎮痛 (mg/kg)	術後鎮痛 (mg/kg)

(a) メサドン 0.5-1 IM
または
(b) ヒドロモルフォン 0.1-0.2 IM
または
(c) モルヒネ 0.5 IM
	(a) アセプロマジン 0.02
	または
	(b) ミダゾラム 0.2
		(a) プロポフォール 2-4
		または
		(b) ケタミン 5 + ジアゼパム 0.25
			イソフルランまたはセボフルラン	(a) 局所麻酔薬のみによる硬膜外麻酔（例：ブピバカイン）
				(b) オピオイドの追加
				  i. 間欠的ボーラス投与：
				    （メサドン 0.3 IV q4-6h
				    または
				    ヒドロモルフォン 0.05-0.1 IV q4h
				    または
				    フェンタニル, 0.005 IV
				    必要に応じて）
				  ii. フェンタニル CRI 0.01-0.042 mg/kg/h IV
					(a) 間欠的ボーラス投与
					  i. メサドン 0.3 IV q4-6h
					  または
					  ii. ヒドロモルフォン 0.05-0.1 IV q4h

注意：尿路閉塞があると、利尿により膀胱破裂などのリスクとなるため、α2受容体作動薬の投与を避ける。腎機能低下の猫ではケタミンの投与を避ける

ものは，高齢の大型犬で認められる。

突出部位の診断には神経学的検査および／または脊椎のX線検査，CT検査および／またはMRI検査が必要であり，これらのいずれを選択するかは外科医の経験と好みによる。

1. 麻酔の注意／合併症

(a) 脱水：一般的に身動きができない動物は，PCV，TP（総蛋白）の上昇を伴う軽度の脱水を呈している。麻酔担当獣医師は，麻酔前の準備として患者動物に静脈カテーテルを設置し，維持輸液を行うことで，脱水を補正する。動物の膀胱が膨張していない場合には注意を要する（必要に応じて触診および圧迫を行う）。

(b) 侵害刺激／疼痛：脊髄周辺の組織は激しく刺激を受けているため，これらの症例においては痛みのコントロールが鍵となる。禁忌でなければ，前投与薬は μ 受容体完全作動薬および α_2 受容体作動薬を使用する（注：椎間板ヘルニアの同定にCTを用いるのであれば，この前投与薬は全身麻酔を必要としないほど十分な鎮静効果を発揮する）。麻酔中，オピオイド，ケタミンおよびリドカインの定速静脈内投与は有害刺激をコントロールするのに適している。ステロイドやNSAIDsを使用する前に，これらの薬剤がこれまでに使用されていたかどうかを確認する。創部へのリドカインパッチの貼布，および術後鎮痛薬の定速静脈内投与も正当な方法である。

(c) 脊髄変性の進行：これらの動物においては徐々に，そして進行性に神経機能が失われることがある。最初は姿勢反応の低下が認められ，患者動物は内科的に管理される。さらに悪化すると運動機能および排尿機能の欠如を認め，管理している臨床医は外科的処置を決断する。麻酔担当獣医師にとって，膀胱アトニーを避けるため圧迫排尿させることは重要であり，麻酔下の動物では容易である。深部痛覚がなくなったときは，予後は決して良くはないが圧迫を取り除き，運動機能を回復させるために緊急的に手術が実施されることもある。これらの動物は真の救急疾患と考えられており，最優先に麻酔が施される。

2. 麻酔プロトコール

麻酔プロトコールは動物の状態に基づき，特に禁忌となる薬剤はない。この典型的な"背中の悪い犬"は基本的に健康であるが，常に完全な身体検査と通常の血液検査は重要である。

B. ベントラルスロット（腹側造窓術）

頚髄での椎間板ヘルニアが生じたときは，腹側アプローチでの手術が実施される。外科医がこれを実施する際には，脊髄にアプローチするために気管，食道，頚動脈および頚静脈など重要な臓器を傷害から回避することが必要となる。

1. 麻酔の注意点／合併症

(a) 複雑な血管走行と静脈洞が近接しているため，出血には注意が必要である．術中は出血量を注意して観察する．術前のクロスマッチ試験や血液型判定が推奨される．

(b) 歩行不能

(c) **侵害刺激／疼痛**：完全作動薬のオピオイド（モルヒネ，ヒドロモルフォンまたはフェンタニル），ケタミンおよびリドカインの定速静脈内投与は術中鎮痛として理想的であり，術後も継続する．不動化中や挿管中の頚部伸展は特に避けなければならない．

(d) **気管チューブの閉塞は一般的**：$EtCO_2$ の測定は必須である．麻酔担当獣医師は手術中に外科医が手術手技のために気管チューブを閉塞する可能性を考慮し，気管チューブの先端が胸郭入口にくるよう計測しなければならない．この閉塞を防ぐために，ワイヤー付きの気管チューブを好む麻酔担当獣医師もいる．

2. 麻酔プロトコール

麻酔薬は動物の術前評価に合わせて決定される．前投与薬は，μ 受容体完全作動薬を含める．嘔吐を引き起こす薬剤の投与（ヒドロモルフォンやモルヒネの筋肉内投与）は避ける．気管内挿管の際の頚部の過伸展は避ける．術中および術後は，マルチモーダル鎮痛を必要とする（前述）．

C. 整形外科手術

整形外科手術を受ける動物には，外傷による二次的損傷や，悪性腫瘍，先天的奇形または変形性変化，関節や靱帯の断裂などがある．これらの外科手術は骨の操作によって，かなりの体性痛を引き起こす．これらの手術には骨折整復，前十字靱帯整復（関節外制動法［ラテラルスーチャー］，脛骨高平部水平化骨切り術［TPLO］，脛骨粗面前進化術［TTA］），股関節全置換術，肢軸／姿勢異常症矯正術，下顎切除術，上顎切除術，関節鏡などが含まれる．

1. 麻酔の注意点／合併症

(a) **誤嚥**：上顎切除術や下顎切除術を含む口腔の外科手術が適応となる動物は，血液や外科手技に伴う飛沫物などの誤嚥のリスクが存在する．外科医が咽頭にガーゼを詰めた際には，ガーゼの数を記録ノートに記載し，覚醒前にガーゼを取り除いたかを確認する．カフを少し膨らませた状態で抜管すれば，誤嚥を最小限にすることが可能である．

(b) **出血**：整形外科手術の多くのアプローチでは，主要動脈を処理する必要がある．外科医は適切な止血を行うが，時に止血できないこともある．麻酔担当獣医師は吸引装置内の多量の血

液の存在や，多量の血液が染み込んだ4×4サイズのガーゼによって，出血に気付くことができる。これは，整形外科手術では一般的ではないが，仮に目に見える範囲で出血が明らかであれば，輸血などの介入を要求する。

(c) 侵害刺激／疼痛：これらの手術には，最初から積極的な疼痛管理が正当である。先制鎮痛およびマルチモーダル鎮痛は，適切な術中鎮痛と同様に，ワインドアップを防ぐために重要である（表4.13を参照）。マルチモーダル鎮痛は実施可能な部位であれば，局所麻酔も併用する（Chapter8を参照）。以下の麻酔プロトコールを参照に，痛みのコントロールを実施する。初めの24時間は適切な疼痛スケールを用いて4時間ごとに痛みの評価を行い（P.287 AppendixAを参照），動物の状態に合った鎮痛を施す必要がある。

2. 麻酔プロトコール

ほとんどの整形外科手術では，禁忌となる薬剤はない。動物の麻酔前の状態に見合ったプロトコールを作成することが重要である。以下の麻酔プロトコールは鎮痛を最適化できる。

禁忌でなければ，前投与薬としてµ受容体作動薬と$α_2$受容体作動薬を併用する。これらは，鎮痛効果も併せもつ薬物群に分類される。ケタミンで導入の際にこれを負荷用量とし，その後，定速静脈内投与する。ケタミンを導入薬として使用した際には，筋弛緩作用のあるジアゼパムを用いる。仮にその他の導入薬を使用する際には，ケタミンの麻酔用量以下の投与量である0.5 mg/kgとその後の定速静脈内投与でワインドアップを軽減することができる。揮発性吸入麻酔薬で維持しながら局所ブロックを併用する（Chapter8を参照）のも良い。局所ブロックは単に痛みの伝達を修正するものではなく，痛みの発生から伝達を抑制することが可能である。手術部位へ局所ブロックが使用できない，または上手くいかなかった際には，オピオイド，ケタミン，リドカインの定速静脈内投与を代替法として用いる（猫ではリドカインの定速静脈内投与は避ける）。術中に低血圧が合併していなければ，術後にNSAIDsの投与は正当である。また，少なくとも術後24時間はµ受容体完全作動薬の断続も正当な方法である。口の近接またはこの周囲の顔面骨を含む整形外科手術を実施した動物の覚醒の際には，動物の嚥下を確認し，抜管前に口腔内を吸引すべきである。

III. 眼科手術

これらの手術には，眼球（例：腫瘍／眼球摘出，水晶体脱臼，水晶体超音波乳化吸引術）や眼球周囲組織（例：チェリーアイ，眼瞼内反整復）などが含まれる。

A. 麻酔の注意点／合併症

P.111 頭頚部の外科手術"麻酔の注意点／合併症"を参照のこと。眼科疾患も同様に，麻酔深度の確認の指標となるアクセス法の消失や迷走神経反射に注意が必要である。

表 4.13　整形外科手術の鎮痛

整形外科手術	鎮痛のオプション（鎮痛法の選択）
顔面の骨（上顎および下顎切除術）	領域麻酔（神経ブロックなど Chapter8 参照） オピオイド，リドカインそしてケタミンの定速静脈内投与 術後 NSAIDs 術後トラマドール 術後オピオイドのボーラス投与
肘より下の前肢	腕神経叢ブロック オピオイド，リドカインそしてケタミンの定速静脈内投与 術後 NSAIDs 術後トラマドール 術後オピオイドのボーラス投与
肘より上の前肢	傍脊椎ブロック オピオイド，リドカインそしてケタミンの定速静脈内投与 術後 NSAIDs 術後トラマドール 術後オピオイドのボーラス投与
後肢	硬膜外麻酔／硬膜外カテーテル 大腿／坐骨神経ブロック オピオイド，リドカインそしてケタミンの定速静脈内投与 術後 NSAIDs 術後トラマドール 術後オピオイドのボーラス投与
骨盤／臀部	硬膜外麻酔／硬膜外カテーテル オピオイド，リドカインそしてケタミンの定速静脈内投与 術後 NSAIDs 術後トラマドール 術後オピオイドのボーラス投与

1．侵害刺激／疼痛

　視覚は生きていくために重要であるため，多くの神経が分布している。そのため眼科手術はかなりの痛みを伴う。幸運なことに，局所麻酔薬は局所への浸潤のみでなく，領域神経ブロックとしても使用可能なため，適切な処置が行われれば痛みの発生から伝達を防ぐことができる（Chapter8 を参照）。さらに，局所プロパラカインを 2 滴滴下し 1 分ほど待つことで，犬では 55 分間 [20]，角膜を麻酔することが可能であるが猫ではこれより持続時間は短い [21]。適切な前投与（例：μ受容体完全作動薬）および術後鎮痛（禁忌でない場合には NSAIDs）を行えば，効果的な鎮痛管理が可能である。

B. 麻酔プロトコール

　μ受容体完全作動薬は，犬では縮瞳，猫では散瞳を引き起こす。アトロピンを局所または全身投与することで散瞳するため，犬では前投与薬と併用することがある。この代わりとして，瞳孔を拡張させるためにフェニレフリンの局所投与が行われるが，局所投与によっても全身的効果（例：血管収縮に伴う二次的な顕著な高血圧）が認められることがある。眼内圧（IOP）に注意が必要な動物では，嘔吐を引き起こすヒドロモルフォン，モルヒネ，デクスメデトミジンなどの薬剤は避ける。

　ケタミンは眼球周囲の筋肉を収縮させて眼内圧を上昇させるため，前投与や全身麻酔により十分な筋弛緩効果を得られる動物にのみ使用すべきである。プロポフォールの使用による眼内圧上昇については議論がなされている[22, 23]。眼内圧上昇を実証した実験では，わずかな統計学的有意差をもって，チオペンタールによる導入と比較してプロポフォールによるものでは眼内圧を3-5 mmHg上昇させたと報告されている。不運なことに，もはやチオペンタールが市販されていない国もあるが，プロポフォールは未だ瞳孔径に注意が必要な動物ではエトミデートより好まれている[24]。著者は，緑内障手術において禁忌でなければチオペンタールによる導入を推奨する。チオペンタールによる導入ができない場合には，十分な筋弛緩が得られた後にプロポフォールを使用する。併発疾患は麻酔プロトコールに影響する（後述の"キーポイント"を参照）。さらに，術中鎮痛としてリドカインによる局所鎮痛と，間欠的オピオイド投与およびオピオイドの定速静脈内投与は正当な方法である。通常は手術後に眼科医が要求しない限り，眼軟膏や点眼液などは使用しない。眼科医が眼球を正位に保持したいと要求すれば，神経筋遮断薬（NMB）を使用する（表3.8参照）。

　眼球周囲組織の手術では，特に禁忌となる薬剤はない。麻酔プロトコールは動物の麻酔前の状態に基づき選択する。

C. キーポイント

1. 眼球を含む眼科手術（腫瘍／眼球摘出，水晶体脱臼，水晶体超音波乳化吸引術，角結膜移植）

(a) 合併症：眼科疾患の動物すべてが合併症をもつわけではないが，糖尿病による二次的白内障で超音波乳化吸引術を実施される犬は多い。糖尿病の動物への適切な麻酔管理が必要である（P.151 Chapter5 "糖尿病"を参照）。

(b) （眼科）併用薬：麻酔を実施するすべての動物に対して行われる薬剤の日常的なスクリーニングに加えて，眼科疾患の動物は眼科医より散瞳剤，または眼内圧を低下させる薬剤を処方されていることがあるため，この確認が必要である。これらの薬剤は（フェニレフリンなど）麻酔中に作用を現すことがあるため，麻酔担当獣医師は動物がどのような薬剤を処方されているのかを飼い主と眼科医の双方に確認することが重要である。

(c) 眼内圧の上昇：視覚は多くの飼い主が動物に望む究極の結果である。緑内障は視覚消失の

可能性があるため，医療的な緊急疾患である．麻酔担当獣医師の目標は，麻酔管理によって緑内障のさらなる悪化を防ぐことである．緑内障を悪化させる薬剤（アトロピンやケタミンなど）は避ける．嘔吐を引き起こすものもすべて避ける（嘔吐は眼内圧を上昇させる）．咳は顕著に眼内圧を上昇させる．動物は適切な麻酔深度で気管内挿管される必要がある．緑内障は非常に強い痛みを伴う疾患であるため，適切な鎮痛薬（メサドンのようなオピオイド）を疼痛管理計画に組み込まなければならない．

(d) 眼球の位置：超音波乳化吸引術のような手術では，眼球を正位に置く必要がある．これらの動物には，支持糸によるポジショニングを好まない外科医もいるため，神経筋遮断薬が麻酔プロトコールに組み込まれる．神経筋遮断薬を使用する前に，神経刺激装置を脛骨神経に設置する（図4.4参照）．

四連刺激（TOF）[※]を与え，最初の刺激に対する反応から4回目の刺激に対する反応を視覚的に比較する．眼球だけを神経遮断させることも可能であるが，安全性を考慮して麻酔担当獣医師は神経筋遮断薬によって呼吸筋の麻痺を生じる可能性があることを想定しなくてはならない．そのため，神経筋遮断薬投与前に機械的人工換気を開始する（P.18 Chapter2 "機械的人工換気"を参照）．

すべての筋収縮が消失する前に4回目の収縮から消失し，徐々に1回目の反応の消失へと向かっていく．神経筋遮断薬が適切に効いているかどうかの判断は，何回収縮（反応）があるかないかではなく，眼科医にとって適切な眼球の位置が維持されていることである．眼球は筋弛緩への感受性が高いため，神経筋遮断薬投与後に四連刺激に対する筋収縮反応がすべて認められたとしても眼球は正位に保たれていることがある．神経筋遮断薬の再投与は眼科医の判断による．

次に考慮すべき点は，手術終了に近づいたときの筋弛緩の拮抗である．筋弛緩拮抗のさらなる情報については表3.13を参照のこと．神経筋遮断薬を使用した動物において麻酔担当獣医師が最も気にすることは，回復期における気付きにくい筋弛緩の持続である．

医原性の呼吸停止は，急速に心停止を引き起こす可能性がある．それゆえ，麻酔担当獣医師は手術室を出る前に動物が適切な換気状態であるかを確認する義務がある（仮にタイミングが適切でなければ，麻酔担当獣医師は手術が終了していたとしても，手術室において換気が適切になるまで待つ必要がある）．

Ⅳ．内視鏡手術

内視鏡手術は内部構造を視覚化した培養検査や生検を実施するためなどの手段であり，生体

※訳者注：神経刺激装置を用いる主観的測定方法で，触覚，視覚により筋弛緩状態を判定する．本来は四連刺激で視覚的に4回とも同程度の筋収縮反応を認めるものが，神経筋遮断薬を投与すると，1回目は筋収縮反応があり4回目には反応がなくなるなどの減衰を認める．この割合から筋弛緩状態および／または筋弛緩からの回復程度を評価する

へ加わる侵襲は最小限である。フィーディングチューブの設置や，異物除去などのより侵襲的なアプローチを避けるために行われる治療にも有用である。

A. 麻酔の注意点／合併症

最小限の確認として"キーポイント"を参照のこと。

B. 麻酔プロトコール

麻酔プロトコールは，動物の術前評価および基礎疾患により決定される。前投与薬としてオピオイドや鎮静薬を投与する。導入薬が何であれ，これらの手術では，最小限の侵襲ではあるが，突然の激しい痛みを伴う期間があり（胃の拡張や副鼻腔の生検），麻酔深度を急激に変化させなければならないことがある。これらの理由から，フェンタニルのような適切な鎮痛薬を間欠的ボーラス投与，もしくは定速静脈内投与する必要がある。回復期には，医原性によって引き起こされた胃内ガス，肺の液体貯留または副鼻腔からの出血の存在によって，術前に安定していた動物の状態が悪化している可能性があるため注意が必要である。これらの動物は，軽度から中等度の痛みがあるため，適切な鎮痛を確認するだけでなく，より細やかな術後モニタリングをすることは必須である。

C. キーポイント

1. 気管支肺胞洗浄（BAL）

(a) 気道：これらの手技を小さな動物で行う際は，スコープの直径が気管チューブの内径を超えるため麻酔担当獣医師にとっては挑戦となる（これは少しでも大型の動物の場合は問題ではなくなる）。これは小さな動物では気管支鏡を実施する際に気管内挿管が不可能ということを意味し，動物のガス交換が障害されるだけでなく，揮発性吸入麻酔薬を用いた麻酔維持も不可能となるため，代わりの方法を考えなければならない。麻酔回路と接続できなければ，麻酔担当獣医師は用手で換気することができないため低換気が生じるであろう。さらに回路を通して酸素を給与できなければ，急速に低酸素血症となるかもしれない。これらの動物では，呼吸に続き心停止が生じる可能性もある。

麻酔維持は全静脈麻酔で実施されることがある。アクセス法の消失および迷走神経反射に関するさらなる情報はP.111"頭頸部の外科手術"を参照のこと。

(b) 麻酔プロトコールの検討：この手技の痛みは強くはない。麻酔プロトコールは，呼吸抑制が少なく拮抗が可能で短時間作用の薬剤を選択する。静脈確保は必須である。呼吸抑制を避けるため，ストレスは最小限にする。協力的な動物であれば，導入前にモニタリング機器を装着する。この手技に痛みは伴わないが，前投与にμ受容体完全作動薬を選択し，オピオイドを定速静脈内投与すれば麻酔維持のための薬剤を減らすことが可能である。プロポフォールは導入薬としても使用でき，定速静脈内投与することで維持麻酔薬としても使用できる。さらに導

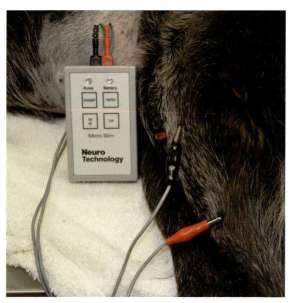

図 4.4　脛骨神経に神経刺激装置を装着した状態
(Patricia Queiroz-Williams のご厚意による)

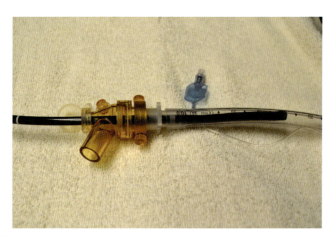

図 4.5　気管支肺胞洗浄中の酸素給与法
(Patricia Queiroz-Williams のご厚意による)

入時にミダゾラムを併用すれば，プロポフォールの投与量を減らすことができる．
　もし可能なら，ジェット換気が最適である．しかしながら，多くの施設はジェット換気が可能な機械的人工換気を持ち合わせていない．これは動物が手術開始前に抜管されることを意味する．しかしながら，麻酔担当獣医師はすべてをモニタリングできるよう，動物に導入および気管内挿管することが賢明である．臨床医が培養検査を望んだら，滅菌された気管チューブを挿管する．動物にモニタリング機器を装着し，動物が安定したら抜管して気管支鏡検査を始め

る。手技の前に気管内挿管し，気道を確保した方が明らかに安全である。麻酔担当獣医師は臨床医とともにスコープが動物の気管チューブ内に収まるかどうかを確認する（これは滅菌前に行われる必要がある）。もし気管チューブ内をスコープが通るなら，スコープを通すことができる膜構造のポートを有するアダプターを使用することができる（図4.5参照）。その膜構造は麻酔担当獣医師が動物の換気ができるよう，麻酔回路構造が維持できている。挿管されていない動物はスコープを通すか，麻酔器の新鮮ガス供給路に赤いゴム製のカテーテルを設置し，酸素を給与する。これらの動物では，酸素化が維持できなくなった際は再挿管して気管支洗浄を実施する。

　動物はスコープを再導入する前に，酸素給与をして回復させる。特にパルスオキシメトリーには注意し，SpO_2が93％以下となった場合は，一時手技を中断する。回復期においては，抜管後に酸素を給与することが理想的である。アルブテロールは気管支拡張の補助として利用できる。

2. 消化管内視鏡検査（上部／下部消化管）

(a) 胃の拡張：内臓伸展により，消化管の痛みの神経の過敏化が生じる。それゆえ胃への送気は明らかに不快感をもたらす。幸運なことに通常は，胃を過剰に膨らませることなく観察が可能である。麻酔担当獣医師は内視鏡検査前に肋骨の先端を触知しておくことで，胃を拡張させた後と比較することが可能となる。胃の過剰な伸展は胸腔内の加圧による低換気をもたらし，胸腔内圧上昇による静脈環流量の減少（そしてそこから続く血圧低下へ）を生じる。触診で過膨張が疑われたら，麻酔担当獣医師は内視鏡実施者と相談し，脱気をしてもらう。検査終了後に回復期の問題を避けるため，すべての胃内ガスを脱気する必要がある。

(b) 麻酔プロトコールの検討：前投与薬としてアトロピンやモルヒネを選択すると，内視鏡の幽門通過が困難になるため[25]，これらの薬剤は避ける。

3. 鼻鏡検査と生検

(a) 出血：鼻腔の血液灌流は非常に良いため，検査により出血が引き起こされる危険性がある。少数ではあるが，著しく出血する動物もいる[26]。術前に動物の凝固系を確認し，生検をするのであれば適切に凝固するかを確認する。フェニレフリンの点鼻や氷嚢による冷却は，持続する出血のコントロールに有効である。さらに出血する場合には，クロスマッチ試験を実施し，輸血が必要となるかもしれない（もし出血が著しくなければ，血液の吸引がリスクとなる）。

(b) 侵害刺激／疼痛：鼻鏡検査と生検は極めて刺激が強く，しばしば急速に麻酔深度を変化させる必要がある。上顎神経ブロック（P.278 Chapter8 "上顎神経ブロック"を参照）は，これらの手技による反応の程度を軽減できる[27]。

(c) アクセス法の消失および迷走神経反射に関するさらなる情報については，P.111"頭頸部の外科手術"を参照のこと．

(d) **麻酔プロトコールの検討**：いくつかの症例ではこれらの手技は刺激が強すぎるため，換気の補助がなされる状況であれば神経筋遮断薬を投与してほしいと要求する外科医もいる（P.134"眼球の位置"を参照）．

　生検後の再出血を防ぐためにも，静かな覚醒が要求される．前投与で使用していないなら，低用量のアセプロマジンを抜管後に投与すると良い．気管チューブのカフを完全にしぼませることなく抜管すれば，気管周囲にあった血液の気道内への吸引を最小限にすることができる．

V．その他の手技

A．深部耳道洗浄／鼓膜切開術

　耳道洗浄は慢性耳道感染を有する動物に対して，感染巣除去のため実施される．これらの動物は時に激しい痛みを伴い，正常な鼓膜をもつかもしれないし，もたないかもしれない．耳道内感染を疑った場合は，圧迫や痛みを軽減するために鼓膜切開術を実施する．

1．麻酔の注意点／合併症

(a) **慢性痛をもつ動物における痛みの特発**：耳道洗浄を実施する動物は，しばしば慢性痛の原因となる慢性の耳道感染をもつ．これらの動物に洗浄を行うと，急性痛の要素が加わる．「慢性における急性の」侵害刺激または疼痛刺激を引き起こし，生活の質に影響する．したがって，これらの動物には適切な鎮痛を実施することが必要である．

(b) **意図しない鼓膜切開**：これは深部耳道洗浄の際に発生し得る．副作用は最小限であるが，回復期に前庭症状を呈する可能性がある．さらに，鼓膜切開は耳管と気管をつなぎ，耳道洗浄した水を吸引する頻度を増やす．

2．麻酔プロトコール

　麻酔プロトコールは動物の術前状態に基づいて決定する．これらの手技はしばし短時間で終了する（20分以下）．そのため，短時間作用型の麻酔薬あるいは拮抗作用のある麻酔薬が適している．しかし，拮抗作用のある麻酔薬は鎮静がなくなると同時に鎮痛効果もなくなるため，注意を要する（例：フェンタニルおよびデクスメデトミジン）．禁忌でなければ，α_2受容体作動薬とオピオイドを前投与薬として投与する．禁忌でなければ，ケタミンを負荷用量および定速静脈内投与する．麻酔維持はケタミンの定速静脈内投与を用い，間欠的ボーラス投与または定速静脈内投与でオピオイドを投与する．気管内挿管したら，カフを適切に膨らませる．

　これらの動物は耳道疾患治療としてステロイドを投与されている可能性があるため，

NSAIDs の投与には注意が必要である。しかしながら退院の際は，トラマドールの処方は正当である。

B．抜歯

通常の歯科処置は，動物の気道確保を適切に行っていればほとんど合併症はない。しかしながら，歯科処置を必要とする多くの動物は，高齢で併発疾患をもつ。

麻酔前の血液検査と身体検査は，適切な麻酔計画の立案のために非常に重要である。

1．麻酔の注意点／合併症

(a) **液体の誤嚥**：歯科処置中はドリルがオーバーヒートしないように液体を流しながら処置を行うのと併せ，血流が豊富な領域であるため，処置による出血が認められるなど大量の液体が口腔内に存在する。動物が液体を誤嚥するのを軽減するため，気管チューブのカフを十分に膨らませておく。誤嚥を防ぐため，チューブを囲むように口腔内にスポンジもしくは4×4のヒモをつけたガーゼ（デンタルフロスが非常に適している）を入れる。しかし，処置終了後には口腔内に詰めたスポンジもしくはガーゼを取り除くよう，細心の注意を払うことが必要である。口腔内へガーゼを入れたのであれば，入れたこといつそれを抜去したかを麻酔記録用紙に記しておくことを推奨する。単純に体位を工夫することも良い方法である。首の下にタオルを置き，鼻が下になるようにポジショニングすると，口腔内から液体を排泄させることが可能である。気道に液体が入ることが気になるのであれば，部分的にカフを膨らませたまま抜管することも可能である。

(b) **侵害刺激／疼痛**：抜歯は，歯には口腔粘膜と同様に神経支配が多いために痛みを伴う。可能であれば局所ブロック（Chapter8を参照）を用い，痛みの伝達を遮断する。

(c) アクセス法の消失および迷走神経反射に関するさらなる情報については，P.111 "頭頸部の外科手術"を参照のこと。

2．麻酔プロトコール

薬剤の選択は動物の術前状態に基づき決定される。歯科処置を実施する動物は，大掛かりな歯科処置をするほか，多くの併発疾患をもつことが多い。これらの動物では，併発疾患に合わせた麻酔プロトコールが要求される（Chapter5を参照）。前投与薬には，計画された歯科処置の範囲を十分にカバーできる適切なオピオイド（数本抜歯するならば，μ受容体完全作動薬）や鎮静薬を使用する。麻酔の導入や維持は，動物に適切な薬剤を選択する。抜歯を行うどの動物でも，神経ブロックを行うべきである（Chapter8を参照）。オピオイドの定速静脈内投与は最小肺胞濃度を減少させ，極めて痛みの強い動物の鎮痛として役立つ。動物の嚥下や頭部が挙上できるまで，抜管はしない。禁忌でなければ，術後にNSAIDs投与のような適切な鎮痛処

置を行うことを忘れてはならない。

References

1. Herrera MA, Mehl ML, Kass PH, Pascoe PJ, Feldman EC, Nelson RW. Predictive factors and the effect of phenoxybenzamine on outcome in dogs undergoing adrenalectomy for pheochromocytoma. J Vet Intern Med. 2008;22(6):1333–9.
2. Goksin I, Adali F, Enli Y, Akbulut M, Teke Z, Sackan G, et al. The effect of phlebotomy and mannitol on acute renal injury induced by ischemia/reperfusion of lower limbs in rats. Ann Vasc Surg. 2011;25(8):1118–28.
3. Lewis RM, Rice JH, Patton MK, Barnes JL, Nickel AE, Osgood RW, et al. Renal ischemic injury in the dog: characterization and effect of various pharmacologic agents. J Lab Clin Med. 1984;104(4):470–9.
4. Yatsu T, Arai Y, Takizawa K, Kasai-Nakagawa C, Takanashi M, Uchida W, et al. Effect of YM435, a dopamine DA1 receptor agonist, in a canine model of ischemic acute renal failure. Gen Pharmacol. 1998;31(5):803–7.
5. Halpenny M, Markos F, Snow HM, Duggan PF, Gaffney E, O'Connell DP, et al. Effects of prophylactic fenoldopam infusion on renal blood flow and renal tubular function during acute hypovolemia in anesthetized dogs. Crit Care Med. 2001;29(4):855–60.
6. Boscan P, Pypendop BH, Siao KT, Francey T, Dowers K, Cowgill L, et al. Fluid balance, glomerular filtration rate, and urine output in dogs anesthetized for an orthopedic surgical procedure. Am J Vet Res. 2010;71(5):501–7.
7. Kummeling A, Teske E, Rothuizen J, Van Sluijs FJ. Coagulation profiles in dogs with congenital portosystemic shunts before and after surgical attenuation. J Vet Intern Med. 2006;20(6):1319–26.
8. Burgoyne LL, Billups CA, Jirón JL, Kaddoum RN, Wright BB, Bikhazi GB, et al. Phantom limb pain in young cancer-related amputees: recent experience at St Jude children's research hospital. Clin J Pain. 2012;28(3):222–5.
9. Nouette-Gaulain K, Capdevila X, Rossignol R. Local anesthetic 'in-situ' toxicity during peripheral nerve blocks: update on mechanisms and prevention. Curr Opin Anaesthesiol. 2012;25(5):589–95.
10. Trumpatori BJ, Carter JE, Hash J, Davidson GS, Mathews KG, Roe SC, et al. Evaluation of a midhumeral block of the radial, ulnar, musculocutaneous and median (RUMM block) nerves for analgesia of the distal aspect of the thoracic limb in dogs. Vet Surg. 2010;39(7):785–96.
11. McNally E, Robertson S, Pablo L. Comparison of time to desaturation between preoxygenated and nonpreoxygenated dogs following sedation with acepromazine maleate and morphine and induction of anesthesia with propofol. Am J Vet Res. 2009;70(11):1333–8.
12. Yamauchi Y, Izumi Y, Hashimoto K, Inoue M, Nakatsuka S, Kawamura M, et al. Needle-tract seeding after percutaneous cryoablation for lung metastasis of colorectal cancer. Ann Thorac Surg. 2011;92(4):e69–71.
13. Ko JC, Maxwell LK, Abbo LA, Weil AB. Pharmacokinetics of lidocaine following the application of 5% lidocaine patches to cats. J Vet Pharmacol Ther. 2008;31(4):359–67.
14. Jeffery ND, Talbot CE, Smith PM, Bacon NJ. Acquired idiopathic laryngeal paralysis as a prominent feature of generalised neuromuscular disease in 39 dogs. Vet Rec. 2006;158(1):17.
15. Williams VM, Lascelles BD, Robson MC. Current attitudes to, and use of, peri-operative analgesia in dogs and cats by veterinarians in New Zealand. N Z Vet J. 2005;53(3):193–202.
16. Evans KM, Adams VJ. Proportion of litters of purebred dogs born by caesarean section. J Small

Anim Pract. 2010;51(2):113-8.
17. Moon-Massat P, Erb H. Perioperative factors associated with puppy vigor after delivery by cesarean section. J Am Anim Hosp Assoc. 2002;38(1):90-6.
18. Moon P, Erb H, Ludders J, Gleed R, Pascoe P. Perioperative risk factors for puppies delivered by cesarean section in the United States and Canada. J Am Anim Hosp Assoc. 2000;36(4):359-68.
19. Dabir S, Parsa T, Radpay B, Padyab M. Interpleural morphine vs bupivacaine for postthoracotomy pain relief. Asian Cardiovasc Thorac Ann. 2008;16(5):370-4.
20. Herring IP, Bobofchak MA, Landry MP, Ward DL. Duration of effect and effect of multiple doses of topical ophthalmic 0.5% proparacaine hydrochloride in clinically normal dogs. Am J Vet Res. 2005;66(1):77-80.
21. Binder DR, Herring IP. Duration of corneal anesthesia following topical administration of 0.5% proparacaine hydrochloride solution in clinically normal cats. Am J Vet Res. 2006;67(10):1780-2.
22. Hofmeister EH, Williams CO, Braun C, Moore PA. Propofol versus thiopental: effects on peri-induction intraocular pressures in normal dogs. Vet Anaesth Analg. 2008;35(4):275-81.
23. Batista CM, Laus JL, Nunes N, Patto Dos Santos PS, Costa JL. Evaluation of intraocular and partial CO_2 pressure in dogs anesthetized with propofol. Vet Ophthalmol. 2000;3(1):17-9.
24. Gunderson EG, Lukasik VM, Ashton MM, Merideth RE, Madsen R. Effects of anesthetic induction with midazolam-propofol and midazolam-etomidate on selected ocular and cardiorespiratory variables in clinically normal dogs. Am J Vet Res. 2013;74(4):629-35.
25. Donaldson LL, Leib MS, Boyd C, Burkholder W, Sheridan M. Effect of preanesthetic medication on ease of endoscopic intubation of the duodenum in anesthetized dogs. Am J Vet Res. 1993;54(9):1489-95.
26. Lent SE, Hawkins EC. Evaluation of rhinoscopy and rhinoscopy-assisted mucosal biopsy in diagnosis of nasal disease in dogs: 119 cases (1985-1989). J Am Vet Med Assoc. 1992;201(9):1425-9.
27. Cremer J, Sum SO, Braun C, Figueiredo J, Rodriguez-Guarin C. Assessment of maxillary and infraorbital nerve blockade for rhinoscopy in sevoflurane anesthetized dogs. Vet Anaesth Analg. 2013; 40(4):432-9.

Chapter 5

併発疾患のある動物の麻酔

　本章では特異的な疾患を有する動物に対して，麻酔を実施する上で考慮すべき点やプロトコールについて言及し，疾患の解説，麻酔の影響，推奨されるプロトコール，予想される麻酔合併症や一般的な麻酔合併症，それらの合併症を予防あるいは治療する方法を概説している。特定の疾患に対しては理想的な薬物が存在するものの，麻酔プロトコールはしばしば麻酔担当獣医師の慣れや薬剤の入手しやすさやコスト効率の良さに基づいて決定されている。Chapter4と同様に，ここで推奨した内容の多くは著者の個人的な好みを反映している。

Ⅰ．心血管系疾患

　心血管系疾患には刺激伝導系の異常（結果的には調律の異常）や，心臓自体の構造異常が挙げられる。心臓の構造異常は収縮期，拡張期あるいは閉塞性の機能障害に広く分類される。心疾患の動物は通常，疾病を代償した状態にあり，運動不耐性や睡眠時の呼吸数（RR）の増加といった限られた臨床症状（CS）しか示さないことがある。残念ながら，健康な動物に対してさえも，麻酔は生理的なバランスを混乱させてしまう。そのため，疾病を代償している動物に麻酔を実施した場合，代償作用が失われることも起こり得る。この現象を最小限にするために，動物の併発疾患に対する理解は不可欠である。この理解は，麻酔前の身体検査（PE），血液検査および心血管系の精査（心電図および心エコー検査）によって得ることができる。

　大抵の心疾患症例に対する麻酔プロトコールには共通のゴールがある。それは，拮抗可能な薬剤の使用，低酸素血症の回避，心拍出量（CO）の維持，血管の緊張度の急激な変化（例：血管収縮あるいは血管拡張）の回避および麻酔時間の最短化である。

A．伝導および調律の異常

　心臓の刺激伝導系は心臓の機械的な動き（例：血液の前方への流れ［前方流］）を引き起こす。覚醒時に刺激伝導系の異常を代償できている動物に対して麻酔を施すと，前方流の低下が生じる。心臓の不整脈に関してはChapter6において詳細に記載している。

1．麻酔の注意点／合併症
(a) 徐脈性不整脈：心拍出量は心拍数（HR）と一回拍出量（SV）を乗じたものに等しいの

で，遅い心拍数は心拍出量を減少させる。全身麻酔の使用に続発する心拍出量の軽度な減少を踏まえると，脳，腎臓および肝臓を含む主要臓器に対する重篤な灌流障害のリスクがある。

(b) 頻脈性不整脈：拡張期に心臓への血液灌流が生じる。頻脈性不整脈が発生すると，拡張期が非常に短くなり，結果として心筋への血液灌流が損なわれ，特に心室性不整脈（心室は血液が灌流する最大の心筋組織であるため）を増悪させる。

2．麻酔プロトコール

選択的な処置を予定されていても，身体検査によって不整脈を認める動物に対しては，麻酔前に少なくとも心電図検査をしなければならない。その処置が緊急で麻酔が避けられない場合，不整脈を安定させることおよび／または影響を減らすことがゴールとなる。これは，前投与薬（麻酔前投与薬：オピオイドやベンゾジアゼピン系薬）や導入（麻酔導入：エトミデートあるいは神経遮断性鎮痛；NLA［フェンタニルおよびベンゾジアゼピン系薬］）で心臓に影響の少ない薬剤を使うことや，揮発性吸入麻酔薬の投与量を減少させること（オピオイドの使用で最小肺胞濃度［MAC］を低減することにより，揮発性吸入麻酔薬の節約効果を得る）を意味する。さらに，徐脈性不整脈では，心拍数を増加させるために抗コリン薬，イソプロテレノールあるいは一時的なペースメーカーの使用も必要である。頻脈の場合，その頻脈が心室起源なのか上室起源なのかを知ることが必須である。心室性不整脈はリドカインへの反応が緩徐なことがあり，不整脈の治療に関してはChapter6を参照のこと。

3．キーポイント

ウォルフ・パーキンソン・ホワイト症候群は心房と心室の間で余分な伝導路が存在（房室結節は正常である）する症候群である。房室結節は心房と心室の間の伝導を遅くしているが，この副伝導路は遅くしない。したがって，頻脈が生じる。この疾患は犬では一般的でなく，本疾患を有していても，伝導異常を示さないことはしばしばある。しかし，頻脈が発生した場合には，プロカインアミド（5 mg/kgを2-3分以上かけて静脈内投与［IV］）での治療が有効であることが示唆されている。

B．構造的な異常

1．収縮機能障害

収縮機能障害には弁機能不全（僧帽弁閉鎖不全症［MR］や三尖弁閉鎖不全症［TR］）および拡張型心筋症（DCM）のような疾患がある。収縮機能障害をもつ動物は麻酔下では，一般的に低血圧が生じる。また，拡張型心筋症の動物において不整脈は一般的であり，治療が必要になる動物もいる。

(a) 麻酔の注意点／合併症

(i) 安静時心拍数の25％以内に心拍数を維持する。麻酔担当獣医師が安静時心拍数のわずかに上または下を選択するとしたら，わずかに増加した心拍数の方がしばしば有益となる。

(ii) 後負荷が増加すると，一回拍出量が減少することによって心拍出量が損なわれるため，末梢血管の収縮は避ける。
(iii) ドパミンあるいはドブタミンのような陽性変力作用薬の使用によって，心筋収縮力を維持する（表3.2参照）。
(iv) 保存的輸液療法（通常は2-5 mL/kg/h）によって容量過負荷を避ける。
(v) ストレスを最小限にする。

(b) **麻酔プロトコール（表5.1参照）**：前投与薬は最小限のストレスで静脈カテーテル挿入を可能にし，薬剤必要量を減少させるが，心疾患の動物には拮抗可能な薬剤を使用するように注意する。高用量のオピオイドは，心血管系に影響するような鎮静薬の必要量を減らす可能性がある。低用量のアセプロマジン（0.01 mg/kg）は前負荷を減少させるため，軽度な僧帽弁閉鎖不全症の動物にとって有用である。動物の気性によっては，ベンゾジアゼピン系薬も適用となる。しかし，デクスメデトミジンはこれらの症例には禁忌である。事前の酸素化は導入前に少なくとも5分間，気管内挿管直前まで実施する。可能であれば，導入前にモニタリング機器を設置する。心拍数と血圧（BP）に最小限の影響しか与えないことから，エトミデートが理想的な導入薬であるといえる。ベンゾジアゼピン系薬が前投与薬の時間に投与されていない場合，導入時にエトミデートと組み合わせると有益である。麻酔維持として日常的に用いられている揮発性吸入麻酔薬は，最小肺胞濃度を低減させ，心血管系への副作用を最小限にするためフェンタニルのようなオピオイドの定速静脈内投与（CRI）と併用する。ドパミンやドブタミンのような陽性変力作用薬は，血圧のサポートのために使用する。モニタリングとして，心電図，ドップラーおよび可能なら観血的血圧（IBP）の測定を実施する。重篤な心血管系疾患の動物には，前負荷を詳細に評価するために，中心静脈圧（CVP）測定を実施する。輸液療法は保存的用量（2-5 mL/kg/h）にとどめる。覚醒時には，処置や心血管系疾患の重症度に合わせて酸素給与が必要になることがある。麻酔プロトコールが適切であれば，軽度から中等度の心血管系疾患の動物の麻酔合併症は最小限に抑えることができる。

(c) **キーポイント**

麻酔担当獣医師にとって，拡張型心筋症は維持するのが最も困難な心疾患の1つである。動物の駆出率（その動物の前方流を供給する能力がどの程度重篤に障害されているか）を知ることは，麻酔担当獣医師にその動物がどれくらい深刻な状態であるかを教えてくれるだろう。前述のゴールに加え，これらの症例における最も良い管理法は，麻酔時間を最小限に維持し，ピモベンダン（陽性変力作用薬）のような薬剤の使用だけでなく，併発している不整脈の管理をしばしば実施した上で，動物が"安定"しているときのみ選択的処置を実施することである。

2. **拡張機能障害**

これには心腔サイズが小さいために，心室の血液充満量が制限される肥大型心筋症（HCM）

表 5.1 収縮機能障害の症例に推奨される麻酔プロトコール

オピオイド前投与 (mg/kg)	鎮静前投与 (mg/kg)	導入 (mg/kg)	維持	術中鎮痛 (mg/kg/h)	術後鎮痛 (mg/kg)
(a) メサドン 0.3–0.5 IM, 0.2–0.3 IV または (b) ヒドロモルフォン 0.1 IM, 0.05 IV または (c) フェンタニル 0.002–0.005 IV	(a) ミダゾラム 0.2 IM	(a) エトミデート 1–2 IV +/− ミダゾラム 0.1–0.2 IV または (b) プロポフォール 効果が出るまで (to effect) +/− ミダゾラム 0.2 および／または リドカイン 1.0 IV プロポフォール投与量の減少を目的とする または (c) フェンタニル 0.01 + ミダゾラム 0.2	セボフルラン または イソフルラン +揮発性吸入麻酔薬の必要量を減少させる薬剤 CRI	オピオイド CRI i. フェンタニル 0.012–0.042 または ii. ヒドロモルフォン 0.03 または iii. レミフェンタニル 0.012–0.042	(c) 間欠的なボーラス投与 i. メサドン 0.3 IV q4–6 h または ii. ヒドロモルフォン 0.05–0.1 IV q4–6 h

注意：前投与後に心拍数の減少が予想される場合、導入前に抗コリン薬の筋肉内投与を実施することが理想的である。猫へのリドカイン投与は禁忌である

や心臓周囲に病変が存在する（例：心嚢水や心臓腫瘍など）ような疾患がある。

(a) 麻酔の注意点／合併症

(i) 極端な末梢血管の拡張や収縮を避ける。

(ii) 基準値の 25％以内に心拍数を維持する。麻酔担当獣医師が安静時心拍数のわずかに上または下を選択するとしたら，より多い血液充満時間を与えるため，わずかに少ない心拍数の方がしばしば有益である。

(iii) 心筋の収縮力や心筋の酸素消費量の増加を避ける。これにはケタミンや陽性変力作用薬のような薬剤を避けることも含まれる。

(iv) 過剰輸液を起こすことなく，適切な循環血液量を維持する（危機的な心疾患症例における 2-5 mL/kg/h の保存的な輸液速度と中心静脈圧のモニタリング）。

(v) 血圧が損なわれている場合，最初のステップは定速静脈内投与（例：オピオイド）の使用によって揮発性吸入麻酔薬の最小肺胞濃度を減少させることである。もしこれで十分でなければ，血管緊張を生じさせるためにフェニレフリンが使用される。ゴールは揮発性吸入麻酔薬が影響（全身血管抵抗［SVR］の減少）する前の基準値まで血管緊張度を戻すことである。しかしながら，もし血管収縮が重度であったとしても，通常のモニタリングでは血管拡張の程度を知ることは難しい。侵襲的な心血管系モニタリング機器や乳酸値の測定（2.0 mmol/L 以下であるべき）によって，フェニレフリンの使用による副作用に関する全身の情報を得ることができる。乳酸値が増加している場合，血管収縮に続発する血流障害の可能性がある。これが生じた場合には，フェニレフリンを減量するか中止する。

(b) 麻酔プロトコール（表 5.2 参照）

肥大型心筋症の症例に鎮静が必要な場合，低用量のデクスメデトミジンは揮発性吸入麻酔薬の最小肺胞濃度を減少させるだけでなく，より長い拡張時間を与えるため心拍数の減少というゴールへの到達を容易にする。心疾患症例に対しては，拮抗可能で心血管系への影響が最小限な薬剤を投与することが良い処置である。導入前から気管内挿管時点まで症例を酸素化する。エトミデートおよびミダゾラムとの併用による導入が理想的である。動物が協力的であれば，モニタリング機器を導入前に装着する。低濃度のイソフルランやセボフルランは麻酔維持の際に日常的に用いられる。必要ならば，鎮痛をもたらすだけでなく揮発性吸入麻酔薬の最小肺胞濃度を減少させるため，フェンタニルやリドカインの定速静脈内投与を実施する。動物はストレスのない環境で覚醒させるべきである。また，酸素給与を必要に応じて実施する。

3. 閉塞性心疾患

閉塞性心疾患には，劇症性のフィラリア症や弁狭窄（肺動脈あるいは大動脈）のような疾患が挙げられる。閉塞性心疾患は心拍出量の減少や心臓予備能※の制限を伴う。さらに，閉塞し

※訳者注：何らかの疾患により臓器機能が低下した場合，残りの正常な部分で補い機能維持を努めようとするはたらきを予備能（もしくは代償能）という。ここでは，一回拍出量と心拍数の変化によって心拍出量を増加させるための残された能力を指す

表 5.2 拡張機能障害の症例に推奨される麻酔プロトコール

オピオイド前投与 (mg/kg)	鎮静前投与 (mg/kg)	導入 (mg/kg)	維持	術中鎮痛 (mg/kg/h)	術後鎮痛 (mg/kg)
(a) メサドン 0.3-0.5 IM, 0.2-0.3 IV または (b) ヒドロモルフォン 0.1 IM, 0.05 IV または (c) フェンタニル 0.002-0.005 IV	(a) ミダゾラム 0.2 IM または (b) デクスメデトミジン 0.003-0.005	(a) エトミデート 1-2 IV +/−ミダゾラム 0.1-0.2 IV または (b) プロポフォール 効果が出るまで (to effect) +/−ミダゾラム 0.2 IV および/または リドカイン 1.0 IV プロポフォール投与量の減少を目的とする	セボフルラン または イソフルラン +揮発性吸入麻酔薬の必要量を減少させる薬剤 CRI	(a) オピオイド CRI i. フェンタニル 0.012-0.042 または ii. ヒドロモルフォン 0.03 または iii. レミフェンタニル 0.012-0.042 (b) +/−リドカイン 1.5	(c) 間欠的なボーラス投与 i. メサドン 0.3 IV q4-6 h ii. ヒドロモルフォン 0.05-0.1 IV q4-6 h

注意：猫へのリドカイン投与は禁忌である

た血管内に血液を送り出そうとするため，心室は肥大し始める。他の心血管系疾患のように，心不全に進行するまではしばしば代償的に作用する。したがって，代償不全の動物を麻酔する際にはリスクが伴う。

(a) **麻酔の注意点／合併症**

(i) 安静時心拍数の25％以内に心拍数を維持する。麻酔担当獣医師が安静時心拍数のわずかに上または下を選択するとしたら，心拍数が減少している方がしばしば有益となる。これは，拡張期に肥厚した心筋に血液灌流させる時間を与えるためである。

(ii) 前方流に対する付加的な抵抗を加えるような末梢の血管収縮を避ける（後負荷の増加）。

(iii) 保存的輸液療法（一般に2-5 mL/kg/h）にとどめ，容量過負荷を避ける。

(iv) ケタミンや陽性変力作用薬のような薬剤を避けることによる心筋収縮力，および酸素消費量の増加を避ける。

(v) ストレスを最小限に抑える。

(b) **麻酔プロトコール（表5.3参照）**：心疾患症例には，通常は拮抗可能で心血管系への影響が最小限な薬剤（例：オピオイドやベンゾジアゼピン系薬）を投与するのが良い。前投与薬のゴールは，ストレスを最小限にするために十分な鎮静を得て，静脈カテーテルの設置を楽にし，導入や維持に必要な薬剤を減量させることである。動物が協力的な場合，鎮静なしで局所麻酔合剤（エムラクリーム）の助けを借りながら静脈カテーテルの設置を実施する。これらの動物には事前の酸素化が重要である。導入前にモニタリング機器の設置をすることが理想的である（ドップラー，心電図，非観血的血圧［NIBP］，可能であれば観血的血圧）。迅速な気道確保が低酸素状態への移行を最小限にするために重要である。神経遮断性鎮痛（オピオイド＋ベンゾジアゼピン系薬）やエトミデートは，導入薬として理想的である。また，オピオイド，ベンゾジアゼピンおよび／またはリドカインのボーラス投与に続いて，低用量のプロポフォールが使用されることがある。これらは定速静脈内投与によって最小肺胞濃度を減少させ，揮発性吸入麻酔薬を減量させることを示唆する。極度に危険な症例に高用量のフェンタニルやレミフェンタニルを定速静脈内投与する際には，揮発性吸入麻酔薬は最小限であるか，必要ないことがある。モニタリングには少なくとも観血的血圧測定，時間が許すときには中心静脈圧，心電図，ドップラー，SpO_2（経皮的酸素飽和度）およびカプノグラフィーが含まれる。回復期には，酸素給与をするための準備をしておかなければいけない。動物は緊密にモニタリングするが，ストレスフリーな環境で覚醒させるべきである。

II. 内分泌疾患

A. 尿崩症

尿崩症（DI）は動物ではまれである。この疾患は中枢性あるいは腎臓（腎性）で生じる。抗利尿ホルモン（ADH）を分泌しないか，抗利尿ホルモンが反応しない。抗利尿ホルモン作

表 5.3 閉塞性心疾患の症例に推奨される麻酔プロトコール

オピオイド前投与 (mg/kg)	鎮静前投与 (mg/kg)	導入 (mg/kg)	維持	術中鎮痛 (mg/kg/h)	術後鎮痛 (mg/kg)
(a) メサドン 0.3–0.5 IM、 0.2–0.3 IV または (b) ヒドロモルフォン 0.1 IM、 0.05 IV または (c) フェンタニル 0.002–0.005 IV	(a) ミダゾラム 0.2 IM	(a) エトミデート 1–2 IV +/− ミダゾラム 0.1–0.2 IV または (b) フェンタニル 0.005–0.01 IV + ミダゾラム 0.2	セボフルラン または イソフルラン +揮発性吸入麻酔薬の必要量を減少させる薬剤 CRI	(a) オピオイドCRI i. フェンタニル 0.012–0.042 または ii. ヒドロモルフォン 0.03 または iii. レミフェンタニル 0.012–0.042	(c) 間欠的なボーラス投与 i. メサドン 0.3 IV q4–6 h または ii. ヒドロモルフォン 0.05–0.1 IV q4–6 h または iii. ブプレノルフィン 0.01–0.03 IV q6–8 h

用の欠如によって大量に排尿することになり，その多尿に対応するために大量に飲水しなければならない。麻酔の前にこれらの症状を安定させることが重要である。尿崩症と確定診断された動物は，デスモプレシンの投与によって尿崩症が管理されるまでは選択的処置のために麻酔は行わない。非選択的処置のために，麻酔前の水分バランスはかなり重要である。一般的に，これらの症例には麻酔前に可能な限り補正されるべき自由水の不足がある。

1. 麻酔の注意点／合併症

(a) これらの症例には，いかなるときも水を制限しない。これらの症例は全身性および中枢性に脱水していると考えられる。
(b) 麻酔中および回復期には，電解質（特にナトリウム）をモニタリングする。輸液療法ではナトリウムを目標値（150-160 mEq/L）に維持するよう努める。ナトリウムの急速な変化は重篤な神経系への影響をもたらすため，高ナトリウム血症の症例の管理としてChapter6（P.221）を参照すること。
(c) 輸液には5％ブドウ糖液（D5W）あるいは2.5％ブドウ糖添加0.45％塩化ナトリウム液を選択する。

2. 麻酔プロトコール

　尿崩症の動物にとって，特に禁忌となる麻酔薬はない。しかしながら，症例の症状や麻酔前評価に基づいて薬剤を選択することが重要である。また，正しい判断に基づく輸液療法が推奨される。機能が完全に回復する（自分自身で飲水すること）までの時間を最小限にするため，可能ならいつでも拮抗可能な薬剤を使用するのが賢明である。前投与薬は処置の侵襲レベルに応じて選択され，侵襲的な処置では完全なμ受容体作動性オピオイドが，最小の侵襲性処置ではブトルファノールのような軽度に抑うつされるような薬剤が適している。プロポフォールでの導入は円滑であり，急速に代謝される。揮発性吸入麻酔薬による麻酔維持にも全身性に急速に代謝され，揮発性吸入麻酔薬の最小肺胞濃度を減少させるレミフェンタニルのようなオピオイドの定速静脈内投与を併用する。処置の侵襲性のレベルに合わせて術後鎮痛を選択する。

B. 糖尿病

　糖尿病は相対的あるいは絶対的なインスリンの欠乏が特徴である。通常，症例はインスリン依存性である。当然，猫の場合には一時的な糖尿病，非インスリン依存性糖尿病あるいは従来型のインスリン依存性糖尿病があり，いずれの鑑別が重要となる。インスリンによる血糖調節の制御ができなくなると，最終的には浸透圧性の利尿や多尿が生じる。インスリンが外来性に投与されない場合，体は他のエネルギー源を使うことを試みる。特に，持続的な要因（例：ストレス）があると，ケトン体が生成され，ケトアシドーシスになる。ケトアシドーシスは他の問題の前に取り組むべき生命が脅かされるような緊急事態であり，手術時に最も重大な問題となる。したがって，麻酔担当獣医師は一般的には管理された糖尿病症例にあたるが，どの程度

に糖尿病が管理されているかは様々である。全血球計算（CBC）や生化学を含むルーチンな血液検査を実施し，電解質を把握することは必須である。また，ケトン尿を評価するための尿検査の実施は正当である。身体検査の間，水和状態には特に注意を払わなければならない。糖尿病症例には肝腫大や脆弱な筋肉がみられることがあり，麻酔中の不十分な換気の一因となる。

1. 麻酔の注意点／合併症

(a) 麻酔プロトコールのポイントは，症例の通常時の食事スケジュールからの離脱時間を最小限にすることである。症例を夕刻までに覚醒させるため，選択的処置を朝に予定する。さらに，"二日酔い"効果（持ち越し効果）を最小限にするために短時間作用型で拮抗可能な薬剤を使用する。

(b) 管理された糖尿病では，8時間絶食（一晩）させ，朝に0.5 IU/kgのレギュラーインスリンを投与する。入院時には，症例が低血糖ではないことを確認するために血糖値（BG）を測定する。

(c) 導入後すぐに血糖値を45-60分ごとに評価する。サンプリングライン（動脈ラインまたは太いカテーテルのどちらか）がこの目的に便利である。正常な血糖値は80-120 mg/dLであるが，糖尿病症例においては制御レベルをどの程度にするのが実際的であるのかを麻酔担当獣医師は理解しておく。典型的な糖尿病症例は血糖値が200-250 mg/dLである。200 mg/dLまでの血糖値の低下は介入が必要となる。もし，糖尿病症例の血糖値が120 mg/dL以下であれば，5-10 mL/kg/hで2.5-5％のブドウ糖を投与しなければならない。麻酔中に症例のブドウ糖必要量に合わせて変化させるため，ビューレトロール（訳者注：輸液や薬剤の投与量を制限するための輸液用装置）あるいは小さな輸液バッグで実施する。

血糖値が血液検査に基づいた症例の"正常な血糖値"を超えた場合，0.1-0.2 IU/kgのレギュラーインスリンを投与する。代替として，持続的に血糖値を評価する場合には，0.05 IU/kg/hのレギュラーインスリンの定速静脈内投与が血糖コントロールに有用となることがある。麻酔担当獣医師にとっては"酸っぱいより甘い"方が良い状態になるため，必要以上に血糖値を下げることは不適切であることを覚えておくと良い。

(d) 脱水はこれらの症例では一般的である。可能であれば，麻酔の前に補正しておく。

2. 麻酔プロトコール（表5.4参照）

デクスメデトミジンは一時的な高血糖を起こすため，可能であれば使用を避ける。投与量の微量な調節が可能な薬剤（プロポフォールやエトミデート）と症例の状態に基づいて，前投与薬や導入薬を選択する。ほとんどの導入薬は比較的短時間作用であり，すばやく代謝される。一般的に揮発性吸入麻酔薬が使用される。定速静脈内投与は鎮痛をもたらすばかりでなく，揮発性吸入麻酔薬の必要量を減少させるために使用される。症例の食欲が回復するまで，45-60分間隔で継続的に血糖値を測定する。2-5 mL/kg/hでの晶質液へのブドウ糖添加（2.5-5％）が回復期に要求されることがある。できるだけ迅速に正常機能を回復させるため，侵襲的処置

表 5.4 糖尿病の症例に推奨される麻酔プロトコール

オピオイド前投与 (mg/kg)	鎮静前投与 (mg/kg)	導入 (mg/kg)	維持	術中鎮痛 (mg/kg/h)	術後鎮痛
(a) メサドン 0.3-0.5 IM, 0.2-0.3 IV (注意：メサドンは嘔吐の原因とならない) または (b) ヒドロモルフォン 0.1 IM, 0.05 IV	(a) アセプロマジン 0.01-0.02 または (b) ミダゾラム 0.2 IM	(a) プロポフォール 効果が出るまで (to effect) +/－ミダゾラム 0.2 または (b) エトミデート 1-2 IV +/－ミダゾラム 0.1-0.2 IV	セボフルラン または イソフルラン ＋揮発性吸入麻酔薬の必要量を減少させる薬剤 CRI	(a) オピオイド CRI i. フェンタニル 0.012-0.042 または ii. ヒドロモルフォン 0.03 または iii. レミフェンタニル 0.012-0.042 (b) リドカイン CRI 1.5-3	(a) オピオイド CRI i. フェンタニル 0.002-0.005 mg/kg/h または ii. ヒドロモルフォン 0.01 mg/kg/h (b) リドカイン 1.5 mg/kg/h (c) 間欠的なボーラス投与 i. メサドン 0.3 IV q4-6 h または ii. ヒドロモルフォン 0.05-0.1 IV q4-6 h

注意：猫へのリドカイン投与は禁忌である。リドカインパッチは、犬と猫における切皮時のオプションとなり得る

を受けた症例で適切かつバランスの良い術後鎮痛が必要になる。

C．副腎皮質機能亢進症（クッシング症候群）

　副腎皮質機能亢進症は，薬剤投与による外因性あるいは動物自身の副腎（原発性副腎腫瘍あるいは副腎を刺激する下垂体腫瘍による二次的要因）からのコルチコステロイドが増加した状態である。"クッシング症候群"という用語は下垂体性の副腎皮質機能亢進症を示しており，しばしば副腎皮質機能亢進症のすべてに対して使用される。副腎皮質刺激ホルモン（ACTH）刺激試験，低用量デキサメタゾン抑制試験，高用量デキサメタゾン抑制試験および尿中コルチゾール-クレアチニン比を含む様々な検査法に基づいて，副腎皮質機能亢進症を確定診断あるいは推定する。

　この疾患の臨床症状には多飲／多尿（PU/PD），多食，薄い毛，特に背中や腹部に沿った膿皮症を伴う皮膚，"太鼓腹"様相（腹部膨満），パンティング，筋肉の菲薄化および無気力が挙げられる。身体検査では，肝腫大がみられる。併発疾患には高血圧，血液凝固亢進，腎疾患，糖尿病，うっ血性心不全（CHF）および神経性疾患が挙げられる。麻酔担当獣医師が副腎皮質機能亢進症の症例を扱う際には，これらすべての疾患を調べる必要がある。血液検査上の特徴的な異常として，白血球のストレスパターン，赤血球数（RBC），血糖値，ALP，ALTおよびコレステロールの上昇，リンの低下が挙げられる。尿検査では，尿比重の低下，蛋白尿および場合によっては細菌感染が認められる。

1．麻酔の注意点／合併症

(a) 脆弱な皮膚：症例を毛刈りする際には，皮膚は傷つきやすく裂けやすいため，注意しなければならない。毛刈りされた毛は正常な症例の毛と同じようにすぐに美しく生えることはないため，毛刈り範囲は最小限にとどめる。

(b) 併用薬：すべての動物と同様，副腎皮質機能亢進症の症例が投薬されているすべての薬剤あるいはサプリメントを把握することは，麻酔担当獣医師にとって重要である。医原性副腎皮質疾患（例：グルココルチコイドの投与）の症例では，アジソンクリーゼが生じる可能性がある（P.157 "アジソンクリーゼ" を参照）ため，麻酔前にグルココルチコイドを急に中止しない。

　下垂体性クッシング症候群の症例の中には，アニプリル（訳者注：セレギリン塩酸塩）で治療されているものがいる。この薬剤は不可逆的モノアミンオキシダーゼ阻害薬（MAOI）であり，新しいモノアミン酸化酵素（MAO）が作られるまでモノアミンが酸化されないため，循環血液中でモノアミンが増加する。これはある病状では有用であるが，過剰なモノアミンによってセロトニン症候群になることがある。セロトニン症候群は高体温，頻脈，高血圧および筋振戦によって特徴付けられ，重症度は軽度から致死的なものまで様々である。モノアミンを増加させる別の薬剤は禁忌である（例：トラマドール）。麻酔中，フェンタニルやペンタゾシンに似たメペリジンは避ける。アニプリルを投与されている症例においては，モルヒネの投与に付随して神経抑制が生じることから，モルヒネが最適なオピオイドである。著者のうちのい

くらかは，セロトニン症候群の症状を悪化させることがあるためにケタミンを避けることを奨めているが，これを推奨するほど信頼できる情報はあまりない。

(c) **低換気**：これは，筋肉の脆弱化や肝腫大や脂肪の再分布による二次的な腹部膨満によって生じる。機械的人工換気（MV）が必要となる。

(d) **併発疾患の管理**：血液凝固亢進による二次的な肺塞栓症（PTE）の可能性がある。麻酔担当獣医師は注意深くモニターする必要があり，これはEtCO$_2$（呼気終末二酸化炭素分圧）およびPaCO$_2$（動脈血二酸化炭素分圧）間の大きな差異（P.210 Chapter6"肺塞栓症（PTE）"を参照のこと）によって示唆される。

2. 麻酔プロトコール（表5.5参照）

前投与はストレスを減らし，静脈カテーテルの設置を楽にする。鎮静はしばしば不必要であるが，必要に応じて低用量のアセプロマジンまたはミダゾラムを使用する。

モルヒネは侵襲的な処置の際に適切な鎮痛をもたらすため，安全な選択である。長時間作用型オピオイド（ヒドロモルフォンあるいはメサドン）は，モルヒネと同様に術中鎮痛をもたらすために使用される。筋肉内投与（IM）による前投与の後，呼吸抑制に注意する。麻酔前の酸素化が推奨される。症例が協力的であれば，ドップラーや心電図のようなモニタリング機器を導入の前に装着する。導入には症例の麻酔前の状態や薬剤によって多くのオプションがある。エトミデートは副腎皮質抑制を起こすが，この作用が有用であるかどうかは不明である。ベンゾジアゼピンの併用によって，必要なエトミデートの量を減少できる。しかしながら，少量のエトミデートでさえ，副腎皮質抑制を生じ得ることに留意すべきである[1]。神経遮断性麻酔導入は極度の重症例で有用であろう。麻酔維持には揮発性吸入麻酔薬が使用される。オピオイド（レミフェンタニルやヒドロモルフォン）および／またはリドカインの定速静脈内投与は鎮痛をもたらし，揮発性吸入麻酔薬の最小肺胞濃度を減少させる。処置中や場合によっては覚醒時には，換気，観血的血圧測定，酸塩基平衡および電解質の注意深くモニタリングを実施する。適切な換気が症例自身で行えるようになってから抜管し，抜管後は換気の問題をモニタリングする。必要に応じて酸素給与を行う。

D. 副腎皮質機能低下症（アジソン病）

副腎からのグルココルチコイドおよび／またはミネラルコルチコイドの欠乏は副腎皮質機能低下症（アジソン病）といわれている。大抵の副腎皮質機能低下症の症例は特発性であるが，副腎皮質刺激ホルモンの高値あるいは薬物治療（リゾドレン）に続発した副腎障害もまた同様に発生する。副腎の最外層である球状層は，ミネラルコルチコイド（アルドステロンは最も重要な1つ）の分泌に関与している。球状層がアルドステロンを分泌しないと，ナトリウム，カリウム，クロールおよび水分の制御ができなくなる。次の層である束状層はコルチゾールの産生に関与しており，これが弱まると体の多くの正常機能（代謝，心血管系の安定およびストレス反応）が障害される。

表 5.5 副腎皮質機能亢進症の症例に推奨される麻酔プロトコール

オピオイド前投与 (mg/kg)	鎮静前投与 (mg/kg)	導入 (mg/kg)	維持	術中鎮痛 (mg/kg/h)	術後鎮痛
(a) メサドン 0.3–0.5 IM, 0.2–0.3 IV (注意：メサドンは嘔吐の原因とならない) または (b) ヒドロモルフォン 0.1 IM, 0.05 IV または (c) モルヒネ 0.5 IM	(a) アセプロマジン 0.01–0.02 または (b) ミダゾラム 0.2 IM	(a) プロポフォール 効果が出るまで (to effect) +/−ミダゾラム 0.2 または (b) エトミデート 1–2 IV +/−ミダゾラム 0.1–0.2 IV または (c) フェンタニル 0.005–0.01 +ミダゾラム 0.2	セボフルラン または イソフルラン +揮発性吸入麻酔薬の必要量を減少させる薬剤 CRI	(a) オピオイド CRI i. フェンタニル 0.012–0.042 または ii. ヒドロモルフォン 0.03 または iii. レミフェンタニル 0.012–0.042 (b) リドカイン CRI 1.5–3	(a) オピオイド CRI i. フェンタニル 0.002–0.005 mg/kg/h または ii. ヒドロモルフォン 0.01 mg/kg/h (b) リドカイン 1.5 mg/kg/h (c) 間欠的なボーラス投与 i. メサドン 0.3 IV q4–6 h または ii. ヒドロモルフォン 0.05–0.1 IV q4–6 h

注意：猫へのリドカイン投与は禁忌である。リドカインパッチは、犬と猫における切皮時のオプションとなり得る。麻酔前に患者動物の酸素化をする。アニプリル（認知症治療薬）を投与された症例には、フェンタニルやレミフェンタニルと同様にメペリジンの使用を避ける

副腎皮質機能低下症は"巧みな詐欺師"としばしば呼ばれる。これは，この疾患の臨床症状がはっきりしないためであり，虚弱，食欲不振，慢性嘔吐，下痢，腎前性高窒素血症（ときおり腎不全と間違われる）や時には多飲／多尿が認められる。症例は高カリウム血症（徐脈やP波の消失，幅広で異常なQRS波，および高いテント状T波を含む心電図波形の変化）に関連した異常な低血圧を示すこともある。副腎皮質機能低下症が疑われる場合には，副腎皮質刺激ホルモン刺激試験による副腎皮質の予備能を評価することにより確定する。管理されていない副腎皮質機能低下症の症例における選択的処置については，症例の状態が安定するまで延期する。

　管理された副腎皮質機能低下症の症例でも，全血球計算や血液生化学検査を実施することが推奨される。全血球計算上の一般的な異常として，白血球のストレスパターンの欠如が挙げられる。これは疾病や"正常でない"動物では異常なことである。貧血が起こる可能性が高いが，血液量の減少に隠されるPCV（血中赤血球容積）は比較的正常である。血液生化学検査での異常は低血糖，低ナトリウム血症を伴う高カリウム血症（Na：K比＜27），低クロール血症および高カルシウム血症のような電解質異常を中心としており，高窒素血症やアシドーシス（血液量の減少に二次的に生じている）もみられる。尿検査では低い尿比重が認められることがある。

1．麻酔の注意点／合併症

(a) **アジソンクリーゼ**：グルココルチコイドが急速に失われた症例において，アジソンクリーゼにより命を脅かす血液量減少性ショックを生じる。蘇生のために大量の生理食塩液を輸液しなければならない。

(b) **有効循環血液量**：これは本疾患を有する患者動物にとって最も意義のある事柄である。いずれの処置の前に生理食塩液での輸液による安定化が必要である。副腎皮質機能低下症の症例がどの程度管理されているかによって，輸液による安定化の程度を決める。安定していない症例の場合は，最初の1時間で生理食塩液が90 mL/kgまで必要になることがある。

(c) **高カリウム血症**：動物が協力的であれば，麻酔前からのモニタリング機器の使用（特に心電図検査）が推奨される。高カリウム血症に関連した不整脈についてはChapter6（P.219）で述べられており，治療法も記載しているので参照のこと。

(d) **低血糖**：低血糖の症例には2.5-5％のブドウ糖添加が推奨される。

(e) **低血圧**：状態が不安定な症例では，導入前に血圧測定を実施し，同様に中心静脈圧の測定（中心静脈カテーテルは，採血，中心静脈圧測定および輸液投与のためのポートといった多くの目的で利用することができる）も行う。これらの症例では低血圧の管理が難しいが，これは血液量のサポートに大きく依存する。観血的血圧測定が理想的である。

(f) **ストレス**：これらの症例はストレスに対する代償能力が低い。すべての副腎皮質機能低下症の症例において，ストレスを最小限にすることが最も優先すべきことである。

(g) **補給療法**：管理された副腎皮質機能低下症の症例には，その日のコルチコイド投与を確実に実施しなければならない。管理されていない症例に対しては，導入前にヒドロコルチゾン

2-4 mg/kg を静脈内投与する。

2. 麻酔プロトコール（表5.6参照）

　これらの動物は通常の動物に比べ薬剤必要量が少ない。可能であれば，拮抗可能で短時間作用の薬剤を使用する。オピオイドでの前投与およびエムラクリームの塗布は静脈カテーテルの設置に関連するストレスの減少に有用である。神経遮断性鎮痛は気管内挿管をしばしば楽にする。プロポフォールの必要量を減量するために，ミダゾラム 0.2 mg/kg をプロポフォールによる導入の際に併用することもある。エトミデートはステロイド合成を阻害するため，これらの症例では禁忌となる。一般的に揮発性吸入麻酔薬による麻酔維持が行われる。オピオイドの定速静脈内投与は揮発性吸入麻酔薬の最小肺胞濃度を減少させるために使用される。必要に応じて機械的人工換気を実施するが，機械的人工換気が血圧に負の影響を与えることを認識しておかなければならず，低血圧の場合には機械的人工換気を中止しなければならない。積極的な輸液療法も実施する。中心静脈圧と観血的血圧の測定が理想的である。さらに，麻酔中および回復期には $EtCO_2$，血液ガス分析，血糖値および電解質を注意深くモニターする。

E. 甲状腺機能亢進症

　甲状腺機能亢進症は甲状腺ホルモンが過剰分泌した結果，動物の代謝が増加する。犬では比較的まれ（一般に機能性の甲状腺腫瘍により生じる二次的なものである。ほとんどが機能性ではない）であるが，高齢の猫においては非常に一般的である。臨床症状は食欲は増加しているにもかかわらず体重が減少する，嘔吐，活動性の亢進および多飲／多尿からなる。身体検査では，症例は痩せており，筋消耗を伴う貧弱な身体状態であり，少なくとも1つの腫脹した甲状腺を触知することができる。これらの症例はしばしば動揺しており，容易に緊張する。緊張により，呼吸困難や過換気のような呼吸の変化が惹起される。心血管系の変化として，高血圧，頻脈，不整脈および酸素要求量の増加が挙げられる。しばしば，ギャロップ性の心雑音が聴取される。循環器の精査によって心筋拡大や，肺水腫あるいは胸水を伴う心不全が認められることがある。また，高窒素血症がみられることもあるが，腎臓の問題がないことは珍しくない。たとえ猫が腎不全の初期であっても，高代謝状態により腎臓の灌流が十分となるため，腎数値は正常なままである。麻酔担当獣医師として把握しておくべき重要なことは，これらの症例に適切な腎臓予備能が備わっていると考えるのは軽率であるということである。血液検査の変化にはT4値の上昇，赤血球数の増加，肝酵素値（ALT，ALP，AST）の増加が挙げられる。

1. 麻酔の注意点／合併症

(a) 飼い主とのコミュニケーション：本疾患がコントロールされる前に甲状腺機能亢進を呈する猫に麻酔を実施する必要があるならば，手術中および術後ともに，突然死を含む麻酔リスクが高いことについて飼い主にじっくり説明する必要がある。猫に心肺蘇生（CPR）を行うか否かについては麻酔担当獣医師が確認する。甲状腺機能が正常の猫では，このリスクは大きく減

表 5.6　副腎皮質機能低下症（アジソン病）の症例に推奨される麻酔プロトコール

オピオイド前投与 (mg/kg)	鎮静前投与 (mg/kg)	導入 (mg/kg)	維持	術中鎮痛 (mg/kg/h)	術後鎮痛
(a) メサドン 0.3 IM、0.2 IV または (b) ヒドロモルフォン 0.05 IM、0.05 IV	ミダゾラム 0.1 IM	(a) プロポフォール 効果が出るまで (to effect) +／ーミダゾラム 0.2 または (b) フェンタニル 0.005-0.01 +ミダゾラム 0.1	セボフルラン または イソフルラン +揮発性吸入麻酔薬の必要量を減少させる薬剤 CRI	(a) オピオイド CRI i. フェンタニル 0.012-0.042 または ii. ヒドロモルフォン 0.03 または iii. レミフェンタニル 0.012-0.042 (b) リドカイン CRI 1.5-3	(a) オピオイド CRI i. フェンタニル 0.002-0.005 mg/kg/h または ii. ヒドロモルフォン 0.01 mg/kg/h (b) リドカイン 1.5 mg/kg/h (c) 間欠的なボーラス投与 i. メサドン 0.3 IV q4-6 h または ii. ヒドロモルフォン 0.05-0.1 IV q4-6 h

注意：麻酔前に患者動物の酸素化をする。糖質コルチコイドの補充が不明である場合は、導入時に 2-4 mg/kg のヒドロコルチゾンの静脈内投与が必要である。猫へのリドカインパッチは、犬と猫における切皮時のオプションとなり得る

少する(なくなるわけではないが)。
(b) **協調性**:甲状腺機能が亢進した症例を保定するときは,正常な猫と比べて非協力的である。適切な前投与が必要となる。

　著者は猫で採血のために保定してストレスをかけた結果,心停止を起こした経験がある。本疾患の猫では,最小限のハンドリングや保定でさえも,呼吸困難やパンティングを呈することは珍しいことではない。

(c) **高血圧**:本疾患の猫の大多数が高血圧である。臨床医は血圧を導入前に測定し,高血圧をコントロールするために薬物治療について麻酔担当獣医師に伝える。薬物治療への反応によっては,手術の日を延期することがある(症例が血圧治療に非常に良く反応した場合,術中低血圧を防ぐために延期することもある。後述)。

(d) **低換気**:呼吸筋が弱くなっている場合,麻酔中に低換気に陥ることがある。

(e) **多臓器の関与**:甲状腺機能亢進症によって多くの臓器に影響が及ぶため,麻酔時間を最短にし,適切な組織灌流を維持すること(例:低血圧を防ぐ)が成功にとって必要なことである。

(f) **頻脈**:重度の高血圧で頻脈の症例には,麻酔前にβ受容体拮抗薬で安定化させることで,不整脈の発生も減らすことがある。

(g) **低体温**:低体重の症例では,体表面積の増加や非再呼吸式(NRB)回路の使用のために体温制御が困難となる。

(h) **甲状腺クリーゼ(サイロイドストーム)**:この合併症は生命を脅かすものであり,全身循環への甲状腺ホルモンの急速な放出(通常はストレスへの反応で生じる)によるものである。臨床症状には頻脈と高体温がある。この症例では肺水腫に発展し,急速に代償不全となる。これは通常は術後に生じるが,術中に起きる可能性もある。治療は症状をコントロールすることである。冷却した輸液で症例を冷却し,開腹手術では腹腔内洗浄を実施する。短時間作用型β受容体作動薬を用いて頻脈をコントロールする(P.82 Chapter3"エスモロール"を参照のこと)。また,酸素を給与する。

　甲状腺亜全摘術を実施する場合,手術時における喉頭神経への繰り返しの傷害や喉頭周囲の浮腫が抜管時の気道閉塞に関連することがある。

2. 麻酔プロトコール

　麻酔担当獣医師は影響を受けているすべての器官やそれぞれの器官が受けた影響の程度をしっかり理解することが重要で,これらの状態をすべて管理する。著者の意見であるが,オピオイドを含む前投与は大抵の猫を陶酔状態にする傾向がある。これは静脈留置を楽に実施するのに十分な効果を与えるかもしれないし,与えないかもしれないが,エムラクリームの塗布は有用となることがある[2]。高用量のオピオイドは抑うつを生じさせるだろう[3,4]。全く管理されていない症例の場合,デクスメデトミジンの使用によって心拍数が減少するだけでなく,症例を管理された状態により近づけることができる。導入薬としては,効果が出るまで(to effect）ゆっくり投与できるプロポフォールのような円滑で短時間作用型のものが推奨される。また，プロポフォールの量を減少させるためにベンゾジアゼピンを取り入れる。心血管系の変化がみられる猫には，エトミデートとベンゾジアゼピンを併用して導入する。なお，交感神経刺激を起こす麻酔薬（ケタミン）は避ける。残念なことに，猫で最小肺胞濃度を減少させるために選択可能な方法はわずかであるが，気化器のダイヤル設定を減らさなくても，オピオイドの定速静脈内投与は鎮痛をもたらす。心電図は不整脈を検出するために必須であり，動脈ラインにより継続的な血圧情報を得ることができる。体温を緊密にモニタリングすることも重要である。

F．甲状腺機能低下症

　甲状腺ホルモン欠乏として定義される甲状腺機能低下症は高齢犬においてよくみられる疾患の1つである。

　この疾患は一般的には特発性甲状腺萎縮に続発するが，リンパ球性甲状腺炎にも続発する。甲状腺の機能は正常な代謝の状態を維持することであるため，甲状腺機能低下症により代謝が減弱した状態となる。一般的な臨床症状は傾眠，抑うつ，寒冷に対する抵抗の減弱および肥満である。甲状腺機能低下症に続発した心血管系変化として，徐脈および心筋収縮力の減少による心拍出量の減少が挙げられる。代謝率の低下によって薬物が迅速に代謝されなくなるため，麻酔への感受性が高くなる。一般的な血液検査の異常には非再生性貧血，コレステロールの上昇および総T4値の低下がある。甲状腺の分析による甲状腺機能低下症の診断については，完全な理解のために他書を参照すること。

1．麻酔の注意点／合併症

(a) **胃内容物排出の遅延**：代謝の全般的な低下によって，消化管内の空の状態が通常の時間どおりには得られない。絶食がされている場合であっても，麻酔担当獣医師は症例の胃内容物の逆流に備える必要がある。

(b) **薬用量**：可能であれば低用量で薬剤を使用し，"効果が出るまで（to effect）"の投与あるいは拮抗可能で短時間作用型の薬剤を使用する。

(c) **低血圧**：正常なT4の数値にまで回復していない症例は，様々な心血管系の問題を抱えているが，心拍出量や血管内容積の減少に加えて，薬剤への感受性が上がっているため，麻酔中には低血圧が頻繁にみられる。これらの症例は陽性変力作用薬での伝統的な低血圧管理に対する反応は最小限しか得られない。

(d) **低体温**：代謝が低下しているため，核心温の維持を十分にできない。

(e) **覚醒遅延**：薬物代謝の遅延および低体温の両者が症例に覚醒遅延を起こす。

2．麻酔プロトコール

　甲状腺疾患のコントロールの程度によって，通常の麻酔プロトコールから修正する。よく安

定した症例では，最小限の修正で十分である。しかしながら，管理されていない甲状腺機能低下症の動物は，麻酔担当獣医師にとってはいくらか挑戦的となる。代謝率の低下のため，低用量で薬剤が投与される。短時間作用型で拮抗可能な薬剤を優先的に選択する。しばしば，低用量のオピオイドのみ（鎮静薬なし）が前投与時に必要となるが，心拍数を増加させるために抗コリン薬とよく組み合わせられる。

　麻酔前の酸素化およびモニタリング機器の装着がこれらの症例では重要である。もし他の要因から禁忌にならないならば，心拍数を増加させカテコラミンの放出を刺激するケタミンは導入薬の選択肢となる。この薬剤は筋弛緩を得るためのベンゾジアゼピンと併用される。ケタミンの定速静脈内投与は麻酔のバランスを取ってくれるだろう。揮発性吸入麻酔薬が使用されるが，麻酔薬への感受性が高いため，可能な限り低濃度で維持する。レミフェンタニルのような短時間作用型のオピオイドの定速静脈内投与が揮発性吸入麻酔薬の投与量を減少させるために使用される。エフェドリンが麻酔中の低血圧への管理に有用である。覚醒遅延が生じやすいため，症例の緊密なモニタリングが推奨される。

G. 褐色細胞腫

　褐色細胞腫はカテコラミン産生性の副腎腫瘍である。しばしば，これらの腫瘍は偶発的に見つかる。症例はしばしば不明瞭な徴候を示し，症例が麻酔されるまでに腫瘍が明るみに出ることはない。臨床症状には傾眠や虚弱，食欲不振や体重減少，嘔吐および多飲／多尿がある。身体検査では，パンティング，粘膜色蒼白（血管収縮に続発），頻脈および発熱の可能性がある。血液検査の異常としては貧血，白血球のストレスパターン，肝酵素値（ALP，ALT，AST）の上昇，高窒素血症および電解質異常がある。副腎腫瘍を疑う場合は，麻酔前にすべての項目の精査を行うべきである。

1. 麻酔の注意点

(a) **出血**：この腫瘍は非常に侵襲的であり，摘出術時には大量出血することがある。慎重を期してクロスマッチ試験を実施し，血液製剤を入手しておく。

(b) **高血圧および頻脈**：エピネフリン（犬）あるいはノルエピネフリン（猫）の分泌によって頻脈だけでなく，重度の血管収縮（α受容体の刺激による）が起きる。これによって体は循環血液量を減少させ，弱まることのない血管緊張を代償する。唯一の緊張軽減はカテコラミン放出によるβ受容体の刺激であり，これは軽度の血管拡張を生じさせる。この症例に麻酔を実施すると，有効循環血液量の減少に血管拡張が加わることで心血管系虚脱が生じることがある。この可能性を減らすために，褐色細胞腫の症例には有効循環血液量に戻すために，血管収縮を開放することを目的として，麻酔前にフェノキシベンザミンのようなα受容体拮抗薬を投与する。こうすることで顕著に改善されるが[5]，理想的には麻酔前の14日間，α受容体拮抗薬の投与を行う。症例がα受容体を拮抗されていない場合，β受容体拮抗薬はβ受容体の平滑筋への効果を阻害することによって高血圧を悪化させるため，頻脈を減少するためのβ受容

体拮抗薬（例：エスモロール）を投与することは不適切である。
(c) 静脈灌流障害：この腫瘍は大静脈を含んだ血管系に侵襲的に取り巻いている。手術中の失血の可能性に加えて，心臓への静脈灌流の障害の程度や心拍出量の減少も考慮する。

2．麻酔プロトコール

完全µ受容体作動性オピオイドでの前投与は鎮静，術前鎮痛および導入や麻酔維持に必要な薬剤の減量をもたらす。

鎮静が必要な場合，ベンゾジアゼピンは心血管系の副作用が最も少ない。可能な限り，モニタリング機器を覚醒下の症例に事前に設置する。動脈ラインや大口径の2本目のカテーテル（中心静脈カテーテルが理想）の設置を楽にするため，エムラクリームのようなものを使用する。麻酔時間を最小限にすることが非常に重要である。禁忌となる唯一の導入薬がケタミンである。非常に安全なため，これらの症例ではフェンタニルとベンゾジアゼピンによる神経遮断性麻酔導入がしばしば選択される。揮発性吸入麻酔薬による維持とオピオイドおよびリドカインの定速静脈内投与によるバランスのとれた手法が適している。フェノキシベンザミンを投与されている症例では，手術中に頻脈への対応にはエスモロールが使用され，高血圧を軽減するためにニトロプルシドが投与される。輸血のための血液を必要ならば入手しておく。数日間は循環血液中のカテコラミン値が高いため，術後の期間は症例にとっては重大な時間である。可能な限りの十分なモニタリングを継続する（動脈ラインは残しておく）。

III．肝疾患

肝機能は麻酔担当獣医師には非常に重要である。肝臓は蛋白合成，薬物代謝，グリコーゲン貯蔵および凝固因子の産生に関与している。ある病態では肝逸脱酵素が変化するが，これらの病態では肝機能の変化が様々に進行していく。したがって，本項では肝機能を障害する疾患に焦点を当てる。門脈体循環シャント（PSS）はそのような変化の典型的な例であるが，末期の肝硬変や薬剤（例：NSAIDs；非ステロイド性消炎鎮痛薬）過剰摂取に続発した肝障害のような状態が同様の変化を起こす。身体検査では，門脈体循環シャントの症例は鈍感で，体のサイズが小さく，発作歴をもつことがある。鈍感さはしばしば肝性脳症による。肝性脳症を解決するため，麻酔前には内科的治療が必要である。血液検査では，貧血，アンモニアや胆汁酸の増加およびBUN（血中尿素窒素），血糖値，アルブミンおよび凝固因子の減少がみられる。尿検査では結石の原因となる尿酸アンモニウム結晶が認められることがある。

A．麻酔の注意点／合併症
1．先天異常
門脈体循環シャントのような先天異常の動物においては，心血管系，呼吸器系および腎臓のような他の器官の先天異常がないことを確実にするため，特に徹底的な身体検査が推奨される。

2. 薬物代謝

　肝外代謝あるいは短時間作用／拮抗可能な薬剤を選択する。肝代謝に依存した薬物は，肝機能障害のある症例において効果の増強や作用時間の延長を示す。バルビツレートは禁忌である。動物が門脈体循環シャントによる肝性脳症を示している場合には，ベンゾジアゼピンの使用には賛否両論である。重度の肝機能障害がある症例においては，リドカインは急速に蓄積する。

3. 出血（P.204 Chapter6"血液喪失／出血"を参照のこと）

　肝臓は血管が豊富である。肝生検や門脈体循環シャントの結紮には著しい出血が起きる可能性がある。これは門脈体循環シャントに併発する血液凝固不全によって悪化する。手術前には血液型判定やクロスマッチ試験を実施し，2本の静脈カテーテル（1つは大きなゲージのもの）の設置が推奨される。

4. 低血糖

　45-60分ごとに血糖値を評価する。必要に応じて2.5-5％のブドウ糖を輸液剤に添加する。

5. 低血圧

　肝灌流を維持（例：血圧の維持）する。これらの症例は一般的に全身麻酔管理下で低血圧である。観血的血圧の測定が理想的である。麻酔薬による低血圧は蛋白合成の減少に続発した膠質浸透圧の低下によって悪化する。しばしば，アルブミンが低い症例への輸液に血漿が選択される（アルブミンが2.2 g/dL以下なら血漿を投与する）。代わりに，2-5 mL/kgのヘタスターチをボーラス投与する方法がある。しかしながら，ヘタスターチは凝固機能を悪化させる可能性がある。最小肺胞濃度を減少させるフェンタニルやレミフェンタニルの定速静脈内投与だけでなく，陽性変力作用薬も症例が直面している低血圧を減少させるのに役立つ。

6. 低体温

　これらの症例における小さな体サイズと非再呼吸式回路の使用は，麻酔担当獣医師にとって体温制御を非常に難しくする。循環式温水マット，温風式加温装置およびビニールカバーが低体温を和らげることがあるが，開腹のような処置のために麻酔されている場合，正常体温を維持するのは難しい。

7. 精神状態（意識状態）

　臨床的に肝性脳症がみられる症例は麻酔前に内科的治療をする。内科的治療がされていない場合，覚醒は著しく遅延（>24時間）し，機械的人工換気を必要とすることがある。

B. 麻酔プロトコール（表5.7参照）

　肝機能低下や低アルブミン血症があるため，肝臓で代謝される薬剤（例：バルビツレートや

表5.7 肝疾患の症例に推奨される麻酔プロトコール

オピオイド前投与 (mg/kg)	鎮静前投与 (mg/kg)	導入 (mg/kg)	維持	術中鎮痛 (mg/kg/h)	術後鎮痛
(a) メサドン 0.3 IM, 0.2 IV または (b) モルヒネ 0.5 IM +/− (c) グリコピロレート 0.01 IM	可能な限り回避する	(a) プロポフォール 2-4 IV 効果が出るまで (to effect)	イソフルラン +揮発性吸入麻酔薬の必要量を減少させる薬剤 CRI	(a) オピオイド CRI i. フェンタニル 0.012-0.042 または ii. レミフェンタニル 0.012-0.042	(a) フェンタニル CRI 0.002-0.005 mg/kg/h または (b) 間欠的なボーラス投与 メサドン 0.5 IM q4-6 h

注意：肝性脳症の症例においては、ミダゾラムやジアゼパムのようなベンゾジアゼピン系薬の使用について議論がある。麻酔前に患者動物の酸素化をする

フェノチアジン系トランキライザー），蛋白結合率の高い薬剤（例：ジアゼパムやバルビツレート）および肝毒性のある薬剤（例：ハロタン）を避ける。可能ならば，拮抗可能で短時間作用型，肝外で代謝される薬物を使用する。モルヒネおよび／または抗コリン薬（必要なら）のようなオピオイドを前投与薬として投与する。プロポフォールでの導入は円滑で，肝外で代謝されるため推奨される。

　イソフルランは肝疾患の症例において揮発性吸入麻酔薬の選択肢となり，セボフルランはごくわずかに肝臓代謝が行われるが，この2つの作用はほぼ同等である[6]。入手可能であれば，レミフェンタニルは血漿中のエステラーゼによって代謝されるため，肝臓での代謝に依存しないことから，揮発性吸入麻酔薬量を減らし，鎮痛をもたらすための選択として適している。手術中には定期的に血糖値をチェックし，必要に応じてブドウ糖を添加する。麻酔時間を最小限にすることにより，門脈体循環シャントの症例の術後の結果を改善することがある。症例の精神状態や低体温の程度は覚醒に影響を及ぼし，覚醒遅延が生じることがある。

Ⅳ. 神経疾患：頭蓋内疾患

　頭蓋は閉鎖された空間であり，この空間の中で組織と液体（例：血液と脳脊髄液［CSF］）のバランスが成り立っている。もし，これらのいずれかが増加した場合，他のものは減少しなければならず，そうでなければ頭蓋内圧（ICP）が上昇することになる。頭蓋内疾患を有する症例においては，頭蓋内圧の上昇は脳組織のヘルニアを引き起こし，死に至ることがあるということを認識しておかなければならない。残念なことに，このような症例に麻酔をかけることで，頭蓋内の主要な3つの構成要素のうちの1つである脳血流（CBF）が障害を受けるため，すでにバランスの崩れている症例（例：頭蓋内疾患）においては，致命的な変化となり得る。現在の病歴の聴取と，発作の頻度と持続時間，外傷の有無や神経毒性を引き起こす物の摂取の有無などの詳細な情報は非常に役に立つ。これらの症例においては，完全な身体検査の一部として神経学的検査の遂行は重要である。頭蓋内圧上昇の際に認められることが多い徴候は，意識レベルの変化，縮瞳や散瞳といった瞳孔のサイズの不対象，瞳孔反射の低下，血圧上昇を伴う心拍数の減少（クッシング反射），そして呼吸器調節能の異常である。全血球計算と血液生化学検査，そして尿検査の結果は正常であることがほとんどであるが，これらの検査は併発疾患の有無を検出するのに役立つかもしれない。

A. 麻酔管理におけるゴール／特別に考慮すべき点
1. 自己調節能
　揮発性吸入麻酔薬は脳自身の灌流圧を維持する自己調節能を崩壊させる。揮発性吸入麻酔薬は用量依存性に脳血流を増加させるため，中枢に問題のある症例では有害となる。

2. 中枢神経代謝率（脳酸素消費量；CMRO$_2$）

麻酔担当獣医師にとって，中枢神経系に問題がある症例に対する麻酔管理におけるゴールの1つは脳酸素消費量を減少させることである。このため，脳酸素消費量を増加させる解離性麻酔薬（ケタミン）の使用を避けるよう注意しなければならない。脳酸素消費量を減少させるために軽度の低体温（35-36℃）は許容することもある。

3. 血糖管理

人医療では高血糖は神経学的予後を悪化させることが知られているが，低血糖が神経学的予後に効果的であるという報告は存在しない[7]。こういったことから，動物に対するこの概念の適用には限界がある。麻酔担当獣医師にとって血糖値モニタリングの最適な概念としては，必要に応じてレギュラーインスリンを使用しながら正常範囲で血糖値を維持することである。

4. 低酸素血症

PaO$_2$（動脈血酸素分圧）が60 mmHg以下になると，この組織の灌流を維持しようと脳の血流増加が引き起こされる。低酸素血症が認められたならば，その原因となる基礎疾患の探査と治療を注意深く開始する（P.207 Chapter 6 "低酸素血症／P：F比の異常"を参照）。

5. クッシング反射

この反射は，明らかな頭蓋内圧の上昇と命の危機に切迫した脳ヘルニアを生じる。これは徐脈と明らかな高血圧の発生によって容易に認識可能である。この反射が認められたならば，麻酔薬の投与をすぐに中止しなければならない。頭蓋内圧を低下させる治療として，高張生理食塩液4 mL/kgを2-5分以上かけて投与するか，マンニトール0.5-1.5 g/kgを10-20分以上かけて投与を行う。症例の体位を頭部が高くなるように変換し，頭部をアイスパックなどで覆うようにすると良い。呼吸管理としてEtCO$_2$を30 mmHgとなるようにする。頸部周辺を圧迫するようなもの（例：保定器具など）をすべて撤去する。生理学的な反応として血圧の著しい上昇に伴って生じている徐脈に対しては，抗コリン薬の使用は避けるべきである。神経科医は治療プランとしてコルチコステロイドをよく使用するが，この点も含め治療プランについては意見交換を行うようにする。

6. 頭蓋内圧

頭蓋内圧を可能な限り正常に維持することがゴールの目標であり，そのためには以下の実用的なステップを踏むことによって達成される。

(a) 嘔吐を誘発する薬剤の使用を避ける（ヒドロモルフォンやモルヒネの筋肉内投与やα$_2$受容体作動薬）。
(b) 頸静脈の圧迫を避ける。
(c) 発咳や吐き気の反応を誘発させるような行為を避ける。

表 5.8 頭蓋内疾患の症例に推奨される麻酔プロトコール

オピオイド前投与 (mg/kg)	鎮静前投与 (mg/kg)	導入 (mg/kg)	維持 (mg/kg/h)	術中鎮痛 (mg/kg)	術後鎮痛 (mg/kg)
(a) メサドン 0.3 IM, 0.2 IV または (b) ブトルファノール 0.3	ミダゾラム 0.2 IM	(a) プロポフォール 2-4 IV 効果が出るまで (to effect) または (b) エトミデート 1-2 IV +/-ミダゾラム 0.1-0.2 IV	プロポフォール CRI 12-24 +フェンタニル または レミフェンタニル CRI 0.01-0.02 +/-リドカイン CRI 1.5-3	(a) 間欠的なボーラス投与 i. メサドン 0.3 IV q4-6 h または ii. フェンタニル 0.005 IV (必要に応じて)	(a) 間欠的なボーラス投与 i. メサドン 0.5 IM q4-6 h

注意：前投与後は症例を持続的に観察する。ステロイドは浮腫を軽減する目的で使用されるかもしれないので、NSAIDsの使用は避ける。酸素化を要する。猫においてリドカインの定速静脈内投与は禁忌である

(d) 輸液過多を避ける。
(e) 頭部が挙上するような体位をとる。
(f) 発作：あらゆるタイプの発作は脳酸素消費量を増加させるため有害である。発作は麻酔中のあらゆる時期に発生する可能性があるが，適切な深度で麻酔維持されている場合，気付くことができないことが多い。意識下の動物であれば，治療としてジアゼパム 0.5-1 mg/kg の静脈内投与を行う。中枢の酸素要求量が増加するため，発作中の症例に対しては酸素給与を行う。
(g) 換気：$EtCO_2$ の変化もまた脳血流へ多大な影響を与える。二酸化炭素（CO_2）の増加により脳血流量も増加する。残念なことに，非常に低い二酸化炭素は脳虚血を引き起こすことがあるため注意が必要となる。適切な呼吸管理として $PaCO_2$ を 32-38 mmHg の範囲に，$EtCO_2$ を 30-35 mmHg の範囲に維持すべきである。この状態を保つために機械的人工換気が必要となることもある。

B. 麻酔プロトコール（表 5.8 参照）

　静脈カテーテル設置の際に鎮静処置が必要となることはほとんどない。しかしながら，前投与薬の筋肉内投与が必要な場合，嘔吐や重度の呼吸抑制が生じるような薬剤の使用は避けるべきである。メサドン 0.3 mg/kg の筋肉内投与もしくは静脈内投与とミダゾラム 0.2 mg/kg の投与は，著者が推奨する前投与の組み合わせである（表 5.8 参照）。導入前にはすべての症例を酸素化するべきである。導入はプロポフォールの緩徐静脈内投与が推奨されるが，エトミデートの投与もまた脳血流を減少させるため良い。麻酔維持はプロポフォールの定速静脈内投与を基本とし，これにリドカインを加えたり加えなかったりして行われる。もし調節呼吸が可能であれば，レミフェンタニルのようなオピオイドの使用により不動化に必要な薬剤の用量をさらに低減させることが可能となる。さらに，プロポフォールとオピオイドの定速静脈内投与だけでは維持が困難な場合，1MAC より低い濃度の揮発性吸入麻酔薬を併用すると良い。適切な範囲（32-38 mmHg）での炭酸ガスレベルを維持するためには血液ガス分析による $PaCO_2$ の値を確認すべきであるが，実際は $EtCO_2$ の値を評価することで代用する。クッシング反射を早期にそして信頼できる結果として検出するために，観血的血圧の測定は有用である。

C. キーポイント

1. 外傷性脳損傷

　外傷性の脳損傷を有する症例に麻酔処置を行う場合，外傷そのものによる傷害と，その損傷への反応（浮腫および炎症，血管痙攣など）のいずれも副反応として認められる。こういった動物の場合，本当に必要と判断された場合のみ麻酔管理を行う。このような症例では血液脳関門が破壊されており，脳の腫脹をより悪化させる可能性があるためマンニトールの使用は避けるべきである。これらの症例には酸素給与を行う。

V．腎疾患

　麻酔担当獣医師としての理解において，腎臓では輸液剤や肝臓で代謝された薬物を排泄する機能に注目するが，実際の生理学的機能は多岐にわたるため，読者は他書も用いて腎臓の有する幅広い機能について理解を深めておくことを推奨する。"腎疾患"という言葉は腎臓の機能障害を意味する幅広い意味をもつ言葉であり，かつ腎臓の機能障害という言葉自体も，腎臓の機能低下から真の意味での腎不全まで広い意味を含んでいる。実際のところ，臨床症状および体重の変化は腎臓がもつ驚くべき予備能のために非常にゆっくりと現れてくるものである。腎不全と診断されたとき（BUNとクレアチニンの上昇が認められたとき）にはすでに腎機能の75％以上の喪失が認められている。腎不全の原因には毒素，上皮小体（副甲状腺）の疾患と同時に生じる高カルシウム血症，感染症，敗血症そして特発性腎不全など多くのものが挙げられる。さらに，腎不全には急性と慢性がある。麻酔担当獣医師が急性腎不全の症例に麻酔を行うことはあまり一般的でなく，かつこの状態は可逆的であるため，この状態の症例に麻酔を行うこと（腎臓の灌流を悪化させるであろうこと）は未だ議論がなされている。このセクションでは永続的で，最終的には致命的となる慢性腎不全の症例管理に焦点を当てている。慢性腎不全の症例の臨床症状としては沈うつ，体重減少，嘔吐そして多飲／多尿が挙げられる。尿毒症（毒素の蓄積による全身性の疾患）が進行すると，愚鈍な精神状態となり（尿毒症性脳症），症例の呼気からも悪臭がするようになる。身体検査所見では腎臓の大きさは明らかに小さくなり，口腔に潰瘍が認められる。また，聴診において心雑音が聴取されることもある。さらに，高血圧も一般的に認められる。血液検査所見としては貧血，BUNとクレアチニンの上昇，アシドーシス，低蛋白血症，高アミラーゼ，高カリウム，高リン，低カルシウム，高マグネシウムそして高血糖といった異常が認められる。

A．麻酔の注意点／合併症
1．アシドーシス
　静脈もしくは動脈血液ガスは症例の現在のpHに関する情報を提供する。もしpHが7.2を下回るようであれば，治療を考慮する。アシドーシスの状態は，投与された麻酔薬のイオン化と非イオン化の割合を変化させ薬理作用に変化を生じる。例えばアトラクリウムのように適切な作用持続と排泄のために正常なpHが必要な薬剤は，アシドーシスになると作用持続時間が延長する。

2．薬剤選択
　薬物の代謝および排泄が主に腎臓に依存するような薬剤の使用は，最小とすべきか避けるべきである。この薬剤には猫へのケタミンの使用（活性のあるノルケタミンの形で排泄されるか，未変化のまま排泄される），いくつかの筋弛緩薬（例：ベクロニウム），そして抗コリン薬などが含まれる。ミダゾラムはその代謝および排泄を腎臓の機能に依存しないため，腎機能の

低下した症例ではジアゼパムよりも適している。また，薬剤の作用は一般的に延長する。エトミデートは溶血を生じ，腎臓に悪影響を及ぼすため，よほど逼迫する理由がない限りは腎不全の症例では使用すべきではない。どのような薬剤を選択しようとも薬剤の投与量には注意を払う必要があり，また多くの腎不全症例は低蛋白血症を呈するため，麻酔薬のような蛋白結合性の高い薬剤は厳密に投与量の調整を行うべきである。尿毒症症例においては，神経機能に変化が生じることによって，麻酔薬に対し高い感受性を示すことがある。

3. 輸液管理

この病態の症例は，循環血液量の変化に対して十分に対応できないことが多い。尿量測定のための尿道カテーテルの設置は，麻酔薬の投与量を減少させる計画につなげることができる。計画手術の場合，麻酔中の症例管理をより確実にするために麻酔を施す前日の夜から輸液管理を行い，利尿を促すようにすることで臨床的有用性は高まる。

4. 腎機能

全身麻酔管理は腎灌流の変化，外科手術によって生じる交感神経系の活性化，不適切な薬剤使用や管理といった非直接的（二次的）な要因により腎臓の機能を一時的に減少させる。適切な管理によりそういった障害をより限定的なものとし，永続的な障害へとつながることを防ぐ。

5. 腎灌流

いくつかの薬物は腎機能を補助するが，さらなる腎機能の悪化を防ぐための最も良い方法は腎灌流を保つことである。なぜなら腎臓自身の灌流を維持する自己調節能は麻酔の反応として失われるため，正常な血圧を維持することがこれらの動物（腎疾患を有する動物）にとって最も重要なこととなる。ドパミンやドブタミンは陽性変力作用を補助することで腎灌流の維持に寄与すると考えられる。

B. 麻酔プロトコール

これらの症例に対しては，前投与薬の一部に鎮静薬を使用することは避けるのが適切である。こういった症例で，オピオイド単独での取り扱いが容易でなかった場合，ミダゾラムは活性型の排泄が腎臓に依存しないため追加しても良い（気質が適切であれば）。導入薬は悪影響が最も少ないものを選択する。プロポフォールはおそらく最も良い選択であるが，効果が出るまで（to effect）非常にゆっくりと投与することが腎疾患を悪化させないための鍵となる投与方法である。麻酔維持としては揮発性吸入麻酔薬であるイソフルランを選択する。セボフルランの化学反応により，生理活性のないフッ化物イオンが放出されるが，これは高濃度になると有毒である。しかしながら，セボフルランは肝臓での代謝が最小であるため，使用に関する懸念事項はそれほどない。セボフルランの分解産物（ソーダライムやバラライムとの反応で生じる）であるコンパウンドAの腎毒性は実験動物（ラット）では報告があるが，他の動物では

明らかな産生についての報告はない[8]。このため，もしセボフルランしか使用できない状況であれば，その使用は問題とならない。揮発性吸入麻酔薬の使用量低減のためにはオピオイドの定速静脈内投与が必要となる。オピオイドとしては非常に持続時間の短いレミフェンタニルが選択される。しかしながら，フェンタニルも低用量での持続投与であれば同様に使用可能である。尿貯留の可能性があるため，オピオイドの硬膜外投与については未だ議論がなされている。著者は腎機能が疑わしい状態の症例に対しても，強い痛みを有する腹腔手術にはオピオイドの硬膜外投与が適切であるという印象をもっている。硬膜外鎮痛は揮発性吸入麻酔薬の最小肺胞濃度を大幅に低減可能である。手技の終わり（外科手術の終わり）のときには，尿カテーテルの設置や膀胱の圧迫を行うべきである。麻酔管理における輸液管理では緩衝となりアシドーシスの悪化を防ぐノルモソルRのようなバランス液を用いる。骨格筋の虚弱化と呼吸抑制に対する感受性のため，麻酔担当獣医師は換気の補助を考慮する。フェノルドパム（選択的ドパミンD_1受容体作動薬）は腎保護効果を有するとされているが，最近は高価であるため日常的に使用はなされない[9]。猫の腎臓におけるドパミン受容体の存在については未だ議論がなされている[10]が，ドパミンは陽性変力作用をもち，使用によって腎灌流が補助されるためしばしば腎臓に問題のある症例には用いられる。

VI. 呼吸器／肺疾患

A. 上部気道疾患

　上部気道疾患には鼻腔，喉頭そして咽頭が含まれる。最も典型的な上部気道疾患としては短頭種気道症候群があるが，喉頭麻痺，上部気道の腫瘍性病変，異物，外傷や蛇の咬傷による腫脹などすべて上部気道疾患の原因となる。

1. 麻酔の注意点／合併症

(a) **ストレスを最小限にする**：これらの症例は呼吸器疾患に対して最大限の代償をしているため，さらなるストレスの負荷は明らかに閉塞状態を悪化させ，呼吸停止を引き起こすことになる。

(b) **閉塞**：気道の閉塞は術前もしくは術後に顕在化することがある。ある特定の症例（例：短頭種の動物）は，閉塞がある状態で生存しているとも考えられる。しかしながら，前投与薬および鎮静はこの閉塞を悪化させる。術後に麻酔状態から十分に覚醒していれば，鎮静は症例の気道維持を助けることもある。気道閉塞の存在は呼吸に対する仕事量を増加させ，呼吸筋の疲弊を生じさせる。低酸素血症も気道閉塞から生じる。これらの症例においては麻酔前の酸素化は必須である。

(c) **気道の緊締**：どのような上部気道閉塞が存在するか（例：咽喉頭部の腫瘍を有する犬）によって，麻酔担当獣医師にとっては日常的手技である気管内挿管も挑戦的な手技となる。もしこの状態を麻酔前に認識できていたら（例：呼気性喘鳴音），様々なサイズの気管チューブ

表 5.9　逆行性挿管

器具：バリカン，洗浄・消毒の準備，滅菌グローブ，18 ゲージ注射針，ガイドワイヤー，気管チューブ，喉頭鏡

手技：
1. 下顎と胸郭入口の間約半分くらいの部位の気管上部を毛刈りをして準備しておく。麻酔担当獣医師は滅菌グローブを装着し，18 ゲージ注射針にガイドワイヤーを通す。補助者は動物を保定し，口を開かせる。
2. 導入する。
3. 気管軟骨の間に 18 ゲージ注射針を頭側に向けて挿入する。
4. 注射針を通してガイドワイヤーを頭側に進める。ガイドワイヤーは披裂軟骨の間に存在するようにする。
5. 口の外にガイドワイヤーを進め，ガイドワイヤーに気管チューブを通す。ガイドワイヤーは口から長めに出しておくと，気管チューブが通しやすい。
6. ガイドワイヤーに沿って気管チューブを進める。気管チューブが設置できたら，注射針とガイドワイヤーを除去する。可能であれば，軽くバンテージを巻く。

(ET)，スタイレット，逆行性挿管（表5.9参照）その他，可能であれば気管支鏡を準備しておくことで気道確保が困難な症例に対する管理の助けとなる。気管内挿管の確認のために，$EtCO_2$ の値を用いる。

2. 麻酔プロトコール

　前投与薬投与の目的は静脈カテーテルの設置の際の症例の負担を最小限にすることであるが，過剰な鎮静により気道の閉塞が生じることは避けなければならない。$α_2$ 受容体作動薬はこの理由（鎮静が過剰にかかる）で避ける。鎮静薬を併用しないオピオイドの使用は症例管理に適している。低用量のアセプロマジンの使用は，静脈カテーテル設置には向いている。ヒドロモルフォンはパンティングの発生を増加させるため，代用としてメサドンがしばしば用いられる。

　導入前の酸素化は最低でも3分間行う。導入前に，症例が許容すれば心電図検査とその他のモニタリング機器を装着する。導入のゴールは，迅速に気道確保することである。適切な喉頭鏡の使用といくつかのサイズの気管チューブをすぐに使用可能なように準備しておく。揮発性吸入麻酔薬（イソフルランもしくはセボフルラン）が一般的に用いられるが，抜管が予期できる症例であればプロポフォールの定速静脈内投与も適する。オピオイド，ケタミンそしてリドカインの定速静脈内投与も最小肺胞濃度を減少させ鎮痛効果を付与するため使用に適する。これらの症例では機械的人工換気を必要とする。回復は静かな環境に症例を置き，呼吸困難の状態を常にモニタリングできるようにしておく。呼吸困難は気管痙攣，喉頭痙攣，軟口蓋の過長や気管内挿管の際に損傷させたことなどによる喉頭部の腫脹を理由として短頭種で生じやすい。術後の腫脹や浮腫の治療にはコルチコステロイドの使用が効果的であるため，NSAIDs の使用は行わないでおく。症例は伏臥の体位にし，頸部と頭部を快適な状態でサポートし，伸展させておく。可能な限り気管チューブは設置しておき，これは数時間を要することもある。強く意識が残り，自身で頭部を支えることができるようになり，嚥下の反射が認められたら気管

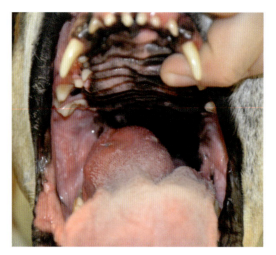

図 5.1　気道閉塞
（Anderson da Cuhna のご厚意による）

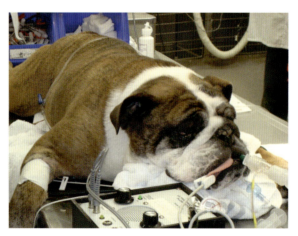

図 5.2　短頭種の症例
（Anderson da Cuhna のご厚意による）

チューブを抜去する。SpO_2 と呼吸状態（呼吸努力の状態）を連続的にモニタリングする。再挿管に備え喉頭鏡，細めの気管チューブ，プロポフォールそして 100％酸素給与が可能な状態にしておく。いくつかの症例では，マスクを介した酸素給与を必ず行うこともある。覚醒に長時間を要する場合には必要に応じ，拮抗可能な薬剤（例：オピオイド）を投与する。短頭種においては時間をかけてゆっくりと覚醒させることが最も適する場合もある。

3. キーポイント

(a) **短頭種気道症候群（P.106 Chapter 4 "短頭種の外科手術"を参照）**：図 5.2 に短頭種

の症例を示した。
(I) **構成要素**：鼻腔の狭窄（狭小化），軟口蓋の過長，気管低形成，そして喉頭小嚢反転からなる。これに加えこれらの犬種は肥満傾向にあり（適切な換気条件の設定が困難），高い迷走神経活性を有する。

B. 下部気道疾患

下部気道疾患は喉頭より下位を取り囲む構造物（例：気管支，気管そして肺）の異常により形成される。気管虚脱もしくは外傷，異物，そして腫瘍といった気管および主気管支の疾病は，肺への酸素供給を障害する。ガス交換は肺で行われる。換気―血流比不均衡（V/Q ミスマッチ）もしくは拡散―隔膜不均衡（例：肺水腫，肺炎，喘息など）は，麻酔担当獣医師を不安にさせる低酸素血症と呼吸仕事量を増加させる下部気道疾患である。これらの障害を伴う疾患においては，十分な身体検査と診断に必要な検査の実施が推奨される。実施すべき検査にはX線，パルスオキシメトリー，そして可能であれば血液ガス分析が含まれる。疾病の重症度によって，身体検査の間であっても酸素給与が必要となることがある。

1. 麻酔の注意点／合併症

(a) **気管支拡張**：麻酔担当獣医師が症例への処置においてすでに使用している抗コリン薬は，単純な気管支拡張作用を有する。抗コリン薬は平滑筋の拡張作用を有するので，いくらかの気管支拡張作用を示す。さらには，β_2 受容体作動薬の吸入もしくは静脈内投与によっても気管支拡張作用は示される。アルブテロールもしくはテルブタリンは気管支拡張のために用いられる代表的な薬剤である。

(b) **ストレスの最小化**：これはすべての症例に対して適用されることであるが，呼吸機能に異常を示す症例においては最大限に考慮すべき事項である。ストレス負荷の増加は非代償性の障害となり呼吸停止を引き起こしてしまう。

(c) **NSAIDs**：呼吸機能に異常を示す症例においては，NSAIDs の投与は（はっきりと示される異常がなくとも）避ける。これは明らかな炎症反応が認められる場合や医原性に引き起こされたことが明らかである場合には，ステロイドの投与が必要となるためである。

(d) **選択的処置**：下部呼吸器疾患を有し，それが管理できていないのであれば，あらゆる選択的処置は延期すべきである。

(e) **機械的人工換気**：機械的人工換気は呼吸に関する仕事量を軽減し，呼吸に関連する疲労を軽減する。人工呼吸器のセッティングの際，ガス交換が最大となるような適切な吸気時間の設定をすることが重要である。

(f) **覚醒**：可能な限り継続的なモニタリングの実施，静かでストレスのない環境の準備が重要である。しかし，悲しいことにこの両者の両立は難しい。酸素の補助的な給与なしで 94-96% の SpO_2 が維持できるようになるまでは，補助的な酸素給与と連続的なパルスオキシメーターによるモニタリングを行う。

2. 麻酔プロトコール

　前投与薬にオピオイドと抗コリン薬を含める。ヒスタミンの放出が生じる可能性があるのでオピオイドの使用については慎重に行わなければならないが，オピオイドは気管の感受性を低下させ，ストレスを低減し，鎮咳作用を示す部類に属する薬剤である。呼吸器疾患を有するすべての症例は，前投与薬の投与後に持続的に観察する。症例が耐えられるようであれば，導入前 3-5 分は酸素化を行い，導入の際にも持続的に酸素を吸入させておく。症例が協力的であれば，導入前にモニタリング機器（例：心電図，非観血的血圧，そしてドップラー）を装着する。プロポフォールは円滑で，投与量の調整が可能であるため導入薬として主に選択されるものであるが，これらの症例における使用については未だ議論がなされている。なお，ベンゾジアゼピンを加えることで導入に必要となるプロポフォールの用量を減らすことができる。覚醒の際などに再挿管が必要となることもあるため，追加の導入薬や喉頭鏡，適切なサイズの気管チューブの準備をしておく。揮発性吸入麻酔薬で症例を維持する際，オピオイドの定速静脈内投与を併用するのは一般的である。完全に覚醒するまでは抜管できず，パルスオキシメーターの値が 92％ を下回った場合，すぐさま再挿管する。呼吸容量の状況を評価するために特殊なモニタリング機器として，スパイロメトリーが用いられることがある。酸素化と換気の厳密なモニタリングには SpO_2 と $EtCO_2$ を用い，必要に応じて動脈血ガスの評価を行う。症例が完全に覚醒し，自発呼吸で酸素化が十分に維持されるようになるまでモニタリングは継続する。

3. キーポイント

(a) 肺水腫：小型犬において認められる肺水腫は，しばしば心血管系疾患（例：慢性心不全）に付随して生じる。これらの症例はすでに病態を伴うため（臨床症状が発現しているため），計画手術であればまずはうっ血性心不全と同時に管理をする。

(Ⅰ) 利尿薬：フロセミドのような利尿薬は循環血液量を減少させ，存在する肺水腫の程度を軽減させる。維持療法の一部として，症例がすでに利尿薬を投与されている場合であっても，麻酔によって引き起こされる術中の用量変化に対し，追加の利尿薬の投与が必要となることがある。もし症例がフロセミドのような利尿薬を処方されている場合，麻酔前に血液ガスの所見と電解質（特にカリウム）の値に注意すべきである。

(Ⅱ) 輸液療法：本疾患の悪化要因として用量過剰が知られているため，輸液療法は 5 mL/kg/h を超えないようにする。

(Ⅲ) 換気：これらの症例では間欠的陽圧換気（IPPV）が実施され，これにより気管気管支からの水を移動させ，適切な状況へ肺胞を開存させ，肺容積とガス交換領域の増大へ寄与する。ため息（最大換気圧を超える 25-30 cmH_2O の圧を 4-6 呼吸ごとに用手的に加える）もまた，この肺の開大を補助する。

(b) 気管破裂：気管破裂は犬と比べ猫で一般的であり，高圧・低容量カフの気管チューブで挿管された症例で生じやすい。不適切な動物の取り扱い（麻酔回路との接続を外さずに猫の体位を回転して変更するなど）も気管破裂の原因となり得る[11]。この症例では，麻酔管理後に皮下

気腫が認められることがあるため肺気腫や中隔気腫との鑑別のためのさらなる検査が必要となる。肺気腫は胸部叩打で確認可能である。

時に医療的介入が必要となることもあるが、外科的介入を行った場合にはいくつかのステップを踏んだ治療が必要となる。

（Ⅰ）**気管内挿管**：麻酔担当獣医師にとっては破裂の部位の認識が重要で、気管破裂部位を超えて気管チューブを設置することが大切である。しかし残念なことに胸部気管を損傷した場合、この手法の実施は困難であることが多い。本章での確認事項は、胸腔入口より手前には気管チューブを設置しないことである（Chapter 1を参照のこと）。

（Ⅱ）**機械的人工換気**：気管破裂部位からの空気の漏れは呼吸コンプライアンスを変化させ、呼吸仕事量を増大させ、低酸素血症を引き起こしやすくする。機械的人工換気はこれら症例の換気仕事量を減少させ、罹患した肺胞を開大させるオプションとなり得る。

C．胸腔内占拠性呼吸器疾患

胸腔内において空気、液体（例：乳糜、血液、膿もしくは漏出液）の貯留、もしくは腹腔内臓器の脱出（P.124 Chapter 4 "横隔膜ヘルニア" を参照）は肺の拡張性を障害する。外傷性のイベント（例：交通事故［HBC］）、病理学的変化（例：腫瘍、感染症）もしくは特発性の疾患が背景にあり、病態を引き起こす可能性がある。胸腔穿刺や開胸術といった手技に関連する医原性のもの（P.122 Chapter 4 "開胸術" を参照）も含まれる。呼吸努力や肺の聴診を含む全体的な身体検査が重要であるが、交通事故のような緊急状態においては、結果として呼吸停止が生じるまでに、このような検査を実施する時間がないのも特徴である。外傷した動物の場合、もし動物の酸素化能が十分でない（可視粘膜の蒼白化、呼吸数の増加、精神状態の鈍化などが認められる）ときに胸腔穿刺を行う場合には、初期手順として翼状針と大容量のシリンジを用いる（表6.10参照）。

気胸があったとしても、まず初めに胸腔を穿刺して空気を抜き、そこから診断へと続けて行うことが重要である。胸腔穿刺だけでも非常に有用な情報（例：気胸が存在しているかどうかの判断）を得ることができる。穿刺後にはしっかりと聴診をする。穿刺に伴いわずかな空気が胸腔内に取り込まれることもあるが、臨床的意義は少なく、画像やその他の所見としても確認されることはほとんどない。全血球計算や血液生化学検査を含む血液検査、（可能であれば）動脈血液ガス、胸部／腹部X線検査、および胸部超音波検査は症例の状態が安定化してから行う。診断により胸腔内占拠性病変の種類を明らかにし、原因として可能性のあるものを除外診断し、重症度の評価を行う。空気や液体が胸腔スペースを占拠する病態の正体であった場合（例：気胸や膿胸）、診断の直後に胸腔穿刺を行う。いかなるときも酸素給与を行うようにする。

1．麻酔の注意点／合併症

(a) 無気肺：胸腔内占拠性病変は無気肺を生じ、低酸素を引き起こす。最小限の頻度（30-60分ごと）での血液ガス分析、$EtCO_2$そしてSpO_2のモニタリングを行う。観血的血圧測定や

ドップラーによる血圧評価および心電図の評価が推奨される。

(b) **選択的処置**：すべての呼吸障害の場合と同様，選択的処置は背景にある病態が明らかとなり安定化するまで行われるべきではない。

(c) **低換気**：二酸化炭素の増加で定義される低換気は，胸腔スペースが狭くなることで生じる。呼吸性アシドーシスも多く生じる。状態の安定している症例で胸腔内にガスもしくは液体の存在が認められていた場合，導入前に胸腔穿刺を実施する（表6.10参照）。大部分の麻酔薬により低換気が生じるため，胸腔内に存在するガスもしくは液体は除去しなければならない。このように麻酔担当獣医師は，麻酔性の残気量減少により生じる低換気を避けなければならない。

(d) **低灌流**：血胸は病変による胸腔内の占拠と合わせ，低灌流を生じる。血胸の場合，クロスマッチ試験などを行い，可能であれば輸血を実施する。

(e) **機械的人工換気**：機械的人工換気を安全に実施するためには，気胸のような潜在的に存在する病態を明らかにしなければならない。例えば外傷の場合，安定化していたはずの気腫性嚢胞（ブラ）を破裂させることもある。このため，外傷した症例で補助換気を行う場合，人工呼吸器による換気実施の前には用手的な換気を実施することが推奨される。他の胸腔内占拠性病変の場合，機械的人工換気は安全で必要な処置となる。$EtCO_2$の目標範囲は 30-35 mmHg である。胸腔内占拠性疾患に対する効果的な換気法として，高い最大吸気圧（PIP，20-25 cm-H_2O）での実施が推奨される（例：抵抗性が増している状態［コンプライアンスが低いもの］への換気）。

2. 麻酔プロトコール

この病態を有する症例では，鎮静処置などなしに静脈カテーテルの設置が可能であることが多い。しかしながら，必要に応じてより容易にカテーテルを設置し，ストレスを軽減するために呼吸抑制作用の少ないオピオイド（例：メサドン）を鎮静薬（例：ミダゾラムや低用量のアセプロマジン）と組み合わせて筋肉内投与するか，導入必要量を減少させ，先制鎮痛を目的としてカテーテルの設置後に静脈内投与する。

呼吸器疾患を有する場合，前投与薬投与後は症例のモニタリングを継続的に行う。すべての症例は麻酔前の酸素化を行う。可能であれば薬剤投与前にモニタリング機器（例：心電図，ドップラー，非観血的血圧）を装着する。円滑な導入により適切な気道確保を行い，即座に補助換気を行えるようにしておく。薬剤の選択は症例の状態に大きく依存する。非常に重度の異常を有する症例では，前投与薬で気管内挿管が可能である（神経遮断性麻酔導入）。プロポフォールが導入薬として選択されることが多く，麻酔維持には揮発性吸入麻酔薬が日常的に用いられる。非常に重症な動物の場合，揮発性吸入麻酔薬の最小肺胞濃度を低減させるのと併せて，他の利点（例：鎮痛効果を得る）も含め薬剤の定速静脈内投与が必要となることもある。これらの症例においては補助換気が重要である。胸腔穿刺が必要な症例において，麻酔前に胸腔チューブが設置されていない状態で穿刺をする場合，気胸の発生を考慮して必要なすべての道具（表6.9および表6.10参照）を準備する必要がある。胸腔チューブを設置したのであれば

回復期にも残しておく。2つの体位（例：横臥と伏臥）で胸腔内が陰圧であることも必ず確認する。もし陰圧が得られなければ，持続的な排液をする持続吸引装置の設置を行う。断続的な血液ガス分析を行うため，可能であれば動脈ラインは確保しておく。可能な限り気管内挿管した状態での管理を長期に行うので，再挿管に備えた準備を怠らないようにする。補助的な酸素給与は鼻カテーテルもしくは酸素ケージで行い，酸素濃度としては40-60％で行う（P.207 Chapter 6 "低酸素血症／P：F比の異常" を参照）。麻酔からの回復の際には静かな環境を整え，適切な鎮痛薬の投与を行う。

Ⅶ. 麻酔に影響を及ぼす他の状況

A. 年齢

若齢もしくは高齢の動物は，（平均的な）成年の動物と比べて異なる生理学的な特徴を有する。

1. 麻酔の注意点／合併症

(a) 麻酔リスク：比較的多くの数の症例を調査した報告においても11歳齢，もしくはそれよ

表5.10 加齢性変化

心血管系	動脈伸展性の減少 心筋伸展性の減少 最大心拍数の減少 最大心拍出量の減少 β受容体活性の鈍化
呼吸器系	ガス交換効率の低下 肺活量の減少 呼吸仕事量の増大 胸郭コンプライアンス（膨らみやすさ）の低下 肺弾性の低下 クロージングボリューム※の増加
神経系	交感神経活性と流出の変化 β受容体のダウンレギュレーション／反応性低下 副交感神経活性の低下 中枢神経伝達物質活性の低下
泌尿器および肝臓系	薬物代謝能の低下 糸球体濾過量（GFR）の減少 水分-ナトリウム交換能の低下
体構成	骨格筋量の減少 脂質画分の増加 血液灌流量の減少 組織容積の低下

※訳者注：通常の呼吸時において，腹側（下側）になる肺で生じる気道の圧排閉鎖された容量を指す

り若い症例においては年齢が麻酔リスクを上昇させるとするものはない[12]。品種はこれに若干ながら影響を及ぼし，例えばグレート・デーンの多くはこの年齢まで達することがないのに対し，トイ・プードルの多くはこの年齢を超えてもなお，生存し続ける。

(b) 揮発性吸入麻酔薬必要量：人においては揮発性吸入麻酔薬の必要量（最小肺胞濃度）は思春期あたりで最高となり，それ以降は加齢とともに減少していく[13]。もし同様のことが犬でもいえるとしたら，高齢の動物では最小肺胞濃度が最も低くなると考えられる。

(c) 薬物分布の変化：非常に若い動物の場合，臓器が未成熟であることを原因とし，高齢の動物の場合，臓器容積の減少により肝臓および腎臓の機能は低下し，代謝および排泄される薬物の量も減少する。

　肝臓は薬物の代謝と合わせて，例えば蛋白の合成というような他の様々な重要な役割を担っている。低蛋白血症は若齢および高齢のどちらにおいても認められるが，現在使用される薬剤は，多くが蛋白と高率で結合するため，低蛋白血症を示す動物では非結合型の薬物が多くなり，通常よりも強い効果が発現する可能性があることを意味している。これは相対的に薬剤を過剰投与していることにつながる。これらを考慮し，可能であれば薬剤の投与量を減量し，短時間作用で拮抗可能なもの（例：オピオイドやベンゾジアゼピン）を用いるべきである。

2. 麻酔プロトコール

"キーポイント"の項を参照

3. キーポイント

(a) 高齢：その個体において，寿命の約75％が経過した動物と定義される。症例が年齢を重ねるに従って，生理学的な変化（表5.10）が生じ，これが全身麻酔へ影響を及ぼすと考えられる。さらに，同時に存在する全身性の疾患が常に影響を及ぼす。麻酔前の検査や病歴の聴取（全身性の疾患と現在服用中の薬剤に対して焦点を当てる）による評価により，麻酔前に問題点を明らかにする。これには全血球計算，血液生化学検査，尿検査そして心電図検査が含まれる。

4. 麻酔管理におけるゴール／考慮すべき点（高齢動物）

(a) 低体温：動物が年をとり高齢化すると，潜在的な疾病（例：甲状腺機能低下症）が存在しない限りは，筋肉量と脂肪量のいずれも減少する傾向にある。これによる体重の減少は，麻酔中の体温管理を難しくする。循環式温水マット，強制的な空気加温装置，輸液の加温，そしてお湯を入れたペットボトルなどが麻酔下にある動物の体温低下を抑えるのに効果的であると経験的にいわれている。

(b) 症例の体位：骨関節症は我々が対象とする高齢動物において知らぬ間に進行する疾患で，ゆっくりと進行するため飼い主は自身の動物にそれが生じていることに気付かないことが多い。麻酔中は痛みを生じないことから無理な関節の牽引や筋肉の圧迫を行ってしまうと術後に痛みが生じるため，パッドを敷いたり，体位を適切にするなどの注意が必要である。

表 5.11 高齢動物に推奨される麻酔プロトコール

オピオイド前投与 (mg/kg)	鎮静前投与 (mg/kg)	導入 (mg/kg)	維持	術中鎮痛 (mg/kg/h)	術後鎮痛 (mg/kg)
(a) メサドン 0.3 IM, 0.2 IV または (b) ヒドロモルフォン 0.05 IM, IV	(a) ミダゾラム 0.1 IM	(a) プロポフォール 効果が出るまで (to effect) +/−ミダゾラム 0.2 または (b) エトミデート 1–2 IV +/−ミダゾラム 0.1–0.2 IV または (c) フェンタニル 0.005–0.01 +ミダゾラム 0.1	セボフルラン または イソフルラン +揮発性吸入麻酔薬の必要量を減少させる薬剤 CRI	(a) オピオイド CRI i. フェンタニル 0.012–0.042 または ii. レミフェンタニル 0.012–0.042 (b) リドカイン CRI 1.5	(a) 間欠的なボーラス投与 i. メサドン 0.3 IV q4–6 h または ii. ヒドロモルフォン 0.05–0.1 IV q4–6 h

注意：オピオイドの選択は、処置による痛みの程度に対して適切に行うこと。麻酔前に患者動物の酸素化をする。表 3.12 を参照のこと。

併発疾患のある動物の麻酔

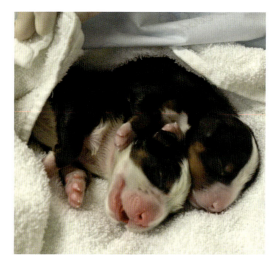

図 5.3 新生子の動物
（Anderson da Cuhna のご厚意による）

表 5.12 新生子および幼若動物の変化

心血管系	心筋伸展性の減少 心室コンプライアンスの低下（肥大して硬くなった状態） 心臓予備能の低下 心拍数依存性の心拍出量 心係数の増加 血管運動制御の低下
呼吸器系	酸素消費量増加 分時拍出量の増加（呼吸数の増加） 呼吸予備能の低下
泌尿器および肝臓系	未熟な糸球体濾過量（GFR） 肝臓が未発達なことによる低い薬物代謝能
体構成	未熟な体温調節能 低い体脂肪・筋肉比 低アルブミン血症 低ヘマトクリット値 高い体水分含量 大きな細胞外液区画 固定され，中心化した循環血液量
神経系	血液脳関門の高透過性 未熟な交感神経系

(c) 生理学的予備能：高齢の動物は臓器機能の予備能が低いため，生理学的なパラメーターの変化は重要である。

（I）**心血管系**：動物が高齢になるにつれ，臓器重量は減少し，心臓と血管組織が硬化を起こ

し，後負荷の増加につながり高血圧を引き起こす。また，症例のカテコラミンに対する反応も減少する。加齢性に心血管系の構造の変化（例：僧帽弁および三尖弁の閉鎖不全）は生じ，時間の経過とともに進行する。

(Ⅱ) **神経機能**：症例の加齢に従い全身性の大脳機能の萎縮が生じ，精神的不安や認知障害を引き起こす。麻酔薬（例：鎮静薬）はそれらの行動を増強すると考えられている。

(Ⅲ) **呼吸機能**：胸壁のコンプライアンスと肺機能の予備能の減少，機能的残気量（FRC）の減少が生じる。こういった症例では麻酔薬を投与された際に，低酸素と低換気のリスクが増加する。

(Ⅳ) **腎機能**：糸球体と尿細管の機能低下による腎機能の低下が生じる。血液検査所見では異常が認められていないにもかかわらず，このような変化は生じている（P.170 "腎疾患" を参照）。高齢動物に対する麻酔管理のゴールの1つとして，腎臓の循環を保つために血圧を維持することが挙げられる。

(d) **麻酔プロトコール（表5.11参照）**：鎮静薬なしのオピオイドによる前投与が高齢動物には適している。もし鎮静薬が必要で症例の精神状態が適切であれば，ベンゾジアゼピン系のミダゾラムを前投与薬として加える。高齢動物では導入の際に微調整が可能で多量に投与しないような導入法が適する。前投与薬として投与されていなかったとしてもベンゾジアゼピン系の薬剤は，導入時に投与することで導入薬の必要量を減少させることができる。麻酔維持にはガス麻酔薬が適するが，揮発性吸入麻酔薬の必要量を減少させるためにオピオイドの定速静脈内投与が必要となる。心拍数を基準値の25%以内の変動に抑え，低血圧の管理が必要となる（P.201 Chapter 6 "低血圧" を参照）。

(e) **新生子および幼若動物**：犬および猫において生後6週齢までを新生子と定義する。幼若動物は16-20週齢（4-5カ月齢）である。新生子と幼若動物において注目すべき変化は表5.12に記した。血液検査によってPCV，TP（総蛋白）そして血糖値という最低限の項目のチェックを実施する。新生子は麻酔前の絶食は行わず，幼若動物における絶食時間は2-4時間程度にとどめ，飲水制限はいずれも行わない。

5. 麻酔管理におけるゴール／考慮すべき点（若齢動物）

(a) **血液脳関門**：血液脳関門は若齢動物ではより透過性が高く，中枢神経系へ薬物が侵入しやすい状態であり，効果がより明確に現れる。

(b) **心血管系**：若齢動物では一回拍出量が固定的であるため，心拍出量は心拍数に大きく依存する（復習：CO＝HR×SV）。若齢動物では交感神経系の機能が十分でないため，全身血管抵抗は自然に低下し安静時より上回る心拍数で代償することで循環を維持する。この現象はα_2受容体作動薬の使用を避けたり，抗コリン薬を使用することで達成される。

(c) **低血糖**：症例の肝臓が十分に成熟していない場合には，グリコーゲンの貯蔵が完全ではない。若齢動物は麻酔の手技中に低血糖状態にある。血糖値のモニタリングや晶質液に2.5-5%のブドウ糖を加えた輸液を考慮する。

(d) **低体温**：体重換算として非常に大きな体表面積のため，麻酔手技中には低体温を生じる。

併発疾患のある動物の麻酔

表5.13 新生子および幼若動物に推奨される麻酔プロトコール

オピオイド前投与 (mg/kg)	鎮静前投与 (mg/kg)	導入 (mg/kg)	維持	術中鎮痛 (mg/kg/h)	術後鎮痛 (mg/kg)
(a) メサドン 0.5 IM または (b) ヒドロモルフォン 0.1 IM	(a) ミダゾラム 0.2 IM	(a) プロポフォール 2-4 効果が出るまで (to effect) または (b) ケタミン 5-7	セボフルラン または イソフルラン	(a) オピオイド CRI レミフェンタニル 0.012-0.042 (b) 必要に応じた局所ブロック	(a) 間欠的なボーラス投与 i. メサドン 0.3 IV q4-6 h または ii. ヒドロモルフォン 0.05-0.1 IV q4-6 h

注意：グリコピロレートは0.01 mg/kgを筋肉内投与で前投与薬に混合する

表 5.14　新生子および若齢動物におけるバイタル項目の基準値

項目	低値	高値
HR（回/分）	140	240
RR（回/分）	24	40
MAP（mmHg）	50-60	−
体温（℃）	37.7	39.4
グルコース（mg/dL）	70	160

体温の低下を最小限にするために保護シート（バブルシート）を用いた症例全体の覆い，輸液の加温，循環式温水マット，集中的な空気加温装置の使用を考慮する。

(e) **呼吸機能**：若齢動物の胸郭は骨が確実に骨化されるまでは非常に柔軟であり，比較的に肺の強度が増すまでには最低でも生後6週齢くらいまでかかる。正常換気においては問題ないが，麻酔はこのバランスを崩壊させる。機械的人工換気はこれらの症例においては完全な安全を保障するものではない。比較的低侵襲の手技においては，麻酔担当獣医師は用手による換気を余儀なくされる。

(f) **静脈確保（留置確保）**：小型の動物では，静脈確保は困難である。緊急状態においては骨髄内カテーテルの設置が有用である。18ゲージや20ゲージ針が骨髄内カテーテルには適しているが，骨髄内カテーテルを設置するには（静脈と比べ）経験を要するため，安定して設置するのは困難である。

6. 麻酔プロトコール（表5.13参照）

　新生子および幼若動物の麻酔管理は，麻酔担当獣医師にとって症例の体サイズが一番の問題となる。若齢動物の麻酔に用いる前投与薬としてはオピオイドを加え，鎮静薬を加えないというものが最も適していると考えられる。もし鎮静薬が必要な状況で，かつ症例の気質が適切である場合には，ミダゾラムのようなベンゾジアゼピン系の薬剤が前投与薬としてプロトコールに加えられる。実際に吸引しなくとも拮抗薬の投与量については計算をしておくべきである。導入前には少なくとも3-5分の酸素給与を行う。薬用量としての投与量は，しばしば非常に少量となるため，適切な投与量とするためにも希釈が必要となることが多い。プロポフォールは，その心肺機能へ及ぼす副作用を最小限とするために注意して投与量を滴定する必要があることから，最小容量のシリンジを用いるようにする（例：1 mLのプロポフォールを吸引する場合には1 mLのシリンジを用い，決して3 mLのシリンジを用いてはならない）。もう1つ注意すべき点として，ヘパリン添加生理食塩液の投与（薬剤のフラッシュ）が行われる場合，どのくらいの量が投与されるかについても知っておくべきである。1回のフラッシュでは数mL程度の投与であっても症例の単位時間あたりの輸液量となってしまうこともある。2.5-5%のブドウ糖を含む晶質液10-15 mL/kg/hの輸液療法が推奨される。

　シリンジポンプを用いて正確な輸液剤の投与を行い，45-60分ごとに血糖値のモニタリング

を行う。15分以上の手技の場合，揮発性吸入麻酔薬による管理が推奨される。すぐに気管内挿管し，非再呼吸式回路を用いて麻酔管理を行う。心肺機能のモニタリングは必須である。新生子および若齢動物における正常の生理学的パラメーターを表5.14に示した。麻酔からの回復期においてシバリングが生じた場合，酸素消費量が大幅に増加するため，酸素の給与を行う。12週齢より若い動物にはNSAIDsの投与は避けるべきである。

B．身体状態

症例のボディ・コンディション・スコアは日常の身体検査の一部として評価する。ボディ・コンディション・スコアは症例の全体的な健康状態の指標となるだけでなく，麻酔関連のリスクとも関係する。

1．麻酔の注意点／合併症

(a) **麻酔リスク**：麻酔関連の異常状態の発生や死亡率に関連する近年の報告において，体重減少のある犬では，健常状態（正常体重）のものと比べ，麻酔関連の死亡率が増加すると報告されている[14]。興味深いことに，猫では体重減少の場合と体重過多の場合と両方で麻酔関連の死亡率は増加している[15]。

(b) **薬用量**：脂肪は我々が用いる脂溶性の高い麻酔薬の貯蔵場所となるため，肥満動物においては理想体重で，削痩している動物では実際の体重で薬用量を正確に計算する。

(c) **体温調節能**：非常に肥満の動物の場合，正常体重のものと比べ，体重に対する体表面積比が大きく異なるため，体温調節能も大きく異なる。削痩している症例の場合，経験的に低体温が悪化する。肥満動物は一度，低体温となると復温させることが困難であり，高体温へと移行してしまうことがある。

2．麻酔プロトコール

特別議論されているものや，決定事項となっている薬剤はない。麻酔プロトコールは症例の気質，シグナルメント，疾病の状態そして予定されている手技の内容に基づいて決定される。体温はこまめにモニタリングする。

3．キーポイント

(a) **肥満**

(I) **低換気**：肥満動物は低換気になりやすく，呼吸性アシドーシスを引き起こし，また揮発性吸入麻酔薬の吸入が困難となるため安定した麻酔維持を難しくさせる。このため肥満動物においては機械的人工換気が必要となることが多い。

C．妊娠

獣医療では避妊手術については深く注目されているが，産科麻酔は日常臨床においてあまり

一般的ではない。しかしながら，ブルドッグをはじめとするいくつかの品種では安全な分娩のために帝王切開（C-section）が要求される。妊娠は明らかに生理学的な変化を生じる（P.118 Chapter 4 "帝王切開／難産"を参照）。

1．麻酔管理におけるゴール／考慮すべき点

(a) 薬物の性質：妊娠は内因性のエンドルフィン機能系を活性化する。プロゲステロンのマイルドな鎮静効果と相まって，揮発性吸入麻酔薬の最小肺胞濃度を低減させ，痛みの閾値を上昇させる。麻酔プロトコルに硬膜外麻酔を含めている場合には，硬膜外への投与量を減少できる。これは妊娠による充血により硬膜外スペースが減少することにも起因している。

(b) 電解質異常：もし，母体が娩出までに非常に長い時間を要している場合には低カルシウム血症を考慮すべきである。導入前にすべての電解質を評価しておく。

(c) 胎子の生存能力：麻酔担当獣医師としては動物の飼い主が胎子の全身状態（これは母体の健康状態との兼ね合いによる）もしくは母体の全身状態（これは胎子の状態との兼ね合いによる）のどちらを優先したいのかについては，必ず知っておかなければならない。難産の場合に健康な胎子を取り出す努力を尽くしても，母体と胎子の両方の健康を維持するのが困難なためである。もし胎子が最優先事項である場合，胎子の生存能力を麻酔前に一般的には超音波を用いて評価する。もし胎子が疲弊してきていると判断された場合には（例：心拍数の減少など），血液胎盤関門を容易に通過するアトロピンを投与し，娩出されるまで長時間効かせるようにする。薬剤誘発性の鎮静を避けるため，若齢動物で作用が増強するような薬剤の使用は避け，母親にとって必要最低限の薬剤を投与する。薬剤の選択基準は心血管系および呼吸器系に優しいもの，拮抗薬のあるもの，最小限の代謝を受けるものが望ましい。オピオイドとしては非常に水溶性が高いため，モルヒネがしばしば用いられる。

(d) 低血圧：妊娠中は（当然のことながら）心拍出量は増加しており，母体の循環血液量は増加している。揮発性吸入麻酔薬は負の変力作用をもつため，相対的にある程度の低血圧状態を引き起こす。子宮の血流には自己調節能が備わっていないと考えられており，子宮の血圧の大部分は母体の血圧に依存するとされている。麻酔担当獣医師にとって，薬剤の投与を最小限とする中での血圧の維持は（血流の大部分が胎子へ移行してしまうため）困難となることが多い。妊娠そのものや，わずかながら他の効果によると考えられる作用で低下する最小肺胞濃度を考慮し，気化器のダイヤルの設定を常に最小としておく。

輸液剤のボーラス投与やグリコピロレートの投与により心拍数を維持することで，血圧の改善も期待する。グリコピロレートは血液胎盤関門を通過しない。人医療においては妊娠中の患者における血圧維持にエフェドリンが選択される。犬や猫においてはほとんど報告がなされていないが，ヒツジの研究からは有用な効果が期待できるとしている[16]。血管収縮を引き起こすような薬剤（フェニレフリン）は避けるべきである。

(e) 症例の体位：妊娠後期の動物の体位としては，低換気を引き起こし，静脈灌流量を減少させる仰臥位は可能であれば避ける。

(f) 生理学的変化

(i) 心血管系の変化としては心拍出量の増加，全身血管抵抗の減少，血管内容積の増加，そしてわずかな心拍数の増加が生じる。

(ii) 肝臓／腎臓：いくつかの肝酵素，例えばALP，コレステロール，LDH（乳酸脱水素酵素）の軽度で一時的な上昇が認められる。妊娠によって引き起こされる心拍出量の増加は，臓器灌流を増加させるため各臓器にとっては良い変化となる。

(iii) 赤血球容積：おそらく赤血球の粘稠性は低下し"妊娠性貧血"と呼ばれる状態を引き起こす。本質的には（赤血球数自体も増加するものの）赤血球容積の増加に比べて，血漿容積の増加が大きいため希釈性の貧血が引き起こされる。この貧血の程度は，胎子の体の大きさに関連するとされている。

(iv) 妊娠に伴う呼吸機能の変化としては，分時換気量，呼吸数，そして一回換気量（V_T）の増加，無気肺および肺のコンプライアンスの低下による機能的残気量の減少が挙げられる。これらはPaO_2の減少と$PaCO_2$の増加を引き起こす。妊娠の後期においては，妊娠していない動物と比べ不飽和化が2倍になるともいわれており，麻酔前の酸素化は母親と胎子にとって必須のものとなる。

2. 麻酔プロトコール

帝王切開や難産の手技についてはChapter 4（P.118）を参照のこと。高いプロゲステロンレベルにより妊娠動物は扱いやすくなっているため，通常，静脈カテーテルは鎮静なしで静脈確保が可能である。もし静脈確保のために鎮静薬の筋肉内投与を行う場合には，拮抗薬の存在するオピオイドが好ましい。カルシウムを含む晶質液（例：乳酸加リンゲル液［LRS］）の投与を開始する。

麻酔前の準備段階から酸素マスクによる酸素給与を行う。準備としては手術部位と硬膜外領域の毛刈り，導入前の洗浄（症例を伏臥もしくは起立の状態で可能な範囲）が含まれる。導入は（理想的には手術室で）プロポフォールの静脈内投与で行う。鎮静薬の筋肉内投与が行われていなければ，気管内挿管のために4-8 mg/kgが必要となる。鎮痛効果を得るために低用量のフェンタニル（0.002-0.005 mg/kg）を麻酔前に静脈内投与，もしくは低用量のモルヒネ（0.3 mg/kg）を導入直前に筋肉内投与する。オピオイドは血液胎盤関門を通過することに注意する。麻酔維持には揮発性吸入麻酔薬を用いる。前投与がない場合には揮発性吸入麻酔薬の必要量は高くなる。局所麻酔薬の投与は揮発性吸入麻酔薬の必要量を低減させるのに効果的である。麻酔担当獣医師に経験があり投与が迅速に行われるのであれば，硬膜外鎮痛（モルヒネ0.1 mg/kgおよびブピバカイン0.5-1 mg/kg）を行う。母親が覚醒するときには，明らかな鎮静効果はなく適切な鎮痛効果がある薬剤として，NSAIDsはしばしば適用される。

D. ショック／外傷の症例

ショック状態にある症例は，酸素を組織に適切に運ぶことができない状態にある。ショック

の定義には出血性ショック，アナフィラキシーショック，心原性ショック，そして敗血症性ショックといったものがある。絶対的な状況として，ショックは生命に危機的状態を生じさせるため，この症例には早急な対応が必要となる。このため麻酔担当獣医師は，症例の安定化の後に管理を行うことが一般的である。しかしながら，敗血症性ショックや出血性ショックのようないくつかのケースでは，その病変への介入のために外科的処置が必要となる場合もある。このセクションではこの2つのタイプのショックに焦点を当てて解説する。

1．麻酔の注意点／合併症

(a) 有効循環血液量（ECV）の減少：有効循環血液量は真の血管内容量の減少（出血性ショック）もしくは血管拡張による相対的血管内容量の減少（敗血症性ショック）のいずれかを引き起こす。いずれの場合においても有効循環血液量の改善は必須である。晶質液，膠質液そして他の血液製剤を用いた積極的な血管内容量の回復により血圧の改善と循環の改善をもたらす。陽性変力作用をもつドパミンもしくはドブタミンといった薬剤の定速静脈内投与により血圧を改善させ心筋機能を補助する。エピネフリンやノルエピネフリンおよびフェニレフリンのような昇圧剤の使用も時に必要となる。

(b) 背景に存在する疾患の管理：ショックの病態は，疾患そのものというよりも重度な疾患によって引き起こされる症状である。臨床症状の改善のためにショックそのもののみへの対応ではなく，存在する疾患への管理が重要となる。

(c) 組織低酸素：組織の低酸素は乳酸アシドーシス（P.214 Chapter 6 "代謝性アシドーシス"を参照）を生じる。酸素給与では組織への酸素供給を改善しないが，利用可能な酸素の割合を増加させることは可能である。

(d) 循環虚脱／心停止：多臓器における酸素供給の不足と適切な循環がなされなくなると，循環虚脱や心停止が生じる（P.199 Chapter 6 "心停止" および P.292 Appendix C を参照）。

2．麻酔プロトコール

複数の太い静脈カテーテルを設置する。その際に前投与薬は必要ない。可能な限り長い時間麻酔前の酸素化を行う。末梢の血流は減少していると考えられるため，薬剤の投与は筋肉内投与より静脈内投与が望ましい。麻酔前の適切な輸液剤の投与による症例の安定化は理想的である。大量の輸液剤による補充療法（ショック用量として猫では50-60 mL/kg，犬では90 mL/kg）が推奨されている。麻酔処置が必要な場合には，短時間作用で拮抗薬が存在するものを選択する。この観点からもフェンタニルとミダゾラムの組み合わせが神経遮断性麻酔導入として適している。迅速な気管内挿管とカフの膨満が誤嚥のリスクを最小とするものとして推奨される。イソフルランもしくはセボフルランのどちらが使用されたとしても，重要なことは気化器のダイヤルの設定を最小にすることである。適切な麻酔深度の維持と鎮痛効果の付与のためにオピオイドの追加やリドカインの定速静脈内投与が用いられる。循環動態を可能な限り適正化するために，症例は浅い麻酔状態で維持する。モニタリングは必須であり，麻酔前から可能

な限りのものを装着しておく。観血的血圧測定，中心静脈圧測定そして血液ガス分析についても麻酔前から回復までの間に継続して行うことが推奨される。症例が麻酔状態から回復した後も，24時間の看護体制や酸素給与は行うようにする。

References

1. Preda VA, Sen J, Karavitaki N, Grossman AB. Etomidate in the management of hypercortisolaemia in Cushing's syndrome: a review. Eur J Endocrinol. 2012;167(2):137–43.
2. Wagner KA, Gibbon KJ, Strom TL, Kurian JR, Trepanier LA. Adverse effects of EMLA (lidocaine/prilocaine) cream and efficacy for the placement of jugular catheters in hospitalized cats. J Feline Med Surg. 2006;8(2):141–4.
3. Brosnan R, Pypendop B, Siao K, Stanley S. Effects of remifentanil on measures of anesthetic immobility and analgesia in cats. Am J Vet Res. 2009;70(9):1065–71.
4. Sturtevant F, Drill V. Tranquilizing drugs and morphine-mania in cats. Nature. 1957;179(4572):1253.
5. Herrera MA, Mehl ML, Kass PH, Pascoe PJ, Feldman EC, Nelson RW. Predictive factors and the effect of phenoxybenzamine on outcome in dogs undergoing adrenalectomy for pheochromocytoma. J Vet Intern Med. 2008;22(6):1333–9.
6. Yuan Z, Liu J, Liang X, Lin D. Serum biochemical indicators of hepatobiliary function in dogs following prolonged anaesthesia with sevoflurane or isoflurane. Vet Anaesth Analg. 2012;39(3):296–300.
7. Atkins JH, Smith DS. A review of perioperative glucose control in the neurosurgical population. J Diabetes Sci Technol. 2009;3(6):1352–64.
8. Muir WW, Gadawski J. Cardiorespiratory effects of low-flow and closed circuit inhalation anesthesia, using sevoflurane delivered with an in-circuit vaporizer and concentrations of compound A. Am J Vet Res. 1998;59(5):603–8.
9. Halpenny M, Markos F, Snow HM, Duggan PF, Gaffney E, O'Connell DP, et al. Effects of prophylactic fenoldopam infusion on renal blood flow and renal tubular function during acute hypovolemia in anesthetized dogs. Crit Care Med. 2001;29(4):855–60.
10. Flournoy W, Wohl J, Albrecht-Schmitt T, Schwartz D. Pharmacologic identification of putative D1 dopamine receptors in feline kidneys. J Vet Pharmacol Ther. 2003;26(4):283–90.
11. Mitchell SL, McCarthy R, Rudloff E, Pernell RT. Tracheal rupture associated with intubation in cats: 20 cases (1996–1998). J Am Vet Med Assoc. 2000;216(10):1592–5.
12. Brodbelt D. Perioperative mortality in small animal anaesthesia. Vet J. 2009;182(2):152–61.
13. Eger EI. Age, minimum alveolar anesthetic concentration, and minimum alveolar anesthetic concentration-awake. Anesth Analg. 2001;93(4):947–53.
14. Brodbelt D, Pfeiffer D, Young L, Wood J. Results of the confidential enquiry into perioperative small animal fatalities regarding risk factors for anaesthetic-related death in dogs. J Am Vet Med Assoc. 2008;233(7):1096–104.
15. Brodbelt D, Pfeiffer D, Young L, Wood J. Risk factors for anaesthetic-related death in cats: results from the confidential enquiry into perioperative small animal fatalities (CEPSAF). Br J Anaesth. 2007;99(5):617–23.
16. Erkinaro T, Mäkikallio K, Acharya G, Päkkilä M, Kavasmaa T, Huhta JC, et al. Divergent effects of ephedrine and phenylephrine on cardiovascular hemodynamics of near-term fetal sheep exposed to hypoxemia and maternal hypotension. Acta Anaesthesiol Scand. 2007;51(7):922–8.

Chapter 6

麻酔の合併症

　健康と判断された動物であっても，麻酔が常に円滑に進むとは限らない。実際に，米国麻酔科学会（ASA）全身状態分類（Chapter1を参照）により，ASA1-2に分類される動物でも死亡率は0.05％（犬）から0.11％（猫）となっている。これは，低いASAクラスに分類されるような健康な動物のうち，おおよそ犬では2000頭に1頭，猫では875頭に1頭が，麻酔から48時間以内に死亡していることに相当する。全身状態が悪いと評価される動物（ASA3-5）では，死亡率は1.33％（犬）と1.4％（猫）に大きく跳ね上がり，犬も猫もおおよそ75頭に1頭が麻酔から48時間以内に死亡している[1]。この死亡率は人の麻酔死亡率と比較すると非常に高いことから，健康な動物であっても様々な合併症が発生していると考えることが自然である。

　本章では，麻酔中および回復期に発生する合併症，その影響と予後，原因および治療法について述べる。全身状態の悪い動物では，合併症が発生することが予想される。しかし，合併症の発生を予想して適切に対処すれば，合併症は軽減される。麻酔中の有害事象を最小限にするため，麻酔前に精密な検査を行い，熟練した経験豊かな獣医療チームの一員が，麻酔中および回復期に絶えず動物のモニタリングに専念することが推奨される（Chapter1を参照）。合併症を早期に認識するため，たとえ健康な動物であっても入念にモニタリングを行うことが重要である。日常的に行われる処置において，最も経験することの多い合併症は，低血圧，低換気，低体温であり，これらは麻酔が生理的な調節機能を抑制することにより生じるため，麻酔中のすべての段階において，これらの問題に気を配ることが必要である。その他に動物の状況や手術の種類により，どの合併症に対して麻酔担当獣医師はどのようなことを備えるかが決まる。

Ⅰ．心血管系の合併症

　不整脈は麻酔中に頻繁に発生する。しばしば，既往の心血管系疾患の存在に加え，麻酔薬あるいは鎮痛薬が不整脈を持続させる。心臓の電気的活動を観察するために心電図を利用することが，不整脈を認識する上で重要である。ドップラーも有効な診断（認識）ツールである。体系的に心電図を評価することで，麻酔担当獣医師が直面する不整脈を診断する助けとなる（表6.1参照）。

表 6.1　体系的な心電図の評価方法

方法：
1. 心拍数はいくつか？　心房と心室の拍動数は同じ回数か？
2. 心房と心室が規則的に拍動しているか？
3. P 波（もしあれば）と QRS 波との対応関係はどうか？
4. P 波，QRS 波，T 波の構成はどのようであるか？

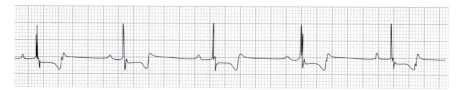

図 6.1　犬でみられた洞性徐脈，25 mm/s，自動心電図記録装置

A．洞性徐脈

洞性徐脈は，最も多く経験する麻酔の合併症の1つである。この不整脈は正常な洞調律（各 QRS 波に P 波，各 P 波に QRS 波が続く）を示すが，心拍数（HR）が動物の安静時の正常な心拍数を下回る。一般的に，犬では1分間に 60 回（回/分）未満，猫では 100-120 回/分未満の心拍数が徐脈とされる。しかし，診断を行う際には動物の安静時の正常な心拍数を考慮する必要がある。

1．予後

洞性徐脈は，必ずしも有害ではない。しかし，徐脈は心拍出量（CO）を減少させ，血圧（BP）と臓器灌流を低下させる。さらに，治療されないままでいると，より有害な不整脈へと進展する場合もある。

2．原因

オピオイド，α_2 受容体作動薬，β 受容体拮抗薬などの麻酔中に投与される薬剤により，洞性徐脈が生じることが多い。その他，迷走神経の緊張の増加や低体温も原因となる。

3．治療

すべての洞性徐脈に対して，治療が必要となるわけではない。麻酔担当獣医師は，徐脈が心拍出量や臓器血流に影響しているかどうかを判断する。心拍出量や臓器血流が低下していると判断される場合，早急に治療する必要がある。抗コリン薬（アトロピンやグリコピロレート）を，緊急性に応じて静脈内（IV）あるいは筋肉内（IM）に投与する（表 3.1 参照）。アトロピンはグリコピロレートよりも作用の発現は早いが，持続時間は短い。一方，グリコピロレートでは頻脈性不整脈が生じにくい。迷走神経の緊張が高い状態にあることが疑われる場合（短頭

種，胃腸［GI］疾患など）やオピオイドやβ受容体拮抗薬による洞性徐脈の発生が予測される場合には，抗コリン薬を予防的に投与する。

また，必要に応じてオピオイドを拮抗する。$α_2$受容体作動薬が引き起こす洞性徐脈を治療するために抗コリン薬を投与する際は，十分に注意する必要がある。血管収縮を軽減するために，$α_2$受容体作動薬を拮抗することが推奨される（ただし，鎮痛作用や最小肺胞濃度（MAC）の低下作用も拮抗してしまうことにも注意する）。拮抗後も心拍数が増加しない場合は，抗コリン薬を投与する。低体温（33℃未満）の動物は，抗コリン薬に反応しにくい。そのため，積極的に動物を加温する必要がある。

B. 房室（AV）ブロック

房室（AV）ブロックは，洞房（SA）結節と房室結節の間で脱分極の伝導が遅延あるいは中断することにより生じる。第1度房室ブロックは，P-R間隔の延長が特徴である。ただし，心房で生じた興奮はすべて心室へ伝導する。第2度房室ブロックは洞房結節から房室結節への間欠的な伝導が特徴であり，脈拍の脱落やP波に続くQRS波の欠落が生じる（図6.2参照）。第2度房室ブロックは，P-R間隔をもとにさらにMobitz I 型とII型に分類される。P-R間隔が徐々に延長することがMobitz I 型の特徴であり，一方，P-R間隔は変わらないものの，正常な伝導が途絶えることがMobitz II型の特徴である。第3度房室ブロックでは，洞房結節と房室結節の間に完全な解離が生じる。洞房結節では一定の間隔で興奮が生じるが，心室では独自の調律が生じ，補充調律となる（図6.2参照）。

1. 予後

麻酔下では，意識がある場合には機能する代償機構も（消失はしないものの）抑制されるた

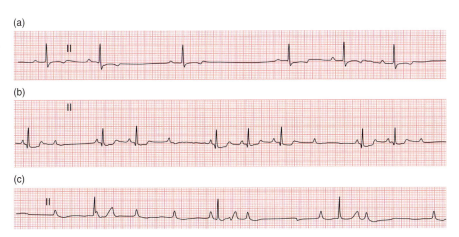

図6.2 犬でみられた(a)第1度房室ブロック（50 mm/s, 10 mm/mV），(b)第2度房室ブロック（50 mm/s, 10 mm/mV），(c)第3度房室ブロック（50 mm/s, 10 mm/mV）
（Jorge L. Vila のご厚意による）

め，いかなる伝導障害でも心拍出量の減少が生じる。しかし，心血管系に与える影響の程度は房室ブロックの型によって異なり，高度の第2度あるいは第3度房室ブロックが最も重度の影響を与える。

2．原因

オピオイド，$α_2$受容体作動薬，Ca^{2+}チャネル拮抗薬，$β$受容体拮抗薬など麻酔で使用される薬剤が，第1度および第2度房室ブロックを引き起こすことがある。電解質異常（高カリウム血症など）や低体温，さらに迷走神経の緊張の増加（例：胃腸疾患の動物など[2]）も徐脈を引き起こす。第2度房室ブロックは，非常に運動的な動物，低用量の抗コリン薬の投与，あるいは心房粗動や心房細動のような不整脈により二次的に生じることもある。動物では，第3度房室ブロックを生じさせる基礎疾患は不明である。

3．治療

第1度および第2度房室ブロックに対する治療の第一選択は，抗コリン薬の投与である。第3度房室ブロックは，アトロピン投与に反応しないことや心電図の解析に基づいて診断される。第3度房室ブロックの動物に抗コリン薬が投与されることは多いが，投与しても確かな心拍数の増加に有効でないことが多い。第3度房室ブロックの動物に麻酔を行う場合，ペースメーカーの設置が必要となる。イントロデューサーや一時的なペースメーカーの設置により，短時間の選択的処置，あるいは永久ペースメーカーの設置術のための心拍数の管理が可能となる。一時的なペースメーカーの設置ができない場合は，イソプロテレノールの定速静脈内投与（CRI）により心拍数を増加させる（P.81 Chapter3"イソプロテレノール"を参照）。

C．脚ブロック

脚ブロック（BBB）はヒス束から心室のプルキンエ線維への伝導異常により生じる。脚ブロックでは右側，左側あるいは両側の伝導経路に障害が生じる。脚ブロックの起源は心室より上位にあり，P波が幅の広いQRS波（特にS波は幅が広く，あるいは不明瞭となる：図6.3参照）に先行することからも明らかであるが，病的な心室性不整脈と間違えられることが多い。右脚ブロックの聴診では，分裂した心音が聴取されることがある。両脚ブロックは第3度房室ブロックを引き起こすことがある。

1．予後

脚ブロックがある犬の多くは，症状がほとんどないため治療を必要としない。一方，麻酔下では血行動態に異常が生じないことを確認するため，血圧を測定することが賢明である。

2．原因

心筋線維症や虚血障害が脚ブロックを引き起こすことがあり，またバルーン弁形成術後に脚

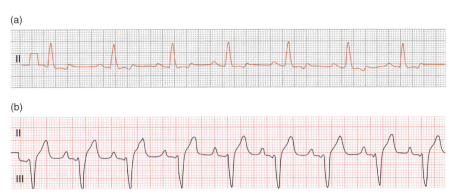

図 6.3 （a）左脚ブロック（50 mm/s, 10 mm/mV） （b）右脚ブロック（50 mm/s, 10 mm/mV）
（Jorge L. Vila のご厚意による）

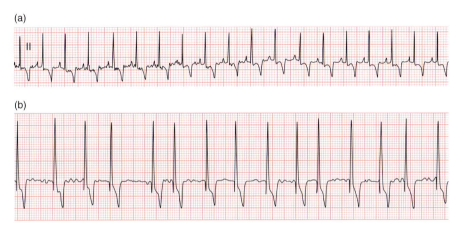

図 6.4 （a）上室性頻拍（25 mm/s, 10 mm/mV） （b）心房細動（25 mm/s, 10 mm/mV）
（Jorge L. Vila のご厚意による）

ブロックが発生することもある。

3. 治療

　この不整脈そのものに，治療は必要ない。しかし，麻酔前に心電図検査を含む心血管系の精密検査を行い，心血管系の基礎疾患の有無を確認することが理想的である。麻酔中に低血圧が生じた場合は，陽性変力作用薬や最小肺胞濃度低下作用のある薬剤（オピオイドの定速静脈内投与など）が血圧維持に有効である。輸液療法は，心血管系の基礎疾患に応じて調整する。

D. 心房粗動と心房細動

　これらの不整脈は，非常に速い上室性頻拍である（図 6.4a 参照）。心房の拍動数は，心房粗動では 350 回/分，心房細動では 500 回/分を超えることがある。これらの不整脈は，無秩序な

リエントリー（再入）回路によって生じた興奮が，房室結節を経由することで発生する。

心房粗動では，基線が"鋸歯状"のF波が特徴である。心房細動ではP波は判別できず，非常に不規則な"波状"の基線となる（図6.4b参照）。

1. 予後

心房粗動と心房細動では心拍出量の減少，一回拍出量（SV）の減少，灌流の低下，さらに突然死といった様々な程度の有害事象が引き起こされる[3]。

2. 原因

心房粗動や心房細動の原因は不明な場合もあるが，心臓の精密検査を行い，うっ血性心不全（CHF），拡張型心筋症（DCM），ジゴキシン中毒の存在を除外する必要がある。

3. 治療

不整脈の原因となる基礎疾患がある場合，麻酔前に治療しておくと良い。麻酔下で不整脈が発生した場合には，心電図や血行動態の変化が治療を行う判断材料となる。心拍数のコントロールが必要であれば，エスモロールを使用する。この薬剤は短時間型の$β_1$受容体拮抗薬（$β_1$選択性）であり，血漿中のエステラーゼにより代謝されるため半減期が短い。必要に応じて0.05-0.1 mg/kgをボーラス投与し，6-24 mg/kg/hの定速静脈内投与を行う。薬物治療に抵抗性の心房細動に対しては，除細動器を使用した同期性の電気的除細動が有効である。

E. 心室性不整脈

心室は心臓を拍動させる電気的興奮を発生させることができるが，その頻度は洞房結節から発生する興奮の頻度よりもかなり遅く（40-60回/分），正常な伝導系路を伝わらずに細胞から細胞へと伝導する。心室性期外収縮（VPC）は幅の広い異常な形のQRS波を生じ，P波を伴わない（図6.5b参照）。心室性期外収縮は単形性（同一の波形）と多形性（複数の異なる波形）に分類される。心室の拍動が，犬では150-180回/分，猫では220回/分を超えると心室性頻脈に分類される（心室性頻脈，図6.5a参照）。促進性心室固有調律（AIVR）は正常な洞調律と心室性頻脈の間の心拍数となる心室性不整脈である（通常は100-140回/分）。心室性頻脈はリドカインに反応性があるが，促進性心室固有調律はリドカインに反応性がないため2つの不整脈の鑑別は重要である。持続性の心室性頻脈では頻脈が30秒以上継続するが，非持続性の心室性頻脈では頻脈が30秒以内に治まるため，後者は治療を必要としない。

1. 予後

心室性期外収縮の連発や持続性の心室性頻脈は心室充満時間を短縮させ，一回拍出量や心拍出量を減少させる。

一回拍出量や心拍出量の減少は灌流を低下させて組織低酸素，乳酸アシドーシス，心筋低酸

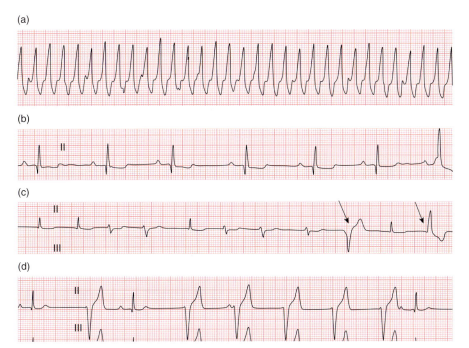

図6.5 (a) 心室性頻脈（50 mm/s, 10 mm/mV）(b) 単形性の心室性期外収縮（50 mm/s, 10 mm/mV）(c) 多形性の心室性期外収縮（50 mm/s, 5 mm/mV）(d) 促進性心室固有調律（50 mm/s, 5 mm/mV）
（Jorge L. Vila のご厚意による）

素，さらなる不整脈を生じさせる。持続性の心室性頻脈は，突然死を引き起こすこともある。多形性の心室性期外収縮や速い持続性の心室性頻脈は，心室細動（VF）に進行して生命を脅かす緊急事態となることがある。

2. 原因

　麻酔下における心室性期外収縮や心室性頻脈の主な原因は，低酸素血症，電解質異常（低カリウム血症，低マグネシウム血症，低カルシウム血症），酸塩基平衡の異常，疼痛，交感神経刺激である。心筋炎，心内膜炎，心筋症などの心臓の基礎疾患は，心室性不整脈を引き起こすことがある。脾臓腫瘍や胃拡張捻転症候群（GDV）など特定の全身性疾患の動物でも，心室性不整脈が生じることがある。

3. 治療

　多くの合併症に対する最初の対応は，原因の同定と治療である。例えば，低酸素血症が原因である心室性頻脈や心室性期外収縮の連発は，通常は酸素給与により消失する。促進性心室固有調律や単形性心室性期外収縮がそれほど頻繁に出現していなければ治療が必要となることはほとんどない。心室性期外収縮は特定の基準を満たす場合に限り，治療が必要となる（表6.2

表 6.2　治療を必要とする心室性期外収縮の判断基準

- 多形性である
- 心拍数が 160 回/分を超える
- 頻回である（1 時間に 30 回以上）
- 血行動態の不安定化が認められる（心室性期外収縮が生じたときに血圧が低下する場合など）
- R on T が認められる

表 6.3　心室性不整脈の治療法

促進性心室固有調律	心室性頻脈，多形性あるいは頻回の心室性期外収縮		心室細動，治療抵抗性あるいは持続性の心室性頻脈
	犬	猫[6]	
治療は必要ない	リドカイン 　1-2 mg/kg IV に続けて 3-6 mg/kg/h CRI または プロカインアミド 　5-10 mg/kg IV に続けて 1.5-3 mg/kg/h CRI	リドカイン 　0.25-0.5 mg/kg を緩徐に IV2 回まで；必要に応じて 2 回以上の追加投与も可能 または エスモロール 　0.2-0.5 mg/kg IV，CRI 1.5-12 mg/kg/h または プロプラノロール 　0.02 mg/kg 緩徐に IV；4 回まで追加投与可能	除細動： 体外式　2-4 J/kg 体内式　0.2-0.4 J/kg

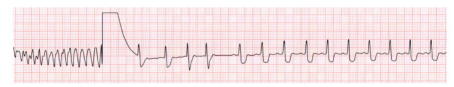

図 6.6　体外除細動により心室細動から心室調律に移行した（25 mm/s）
（Jorge L. Vila のご厚意による）

参照）。

　リドカイン（心室粗動や心室細動を除く心室性頻脈性不整脈に対する治療の第一選択）は，異常な Na^+ チャネルが存在する場合に効果的に作用するため，実際は上記の基準に該当しない心室性期外収縮の治療は成功しないことが多い。心室性不整脈に対する治療法を表 6.3 に記す。

F．心停止：心静止，無脈性電気活動（PEA），心室細動

　心停止は致命的な不整脈である。心静止は波形の"平坦化"として知られており，心臓で電気的活動が発生していないことを示す。無脈性電気活動は心電図では波形を認め，一見すると正常に見えることもあるが，触診では脈拍は触知されない。心室細動では心臓で無秩序な電気活動が発生し，不規則な心電図波形を形成する（図6.6参照）。粗い心室細動は細かい心室細動に移行することがあるが，粗い心室細動は電気的除細動に対する反応性が良い。したがって，迅速な診断と処置が治療を成功させるために極めて重要である。

1．予後

　3つの不整脈すべてにおいて心臓の機械的な機能が停止しているため，血液循環や臓器に対する血流が生じない。

2．原因

　心静止や無脈性電気活動の原因は多様であり，麻酔下の健康な動物でも，予兆なく発生することがある。心室細動の主要な原因は，心疾患（拡張型心筋症など），酸塩基平衡あるいは電解質異常，敗血症である。

3．治療

　体循環が途絶えると，脳は酸素供給を受けられなくなる。したがって，直ちに認識して治療（つまり心肺蘇生；CPR）を行うことが，自己循環（自己心拍）を再開させるだけでなく，動物を退院させるために重要である。心静止や無脈性電気活動が起きた場合，直ちに大きな動脈（大腿動脈など）が走行する部位で脈の触診を行う。脈が触知できないときは，直ちに質の高い心肺蘇生を実行するべきである※（P.292 Appendix Cを参照）。さらに，心室細動に対する救命処置として電気的除細動を実施する[4]。

　しかしながら，除細動器をすぐに利用可能かつ充電された状態にしている獣医師はほとんどいない。したがって，質の高い胸部圧迫によって迅速に心肺蘇生が開始された場合に，一方で除細動器を準備して充電することが最も現実的である。除細動器の役割は，正常な電気伝導が回復することを期待して心臓の電気的細動を止めることであることを理解することが重要である。現在，人における除細動に関して，段階的に電流を増加させる方法ではなく，一回の大きな電流を与える方法が推奨されている。その論拠は，胸部圧迫の中断時間を最小限にすることが重要とされていることにある[5]。電流量は体外除細動では2-4 J/kg，体内除細動では0.2-0.4 J/kgである。除細動後に直ちに胸部圧迫を再開することが，心筋の酸素化と蘇生成功率の上昇に必要不可欠である。

※訳者注：獣医の国際ガイドライン（RECOVER）では，心停止またはその疑いに対して脈の触知により状態を確認する意義は低いとされており，確認でき次第，非常に短時間または確認せずに心肺蘇生を開始するべきとされている

G. 等頻度房室解離

猫におけるこの伝導障害は，麻酔下で発生することが多い[6]。幸いにも，他の疾患と関係していることはほとんどない。この不整脈はP波とQRS波に関係性がないことが特徴であり，P波が先行または後行するQRS波の前後に出現する。心房と心室の調律は等頻度である。

1．予後

この不整脈による病的な予後はない。

2．原因

この不整脈が麻酔下でよくみられる場合は，覚醒下でも発生しているとされる。不整脈を引き起こす特定の原因は不明である。

3．治療

この不整脈は良性であり，治療を必要としない。抗コリン薬を使用して洞調律を増加させ，この不整脈を消失させることを勧める意見もある。

Ⅱ．血圧

A．高血圧

高血圧の定義は，平均動脈血圧（MAP）が100 mmHg以上，あるいは平均動脈血圧が測定できない場合（ドップラーや血圧計のみ使用できる場合）は収縮期動脈血圧（SAP）が160 mmHg以上のときである。多くの揮発性吸入麻酔薬に血管拡張作用があるため，麻酔下で高血圧が発生することはほとんどない。原因を調べるために，動物に高血圧を引き起こす疾患の併発について確認する。

1．予後

持続性の高血圧は，腎臓や脳など多くの重要臓器を障害する。高い血圧は必ずしも良好な血流を保証しない。全身血管抵抗（SVR）の上昇により生じる高血圧は，血流の低下と組織低酸素を引き起こすことがある。

2．原因

腎疾患，糖尿病，クッシング反射を伴う頭蓋内疾患（P.166 Chapter5"神経疾患：頭蓋内疾患"を参照），甲状腺機能亢進症，副腎皮質機能亢進症（クッシング症候群），褐色脂肪細胞腫などの全身性疾患は，すべて高血圧の原因となる。麻酔前に血圧が正常であった動物が麻酔中に高血圧となった場合，最初に浅い麻酔であるか，侵害刺激に対する反応があるかの2つを鑑別する必要がある。

表 6.4　高血圧に対する治療法

1. 揮発性吸入麻酔薬の増量
2. アセプロマジン（0.005-0.01 mg/kg IV）などの血管拡張薬を低用量で投与
3. ニトロプルシドの CRI（0.006-0.3 mg/kg/h）

注意：ニトロプルシドは必要な場合に限り，細心の注意を払って使用する。表3.2 "ニトロプルシド" を参照

3. 治療

　治療を正確に行うために，観血的血圧（IBP）を測定することが推奨される（P.22 Chapter2 を参照）。麻酔前に，血圧の上昇を引き起こす疾患を治療すること，または少なくとも認識しておくことは，麻酔中の高血圧の管理を理解するために非常に重要である。

　基礎疾患による高血圧が持続して重度になる場合，治療が必要となる（表6.4参照）。高血圧の病歴が不明である場合，血圧の変動を確認すると良い。通常，基礎疾患に高血圧がある動物では，一貫して高血圧が認められる。適切な麻酔深度の評価法を用いることにより（Chapter1 を参照），麻酔担当獣医師は麻酔深度を適切に調節することが可能である。

　麻酔の深さが適切であり基礎疾患がないにもかかわらず血圧が高い場合，侵害刺激に対する治療を行う。犬ではオピオイド，局所麻酔薬，NMDA（N-メチル-D-アスパラギン酸）拮抗薬のボーラス投与あるいは定速静脈内投与により鎮痛を行う。すでに動物が鎮痛薬を定速静脈内投与されている場合は，用量を増やすか，さらに強い鎮痛薬を追加する。猫に関する情報は P.227 "侵害刺激" を参照。Chapter8 では侵害刺激の受容を予防するために有用な方法である局所鎮痛法について詳しく述べている。

B. 低血圧

　低血圧は麻酔中に発生する三大合併症の1つである（他の2つは低換気と低体温である）[7]。低血圧の定義は平均動脈血圧が 60 mmHg 未満のときである。平均動脈血圧を測定していない場合（ドップラーや血圧計のみ使用している場合など）は，収縮期動脈血圧が 90 mmHg 未満のときである。組織への酸素供給は血液中に含まれる酸素量（P.207 "低酸素血症／P：F比の異常" を参照）および心拍出量に左右される。通常の麻酔例では心拍出量を測定することはほとんどない。心拍出量測定の標準方法（希釈法）は侵襲的な装置（肺動脈カテーテル）を必要とする。代わりに，心拍出量が心拍数，心収縮力，前負荷，後負荷から定まることを知っている場合，獣医師は直ちに測定できる循環動態の評価法を選ぶことが多い。その中で血圧は後負荷に関する情報である。しかし，麻酔担当獣医師は麻酔中に臓器血流を維持することが最大の目標であり，（非常に重要ではあるが）血圧の評価はその一部に過ぎないことを認識することが重要である（図6.7参照）。

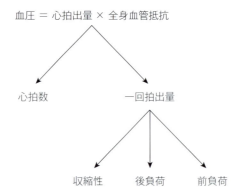

図 6.7　血圧の関係式

1. 予後

　低血圧は重要臓器（心臓，脳，腎臓，骨格筋など）への血流を減少させる。血流減少は組織の低酸素，嫌気性代謝，乳酸アシドーシス，臓器障害を引き起こす可能性がある。特に動物の苦痛を和らげるために周術期に投与される薬剤（例：NSAIDs）の交絡要因を考慮すると，腎臓は血流減少による障害に非常に弱い。

2. 原因

　プロポフォールや揮発性吸入麻酔薬などの麻酔薬による全身血管抵抗の低下（血管拡張）と心収縮力の低下（心抑制）が低血圧を引き起こす主な原因である。循環血液量の減少（脱水や出血）による前負荷の減少から生じる一回拍出量の減少，あるいは徐脈による心拍出量の減少により低血圧が生じることもある。これらの異常に対して麻酔前に補正を試みるべきである。

3. 治療

　麻酔担当獣医師は，プロポフォールや揮発性吸入麻酔薬により低血圧が生じることを常に予測しておく必要がある。低血圧の治療は，原因に基づいて体系的に行う（表 6.5 参照）。動物に脱水や貧血が認められる場合，可能であれば麻酔前に輸液剤や血液製剤を投与して治療する。健康な猫でも実際には最大で 15.5％ の猫に心血管系の基礎疾患があるため，猫では制限的な輸液療法が推奨される[8]。心拍出量は心拍数に影響されるため，心拍数の評価は重要である。徐脈により心拍出量が減少するため，低血圧が生じることがある。実験環境下で心拍出量の測定を行い，徐脈を引き起こす薬剤（フェンタニルなど）を投与すると，血圧が正常な場合でも心拍数の減少に伴って心拍出量は減少する[9]。ドパミンやドブタミンなどの陽性変力作用薬は，心収縮力を増加させるために定速静脈内投与で使用されることが多い。ドパミンの用量が増えると全身血管抵抗が上昇する（ドブタミンには同様の作用はない）。陽性変力作用薬は低用量から中用量では，血管収縮を最小限に抑えて心収縮力を増加させるため，血管収縮薬よりも先に陽性変力作用薬が使用される。ドパミンやドブタミンに対する反応には個体差があ

表 6.5　低血圧の治療法

1. 揮発性吸入麻酔薬の影響を最小限にする。
   (a) 動物の麻酔深度を調べる。可能であれば揮発性吸入麻酔薬を減量する。
   (b) オピオイド，リドカイン，ケタミンなど MAC 低下作用をもつ薬剤の CRI を適切に行って MAC を低下させる。
2. 徐脈があれば治療する。
   (a) α_2 受容体作動薬を拮抗する。
   (b) アトロピン 0.02 mg/kg IV あるいはグリコピロレート 0.01 mg/kg IV。
3. 輸液剤や血液製剤を投与する*。
   (a) 等張性晶質液を 5-20 mL/kg IV。
   (b) 高張生理食塩液 2-4 mL/kg を等張性晶質液と併用して IV。
   (c) 膠質液を 2-5 mL/kg IV。犬では 20 mL/kg/day，猫では 10 mL/kg/day を超えないように注意する。
4. 陽性変力作用薬／血管収縮薬を使用する（表 3.2 の用量を参照）。
   (a) ドパミンやドブタミンの CRI。
   (b) フェニレフリン，バソプレシン，ノルエピネフリン，エピネフリン，エフェドリンのボーラス投与あるいは CRI。
5. 機械的人工換気の中止。
6. 動物がより安定するまで手術操作を中断する。

*血液製剤の投与に関しては P.204 "血液喪失／出血"の項を参照

り，動物ごとに用量を調節する必要がある[10]。心収縮力の増加が絶対的な適応となる動物（拡張型心筋症に罹患している犬など）もいれば，逆に絶対的に禁忌となる動物（すでに心筋に大きな負荷が生じている肥大型心筋症［HCM］の猫）もいることを認識しておくことが重要である。陽性変力作用薬の効果がない，わずかに効果がある，あるいは禁忌である動物では血圧を維持するために血管収縮薬を使用する。

　代表的な血管収縮薬はフェニレフリン，バソプレシン，ノルエピネフリン，エピネフリンである。血管収縮薬の使用による副作用は，血管を過剰に収縮させることにより重要臓器への血流が減少することである。血圧の値が正常であるため，麻酔担当獣医師は血流の低下が起きていることに気付かないことがある。したがって，血管収縮薬を使用するときは，乳酸値の測定を行うことが必須である。乳酸値が 2.0 mmol/L を超えている場合，重要臓器への血流が減少している可能性があるため，血管収縮薬の投与量を減量または投与を中止する。機械的人工換気（MV）は循環動態を悪化させて，血圧に悪影響を及ぼす。機械的人工換気により胸腔内は陽圧となり，薄い血管壁で覆われている血管（大静脈など）が虚脱し，心臓への血液灌流が減少する（したがって，前負荷が減少する）。機械的人工換気は麻酔下における肺への酸素運搬を良化させる一方，酸素とともに豊富な揮発性吸入麻酔薬も運搬され，不用意な過剰投与が生じて心収縮力を低下させる。さらに機械的人工換気は二酸化炭素を低下させるが，二酸化炭素には末梢性（中枢性ではなく）にカテコラミンの放出を促進させる作用がある。この刺激がなくなることで，循環動態が悪化する可能性がある。麻酔担当獣医師が上記のすべての措置を

表6.6 推定される最大の血液量

2×2 スポンジ／ガーゼ	5 mL
4×4 スポンジ／ガーゼ	10 mL
開腹術用スポンジ	100 mL
吸引瓶	式6.1参照

注意：スポンジに血液が完全に染み込んだ場合の推定量。血液喪失量を計算するためには，血液が染み込んだスポンジの重量からスポンジの重量を引くと，より正確である

取ったにもかかわらず循環動態が安定しないときは，麻酔を終わらせるため外科医は可能な限り早く手術を終わらせなくてはならない。

C．血液喪失／出血

手術中に出血量を正確に測ることは困難である。PCV（血中赤血球容積），TP（総蛋白），ヘモグロビン（Hb），水和状態を術前に評価することが重要である。心拍出量は有効循環血液量に影響されるため，少量の血液損失でも血管内容量の補充を行うことが重要である。まずは晶質液と膠質液を用いて血管内容量を補充する。ただし，血液喪失が増加して循環動態に影響が出るようになる場合には，輸血が必要となる。

循環血液量が正常な動物における全身の血液量の推定量は，犬では80-90 mL/kgあるいは体重の8％であり，猫では50-60 mL/kgあるいは体重の6％である。PCVは喪失した血液量を反映しない場合がある。同様に，TPの低下も輸液による二次性の希釈の結果である場合がある。血液の付着したガーゼ，開腹術用スポンジ，吸引瓶の内容量を評価して血液喪失量を推定する。血液が付着したスポンジの数を数え表6.6に示す推定量を用いるか，より正確には血液の付着したスポンジの重量を測り，スポンジの重量を引き算して，推定量を計算する（1 g ＝血液1 mLに相当）。

$$\frac{\text{吸引瓶内にある液体のPCV}}{\text{症例の術前PCV}} \times \text{吸引瓶内の液体量} = \text{吸引瓶内の血液の推定量(mL)} \quad (6.1)$$

1．予後

術中の血液喪失は前負荷の減少，心拍出量の減少，血流の低下，低血圧を引き起こす。大量の血液喪失は乳酸アシドーシスや循環虚脱を引き起こす。

2．原因

出血点が分からない出血，医原性の出血，血小板数の減少，凝固障害，凝固機能に対する薬物の毒性により術中出血が生じる。

3. 治療

血液喪失量が全血液量の20％を超えた場合やPCVが20％未満に低下した場合に，輸血が適応となる。全血輸血が理想的である。ただし，濃厚赤血球（pRBCs）と新鮮凍結血漿（FFP）の併用でも良い。十分な血液量を維持して組織に十分な酸素運搬を行うことが目的である。血液喪失量と1：1の等量を全血で補充する。緊急性のない状況で血液製剤を投与する場合，最初の15分は1-3 mL/kg/hの低用量で投与して輸血に対する副反応を判定する。急性の輸血副反応は低血圧，頻脈，蕁麻疹，体温上昇である。麻酔下の動物では，これらの反応を認識できない可能性があることに注意する。

副反応が認められない場合，必要に応じて輸血速度を調節する。明らかな副反応が生じた場合，輸血を中止してジフェンヒドラミン1 mg/kgを静脈内投与する。抗凝固剤としてクエン酸を含む血液製剤は，カルシウムを含む輸液剤（乳酸加リンゲル液［LRS］など），重炭酸ナトリウム，陽性変力作用薬と同じ投与経路を使用しない。

III. 呼吸器系の合併症

A. 過換気（低炭酸ガス血症）

過換気または低炭酸ガス血症の定義は，$EtCO_2$（呼気終末二酸化炭素分圧）あるいは$PaCO_2$（動脈血二酸化炭素分圧）が正常範囲を下回る（35 mmHg未満）ことである。麻酔担当獣医師が低換気を疑う場合，動脈血液ガスを測定して$PaCO_2$を評価する。

1. 予後

短時間の過換気や低い二酸化炭素分圧は有害とならない。長時間の低炭酸ガス血症は呼吸性アルカローシスを引き起こし，脳血流を低下させる。その結果，脳に局所的な虚血性障害が生じることがある。長時間の過換気に曝露された場合，脳では二酸化炭素による反応の基準が修正される[11]。

2. 原因

最も多い過換気の原因は，過剰な機械的人工換気によるものである。その他の原因には神経疾患，外傷，疼痛，侵害刺激，代償性の呼吸性アルカローシスがある。低酸素血症の動物は呼吸数（RR）を増加させて代償を行うため，二酸化炭素分圧は低下するが酸素化は改善する。

3. 治療

過換気を生じさせる基礎疾患に対する治療を行う。経時的に動脈血液ガスを測定することで治療の方向性が定まり，治療の評価にも利用できる。過換気が医原性である場合，換気条件の調整が必要となる。術中の侵害刺激により過換気が生じている場合，鎮痛作用のある薬剤を投与する。代謝性アシドーシスにより過換気が生じている場合，原因である酸塩基平衡の異常を

治療する。低酸素血症の動物に対する治療は，低酸素血症の原因（P.207"低酸素血症／P：F比の異常"を参照）に基づいて行う。根本にある原因の特定や治療ができない場合，麻酔から回復する際に過換気が再発したり，代償できなくなったりする可能性がある。

B．低換気（高炭酸ガス血症）

低換気は麻酔中に発生する三大合併症の1つである（他の2つは低血圧と低体温である）。低換気（高炭酸ガス血症）の定義は$PaCO_2$が45 mmHgを超えることである。肺胞換気は以下の式で表される（式6.2）。

$$V_A = (V_T - V_d) \times f \tag{6.2}$$

式 6.2 肺胞換気方程式。V_Aは有効肺胞換気量，V_Tは一回換気量，V_dは死腔換気量，fは呼吸数。

全身麻酔下で気管内挿管されている動物では死腔換気量は一定である。したがって，有効肺胞換気量は一回換気量と呼吸数に依存する。低換気の場合は，一回換気量あるいは呼吸数を調節する。

1．予後

軽度の二酸化炭素分圧の増加は，健康な動物ではほとんど影響がない。二酸化炭素の増加に伴って呼吸性アシドーシスが顕著となるが，覚醒した動物が通常の呼吸を再開すれば，長期的な影響における重要性は少ない。二酸化炭素分圧が95 mmHgを超えると二酸化炭素は麻酔作用を発揮するため，二酸化炭素分圧がここまで高くなることは絶対に許容されない。神経疾患のある動物では，低換気は頭蓋内圧（ICP）を上昇させる。占拠性病変（例：脳腫瘍など）あるいは頭蓋内出血がある場合，脳ヘルニアが生じる可能性がある。これらの動物では二酸化炭素分圧の管理を慎重に行うべきである。頭蓋内圧の急な上昇が生じる可能性のある動物では，頭蓋内圧に関連する病変が直接治療されるまでは，$PaCO_2$を32-35 mmHg程度に維持することが有益となる可能性がある（P.166 Chapter5"神経疾患：頭蓋内疾患"を参照）。

2．原因

通常，低換気の原因は用量依存性に呼吸抑制を生じる薬剤（揮発性吸入麻酔薬）であり，麻酔を深くすると悪化する。まれではあるが悪性高熱（MH）が発生すると，体温と$EtCO_2$が上昇するが，同時に生命を脅かす事態となる。神経疾患が二酸化炭素に対する化学受容器の感受性と呼吸筋の機能に影響して高炭酸ガス血症を生じることがある。呼吸努力を制限するほど強く巻かれた包帯により，二酸化炭素分圧の上昇が生じることもある。気胸の症例でも二酸化炭素分圧の上昇は顕著である（酸素化の低下も併発する）。$EtCO_2$の上昇を伴わない$PaCO_2$の上昇は，二酸化炭素が血液から肺胞へ効率良く拡散できていないことを示している。肺塞栓症（PTE）では，このような$EtCO_2$と$PaCO_2$との差に開大が生じる（P.210"肺塞栓症（PTE）"

を参照）。

3. 治療

　低換気の原因を同定することが，治療を行うために重要である。呼吸数，カプノグラフ，分時換気量，一回換気量は換気の評価に利用される項目である。大きな死腔を減少させることは（小型の動物には小型のYピースを使用するか，あるいはYピースを使用しない），低換気を改善するために有効である。動物の麻酔の深さを評価し，可能であれば麻酔薬を減量する。用手あるいは機械的人工換気で麻酔下の動物に補助換気を開始する（Chapter2を参照）。特に麻酔からの回復期において低換気が重度である場合，呼吸抑制を引き起こす可能性のある薬剤（オピオイドなど）を拮抗する。包帯が強く巻かれている場合は動物が回復するまでは外し，その後に緩く巻きなおす。

　悪性高熱が原因である場合，ダントロレンを投与する。肺塞栓症が原因である場合，より包括的な治療が必要となる（P.210 "肺塞栓症（PTE）"を参照）。

C. 低酸素血症／P：F比の異常

　低酸素血症の定義は，PaO_2（動脈血酸素分圧）が60 mmHgを下回ることである。PaO_2は動脈血を用いて評価するが，血液ガス分析器で測定する。肺機能が正常である場合，PaO_2はFiO_2（吸入酸素濃度）の4-5倍の数値となる。例えば，室内空気（FiO_2＝21％酸素）で呼吸している動物では，PaO_2は約100 mmHgとなる。麻酔下で100％酸素を用いて呼吸している場

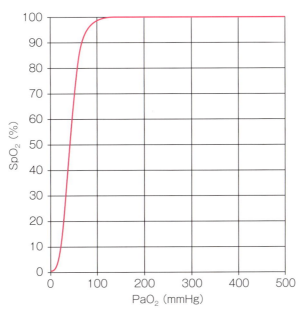

図6.8　酸素ヘモグロビン解離曲線

合，PaO_2 は約 500 mmHg となる。PaO_2 と FiO_2 の比は P：F 比として参考にされる。上記のように正常な P：F 比は 5：1 である。この比が 5：1 を下回ると，室内空気（21％酸素）で呼吸を行う回復期の動物に影響を及ぼすことから注意が必要である。例えば，動物の呼吸機能が著しく低下し，100％酸素を吸入しても PaO_2 が 100 mmHg である場合は，P：F 比は 1：1 となる。この動物は目下のところ低酸素血症ではないが（PaO_2 が 60 mmHg を下回ってはいない），P：F 比に重度の異常を生じている。この動物が回復期に移り，P：F 比が改善しないまま，100％酸素の供給を中止して室内空気の 21％酸素で呼吸させた場合，PaO_2 は 21 mmHg に低下し，重篤かつ致死的な低酸素血症が生じる。血液ガス分析を行えない場合，パルスオキシメーターを使用することにより室内空気で呼吸する動物の酸素化に関する有用な情報が得られる。

図 6.8 が示すとおり，肺機能が正常で 100％酸素で呼吸している動物（麻酔下の動物）ではパルスオキシメーターの有用性は低い。

パルスオキシメーターが 98-100％未満の値を示すためには，動物の肺機能が重度に低下している必要がある。前述した例ですら PaO_2 が 100 mmHg であるため，100％酸素を吸入している状態ではパルスオキシメーターは 98-100％の値を示す。

1. 予後

不十分な酸素化は組織の低酸素血症，乳酸アシドーシス，さらには臓器不全を引き起こす。心臓への酸素供給が減少すると心室性期外収縮，心室細動に移行する心室性頻脈などの不整脈が出現するようになる。脳や腎臓などの臓器は酸素供給減少による障害が生じやすく，この障害は術後になるまで確認できないことが多い。

2. 原因

低酸素血症の原因は 5 つに分類される。
(a) FiO_2 の低下（100％の FiO_2 で呼吸をしている麻酔下の動物では起こらない）
(b) 拡散障害（肺の慢性線維化あるいは重度の肺水腫など）
(c) 右左短絡（動脈管開存症など）
(d) 低換気（室内空気で呼吸している動物では主な原因であるが，100％の FiO_2 で呼吸している麻酔下の動物ではまれである）
(e) 換気─血流比不均衡；V/Q ミスマッチ（麻酔下の動物では最も多い原因）

横隔膜ヘルニア，気胸，異物（FB）による気道閉塞，喘息，肺炎，胸水，巨大な腹腔内腫瘤，腹水，腹腔内の自由水がある動物では低酸素血症が生じる危険性が高い。

3. 治療

導入（麻酔導入）前に低酸素血症や呼吸努力の増加が認められる場合，前酸素化を行うこと

表6.7 低酸素血症の治療法

1. 100%酸素による**前酸素化**を最低でも5分以上，気管内挿管まで続ける。
2. 直ちに補助換気を行う*。
3. 十分な一回換気量（I：E比の増加）と呼吸数を確保する。
4. 4-5回の呼吸につき1回の深呼吸（PIP 25-30 cmH$_2$O）を行う。
5. PEEP弁を回路に接続する。
6. アルブテロールを投与する。
7. 上記の治療が上手くいかないときは，血流量を増大させる（陽性変力作用薬によるCOの増加，適切な輸液負荷，輸血）。

*人工呼吸器の接続および使い方はChapter2を参照

表6.8 酸素給与の方法

酸素の給与方法	酸素流量	FiO$_2$の最大値（%）
酸素チューブ	2-3 L/min	20-40
酸素マスク	2-5 L/min	40
酸素室	ケージサイズによる	40-60
鼻カニューレ	50-150 mL/kg/min	30-70
気管内挿管	200-300 mL/kg/min 非再呼吸式回路 20-30 mL/kg/min 再呼吸式回路	100

でSpO$_2$（経皮的酸素飽和度）が低下し始めるまでの時間を延長させることができる[12]。麻酔下の動物において，PaO$_2$が予想よりも低い場合（60 mmHgを超えていたとしても），PaO$_2$の低下を生じさせる異常に対処する。例えば，FiO$_2$が低い場合は（一酸化窒素の吸入など），FiO$_2$を上昇させる。動物が麻酔から回復中のときは，酸素給与で酸素室や経鼻カニューレを用いてFiO$_2$を上昇させる。治療可能な原因により拡散障害が生じているときは，治療を開始する。例えば，心原性肺水腫が確認されれば，フロセミドを投与することが妥当である。機械的人工換気の第一適応は低換気であるが，機械的人工換気を用いて酸素化を改善させるためにはいくつかの注意点がある。まず，1回の呼吸ごとに十分な一回換気量を確保することが必須である。I：E比（吸・呼気時間比）を増加させると，酸素交換が生じる吸気時間が延長する。一方，十分な呼気時間が生じなくなるため，I：E比は1：2よりも大きくするべきではない。"深い"呼吸はわずかに膨れた肺胞の虚脱を防ぐことを目的とする（肺胞開存手技：リクルートメント手技）。深い呼吸をさせるため，高い最大吸気圧（PIP, 25-30 cmH$_2$O）の呼吸を4-5回の呼吸につき1回行う。

終末呼気陽圧（PEEP）により酸素の含有量は改善しないが，末梢の肺胞が虚脱することを防いでP：F比の悪化を防ぐことができる。終末呼気陽圧弁には種類がいくつかあり，通常は5，7.5，10 cmH$_2$Oである。高い最大吸気圧と終末呼気陽圧により胸腔内に陽圧が生じて持続

するため，前負荷が減少して心拍出量が減少する。この手法を用いて換気—血流比不均衡（V/Qミスマッチ）を軽減させる場合は，有益性と危険性を考慮するべきである。吸入型の気管支拡張薬（アルブテロール）を使用すると，肺における酸素交換が改善することがある。禁忌となるのは頻脈の場合であり，気管支拡張薬の使用により悪化する可能性がある。酸素化を改善させるすべての方法を試みてもPaO_2が改善しない場合，麻酔担当獣医師は心拍出量を増加させて酸素供給を改善させ，正常な血行動態を維持することに努め，手術を速やかに終えるべきである。

D. 肺塞栓症（PTE）

肺塞栓症では肺血管に閉塞が生じ，正常な血流が分布するべき肺の組織の血流が大きく減少あるいは消失する。最も重篤な換気—血流比不均衡（V/Qミスマッチ）であり，換気領域の血流がほとんどあるいは完全に消失する。麻酔下では突然の急激な$EtCO_2$の低下が生じ，さらにSpO_2が低下する（SpO_2の低下）ことで同定される。

血液ガス分析では$PaCO_2$と$EtCO_2$の差が大きく開大する。また，塞栓が生じる前よりもPaO_2が低下する。

1. 予後

麻酔担当獣医師は低酸素血症と徐脈（冠状動脈で塞栓が発生した場合）に苦慮することが多い。肺塞栓症により呼吸停止が生じることもある。血栓症の動物では，麻酔担当獣医師の予測を上回る全身性の合併症が生じることがあり，障害が生じる臓器は肺に限らない。最終的に，塞栓症を治療する間は機械的人工換気の補助が必要となり，回復に難渋することもある。

2. 原因

クッシング症候群，敗血症，フィラリア症のように凝固亢進の動物に発生しやすい。また，腹腔鏡下の処置中に，肺に空気塞栓を生じた例も報告されている[13]。

3. 治療

残念なことに，治療法は限られている。補助換気と入念な血液ガス分析を開始する。また，合併症に対する治療も必要である。抗コリン薬は気管支拡張作用があり[14]，徐脈がある場合は心拍数を増加させる作用もある。しかしながら，いったん形成された塞栓を消失させる治療法はほとんどないため，根治療法よりも対症療法による回復を図る。

E. 気胸

気胸は胸膜腔に空気が流れ出す状態であり，陰圧が消失するため肺容積が減少する。犬では縦隔を介した両側の機能的な連絡がないため，片側の気胸は反対側に影響することは少ない[15]。これは，猫でも同様である。麻酔下では自然気胸により，最初に$EtCO_2$が低下し，吸

気抵抗の上昇，SpO_2 の低下，呼吸数の増加が生じる。人工呼吸器下では，最大吸気圧が急激に上昇する一方で一回換気量が大きく減少する。血液ガス分析ではＰ：Ｆ比の異常（P.207 "低酸素血症／Ｐ：Ｆ比の異常"を参照），低酸素を示す PaO_2，換気―血流比不均衡（V/Qミスマッチ），$EtCO_2$ の増加がみられる。

1．予後

肺拡張の阻害，肺・胸部のコンプライアンス（膨らみやすさ）の低下，換気抵抗の上昇により，気胸では低酸素血症と低換気が生じる。重度の気胸では呼吸困難や呼吸停止が生じる。

2．原因

気胸を引き起こす医原性の原因は，胸腔鏡下あるいは開胸下の手術全般である。この人為的な気胸に対しても自然気胸と同様の管理を術後に行う必要がある。外傷や肺囊胞の破裂は自然気胸の主な原因である。加えてポップオフ弁が閉じられたままであったり，過剰な陽圧換気が行われたりすると，肺が過伸展して気胸が引き起こされることがある。車による交通事故などで胸腔に外傷が生じている可能性のある動物に人工呼吸を行う場合は，損傷した肺は脆く破裂しやすいため注意する必要がある。

表6.9 伝統的な胸腔チューブの設置方法

> **器具**：胸腔チューブ，バリカン，無菌操作の準備（実施部位の消毒），滅菌手袋，縫合糸（ナイロン），鉗子，チューブアダプター（コネクタ），整形外科手術用ワイヤー，三方活栓，メス刃，ブルドッグ鉗子あるいは"Ｃ"鉗子
>
> **手技**：
> 1. 第七-九肋間を中心に胸部側面の毛を広く刈り，無菌的に消毒する。
> 2. 滅菌手袋を装着し，第七-九肋間を触知して１つの肋間を選択。
> 3. 選択部位の皮膚を頭側に伸展させ，選択した肋間の肋骨頭側の皮膚をメス刃で穿刺切開を行う。
> 4. 鉗子を胸膜面まで鈍性に進める。
> 5. 胸腔チューブを胸壁に対して垂直に立て，切開部位に向けて片手で固定する。もう一方の手で胸腔チューブの尾側を押して胸腔内に進める。
> 6. 胸腔チューブが胸壁と並行になるように倒し，さらに胸腔内に進める。
> 7. 吸引して胸腔チューブが胸腔内にあることを確認する。チューブ内が陰圧になるまで空気や液体を抜去する（抜去量を計測する）。
> 8. 皮膚の伸展を緩めてもとの位置に戻す。
> 9. マットレス縫合やチャイニーズフィンガートラップを用いて固定する。ブルドッグ鉗子または"Ｃ"鉗子をチューブにかませ，三方活栓が外れた場合でも空気が胸腔内に流入することを防止する。
> 10. チューブアダプターを胸腔チューブ尾端につなげて三方活栓を接続し，密閉性を維持する。整形外科手術用ワイヤーを用い，チューブアダプターと三方活栓を胸腔チューブにしっかりと固定する。

注意：チューブ内が陰圧にならない場合もある。胸腔内が"開いている"（体外と胸腔内をつなぐ創傷がある場合）ときに，陰圧は生じない。これらの動物の縫合部位には持続吸引装置を接続する。別の方法として，販売されている胸腔チューブセットを利用して手順を簡便化することも可能である

麻酔の合併症

3. 治療

手術前に気胸が確認された場合は，胸腔穿刺による抜気や持続的な空気吸引のための胸腔チューブの設置，あるいはその両方を導入前に行う（表6.9参照）。人為的に気胸が生じた場合（例：胸腔鏡下の操作中），終末呼気陽圧弁を使用する（肺に一定の終末呼気陽圧を生じさせる）ことで残気量（RV）を下回って肺が虚脱することを防ぎ，さらに完全虚脱した肺胞が再拡張することで生じる損傷の危険性を低下させる。終末呼気陽圧を加えることにより術中の酸素化も改善することが可能である[16]。自然発生した気胸の治療は，速やかな胸腔内の抜気と減圧である。胸腔穿刺や胸腔チューブの設置により抜気と減圧が可能となる。肺を拡張させるための陰圧が生じず，十分な自発呼吸が行えないため，十分な換気を維持するために手動換気あるいは機械的人工換気による陽圧換気が必要となる。人工呼吸の目標は二酸化炭素分圧を正常範囲内（35-45 mmHg）に維持すること，十分な酸素化（$PaO_2>60$ mmHg）を行うことである。このような動物に人工呼吸を行う場合，長い吸気時間と低い最大吸気圧を設定することが有効である。血液ガス分析を定期的に行い，回復期に向かう動物の状態を十分に評価する。

F. 呼吸困難あるいは呼吸停止

呼吸困難や呼吸停止は様々な原因から生じるが，全く呼吸ができなくなるか十分な呼吸ができなくなるため，最終的には呼吸が止まる。麻酔下ではSpO_2，PaO_2，カプノグラフと同様に，呼吸努力や呼吸数などの呼吸様式の特徴は非常に重要な観察項目である。動物は注意深く観察されているため，これらの合併症が麻酔中に発生することは少ないかもしれない。大抵は麻酔担当獣医師が低換気に気付いて，手動あるいは機械で動物に補助換気を行う。ただし，呼吸停止は術後の合併症または死亡を引き起こす三大原因の1つであり[1]，術後も注意深い観察が必要である。

1. 予後

呼吸困難あるいは呼吸停止は動物にとって致命的となることがある。

2. 原因

呼吸疲労，気胸，腹腔内圧を上昇させる胃拡張捻転症候群，妊娠，腹腔内の巨大腫瘤あるいは異物，横隔膜ヘルニアなどの疾患はすべて呼吸困難や呼吸停止の原因となり得る。加えて，術後に麻酔から十分に覚醒しておらず，適切にモニタリングされていない動物では，呼吸困難や呼吸停止が生じていることに気付かれないことがある。

3. 治療

呼吸困難や呼吸不全の原因を認識することが治療に際して重要である。麻酔中あるいは術後に呼吸努力障害が認められる動物には機械的人工換気が適応となる。気胸が疑われる場合は胸腔穿刺が適応となる（表6.10参照）。回復期を通じて動物の呼吸努力，血液ガス，SpO_2を持

表 6.10　胸腔穿刺

器具：留置針（16-18 ゲージ）あるいは翼状針，三方活栓，大きい注射用シリンジ，滅菌手袋，バリカン，無菌操作の準備（実施部位の消毒）

手技：
1. 第七-九肋間の領域の毛を刈る（空気を抜くときは背側，液体を抜くときは腹側）。毛刈りした部位を無菌的に消毒する。
2. 滅菌手袋を装着し，選択した肋間の肋骨頭側縁に留置針または翼状針を挿入。胸腔内に入ると"ポップ"と呼ばれる特別な感触が感じられる。留置針を使用している場合，胸腔内まで針を進めて内針を引き抜く。
3. 留置針または翼状針に三方活栓を接続する。
4. 三方活栓にシリンジをつなげる。三方活栓の室内空気側を閉じ，シリンジ内に陰圧が生じるまで吸引する。シリンジ内に過剰な陰圧をかけないようにすることが重要であり，そうしないと肺組織を損傷する可能性がある。シリンジが空気や液体で満たされたら，三方活栓の動物側を閉じてシリンジを空にする。陰圧が生じるまで，この操作を繰り返す。抜去した空気の量を計測する。
5. 陰圧が生じている状態で三方活栓の動物側を閉じる。

表 6.11　基本的な酸塩基平衡の異常と代償機構

原因となる異常	pH の変化	原因	代償反応
呼吸性アシドーシス	低下	$PaCO_2$ の増加	HCO_3 の増加
呼吸性アルカローシス	上昇	$PaCO_2$ の減少	HCO_3 の減少
代謝性アシドーシス	低下	HCO_3 の減少	$PaCO_2$ の減少
代謝性アルカローシス	上昇	HCO_3 の増加	$PaCO_2$ の増加

続的にモニタリングすることが重要である。酸素給与が必要となることもあり，少なくとも術後3時間は動物をモニタリングしなければならない[17]。

IV. 酸塩基平衡の異常

　酸塩基平衡の異常は麻酔下でよくみられる合併症であり，特に重症症例で多くみられる。病歴を知ることにより，麻酔担当獣医師は原因と代償反応を区別することが可能となる。酸塩基平衡の異常を見つけるためには，血液 pH を測定することが必要となる。簡易測定装置あるいは検査室の卓上測定装置を用いた通常の血液ガス分析で血液 pH は測定される。

　酸塩基平衡の異常を診断する方法は2とおりある。Henderson-Hasselbalch の式に基づく伝統的方法と Stewart 法である。以下に伝統的な方法を述べる。Stewart 法や酸塩基の異常を評価する他の新しい方法に興味のある場合は，Reference 18 を参照のこと。

　pH の変化を評価するために，$PaCO_2$，HCO_3（重炭酸），余剰塩基（BE）といった他の血液ガスの項目が必要である。最初に pH を正常（7.35-7.45），酸性（7.35 未満），アルカリ性（7.45 より高い）に分類する。$PaCO_2$ と HCO_3 の変化は，pH の変化を引き起こす原因が呼吸

表 6.12 酸塩基平衡の例

酸塩基異常	pH	PaCO$_2$ (mmHg)	HCO$_3$ (mmol/L)	BE (mmol/L)
代謝性アシドーシス	7.28	21.8	10.2	−17
代謝性アルカローシス	7.55	52.6	27.8	9
呼吸性アシドーシス	7.23	58.6	25.1	−5
呼吸性アルカローシス	7.49	20.3	18.5	5
混合／複合型	7.38	19.9	30.4	様々

性か代謝性かを示している。原因となる異常によりpHが変化する（表6.11参照）。例えば，アシドーシスの動物では，PaCO$_2$の増加（呼吸性アシドーシス）あるいはHCO$_3$の減少（代謝性アシドーシス）がみられる。アルカローシスの動物ではPaCO$_2$の減少（呼吸性アルカローシス）あるいはHCO$_3$の増加（代謝性アルカローシス）がみられる。代償反応がこの異常を"補正する"ためにはたらく。混合／複合型の異常は複雑であり，pHは正常でPaCO$_2$とHCO$_3$の値は逆方向に変化することが多い。"経験則"からいえば，体が補正しすぎることは決してない。言い方を変えると，疾患に対して過剰な代償反応が生じ，pHが酸性あるいはアルカリ性に傾くことはない。正確な酸塩基平衡分析に動脈血あるいはヘパリン処理された血液（分析装置の種類による）を使用する。空気自体に二酸化炭素分圧（PCO$_2$；すなわち0）と酸素分圧（PO$_2$）があるためシリンジから空気を抜き，正確な結果を得るために直ちに血液を検査に供する。動脈血が採取できない場合，酸塩基平衡分析に用いる試料として次に適切なものは，舌の血液（動脈血と静脈血の混合血であると想定）である。

A．代謝性アシドーシス

代謝性アシドーシスの特徴はpH7.35未満でHCO$_3$の低値，余剰塩基の減少（マイナス化），PaCO$_2$の減少を伴うことである（表6.12参照）。

1．予後

アシドーシスは原因にかかわらず，心筋収縮力の低下，心拍出量の減少，血管拡張を引き起こす。心室細動などの不整脈を引き起こすこともある。麻酔中，アシドーシスは動物のカテコラミン反応性を低下させる。意識のある動物では代謝性アシドーシスが過換気を引き起こし，呼吸疲労が生じて換気の補助を必要とすることもある。一方，この代償反応は麻酔下では起こらない。

2．原因

血液ガス分析に伝統的方法を用いる場合，アニオンギャップを評価して鑑別診断を行い，代謝性アシドーシスの原因を特定する。とりわけ鑑別するべき原因は低循環により細胞で嫌気代

謝が進行して乳酸が生成される乳酸アシドーシスである。乳酸値の測定により，乳酸アシドーシスを原因から除外することができる。その他の原因には肝不全，腎不全，糖尿病性ケトアシドーシス，胃腸からのHCO_3喪失，様々な中毒がある。

アニオンギャップの計算式：アニオンギャップは測定された陽イオンと陰イオンの差である。差の大きさを代謝性アシドーシスの原因の特定に利用する。正常なアニオンギャップは10 mEq/L以下である。アニオンギャップが低値であることは少ない。大きなアニオンギャップは，乳酸やケトンなど測定されていない陰イオンが増加した結果である。

$$アニオンギャップ(mEq/L) = (Na^+ + K^+) - (Cl^- + HCO_3^-)$$

アニオンギャップの代わりにはStewart法の式を用いることもできるが，血清の生化学値を用いた数学的には複雑な式となる（詳細は別の資料を参考）。

3. 治療

治療法は代謝性アシドーシスを引き起こす原因により異なる。ただし，麻酔下における麻酔担当獣医師の目標は，輸液剤や血液製剤による循環の最適化，陽性変力作用薬などを用いた心血管系の補助による心拍出量の増加，換気の補助（大抵は過換気）である。大部分の動物では，循環動態と換気を補助することにより過剰な代謝性アシドーシスが予防される。麻酔下で生命を脅かす危機的な代謝性アシドーシス（pH7.1未満）が生じた場合は，一時的な救命処置としてpHを上昇させるために重炭酸ナトリウムを使用するが，同時に酸塩基平衡の異常を引き起こす根本の原因を特定して治療を行う努力を続ける（P.86 Chapter3 "重炭酸ナトリウム：アルカリ化剤"を参照）。重炭酸ナトリウムを投与した場合，二酸化炭素の産生が増加する。二酸化炭素の増加に対応するために換気の調整が必要となる。

B. 代謝性アルカローシス

代謝性アルカローシスの特徴はHCO_3の増加，余剰塩基の増加（プラス化），代償性の$PaCO_2$増加である（表6.12参照）。

1. 予後

アルカローシス（代謝性または呼吸性のどちらも）は脳血流や冠動脈血流を減少させ，発作や知覚低下が生じ，さらに死亡する可能性もある。心血管系に対する影響には血管収縮や心室性不整脈の誘発などがある。意識のある動物では低換気（$PaCO_2$の増加）による代償反応が生じる。重度の代謝性アルカローシスではアルブミンとカルシウムの結合が促進され，低カルシウム血症を生じ，筋力低下や心収縮力の低下を引き起こす。アルカローシスに伴ってよくみられる電解質の異常は，他に低クロール血症や低カリウム血症がある。

2. 原因

代謝性アルカローシスの主な原因は，重炭酸塩の再吸収に影響する腎臓の機能低下，水素および塩化物イオンを喪失する大量の嘔吐（十二指腸近位の閉塞で生じる），循環血液量の減少である。また，重炭酸ナトリウムの過剰投与でも代謝性アシドーシスが生じる。

3. 治療

動物の治療または安定化のために，時には塩化物イオンやカリウムイオンを補正しながら十分な量の輸液蘇生を行うことが最も重要である。

C. 呼吸性アシドーシス

呼吸性アシドーシスの特徴はpHの低値に$PaCO_2$の増加を伴うことである（表6.12参照）。

1. 予後

呼吸性アシドーシスは麻酔下で生じるアシドーシスの原因として最も多い。通常は長期的な影響はない。しかし，重度かつ無治療のまま経過すると心停止や低酸素血症を生じることもある。アシドーシスは原因にかかわらず，心筋収縮力の低下，心拍出量の減少，低血圧を引き起こし，心室細動のような不整脈が生じる可能性もある。麻酔中，アシドーシスはカテコラミン反応性を低下させる。

2. 原因

麻酔下で生じる呼吸性アシドーシスの主な原因は，深麻酔や薬剤の過剰投与による低換気である。その他の原因は気道閉塞，胸水，悪性高熱，胸壁断裂である。

3. 治療

呼吸性アシドーシスは深麻酔による低換気から生じることが最も多い。まずは麻酔深度の調節を行う。適正な麻酔深度に調節したら，補助換気を開始する。手動あるいは人工呼吸器により補助換気を行う（P.18 Chapter2 "人工呼吸器の分類"を参照）。すでに人工呼吸器を使用している場合，呼吸数あるいは一回換気量を増加させると$PaCO_2$が減少することが多い。

D. 呼吸性アルカローシス

呼吸性アルカローシスの特徴は，$PaCO_2$が減少し，pHが7.45を超えることである（表6.12参照）。

1. 予後

重度のアルカローシス（pHが7.6を超える）は，原因が代謝性でも呼吸性でも同様の影響が生じ，脳血流の減少，発作，心室性不整脈，代償性の低換気，その結果としての高炭酸ガス

血症を引き起こす可能性がある。また，低カルシウム血症や低カリウム血症などの電解質異常が生じることもある。

2. 原因

呼吸性アルカローシスの最も多い原因は，医原性の過換気である。その他の原因は中枢神経障害，妊娠，高体温，そして疼痛である。

3. 治療

呼吸性アルカローシスの原因を特定し，その治療を行うことが最も効果的である。麻酔下では換気条件を調整して$PaCO_2$を増加させ，pHを補正することが最も効果的である。通常は一回換気量や呼吸数を減少させることにより，$PaCO_2$が増加して酸塩基平衡の異常が補正される。回復期における再発を防ぐために，原因の特定と治療を継続することが重要である。

V. 電解質異常

電解質異常が気付かれないまま，または無治療で経過すると，予期できない悪影響をもたらす。すべての合併症と同じく，可能であれば動物に麻酔を行う前に異常を補正する。尿路閉塞や膀胱破裂など緊急の外科手術を必要とする疾患では，麻酔中に電解質異常を治療する。分析器ごとに電解質の正常値は異なる。記載された正常範囲は一般的な指針に従っている。しかし，麻酔担当獣医師は所属する施設で利用する機器の正常範囲を知っておく必要がある。

A. カルシウム

カルシウムは筋収縮に重要な役割を担っており，麻酔担当獣医師の主な関心は心筋収縮力である。輸液による希釈性のアルブミン濃度の変化はイオン化カルシウムには影響しないため，麻酔下ではイオン化カルシウム濃度を治療の判断基準として利用する。

1. 高カルシウム血症

高カルシウム血症の定義は，イオン化カルシウム濃度が犬では6 mg/dLあるいは1.5 mmol/L，猫では5.7 mg/dLあるいは1.4 mmol/Lを超えることである。非常に若い動物ではカルシウム濃度がわずかに低く，一方で若齢の動物（特に大型犬種）ではカルシウム濃度が高い。高カルシウム血症は悪性疾患や中毒の指標となることが多い。

(a) 予後：高カルシウム血症の発生経過（急性度合い）により，動物に対する影響は異なる。例えば，腫瘍が原因で少しずつ高カルシウム血症となった動物では，麻酔下における有害事象の発生はたとえあるとしても少ない。一方，特に急性に発症した場合に，高カルシウム血症は筋肉の震えや筋力低下，心筋障害を引き起こす可能性がある。心筋に対する影響は，心筋収縮

力の増加や徐脈（房室ブロック，心静止に加えて心停止の危険性を含む）である。心電図ではP波の消失，幅の広いQRS波，高いT波などの変化が生じる。

(b) **原因**：上皮小体（副甲状腺）機能亢進症，副腎皮質機能低下症，良性腫瘍や悪性腫瘍，慢性腎不全，真菌感染，コレカルシフェロール（ビタミンD_3）殺鼠剤，過剰投与（例：EDTA［エチレンジアミン四酢酸］または血液製剤に含まれるクエン酸によるカルシウム低下に対する麻酔中のカルシウムの定速静脈内投与）はすべて高カルシウム血症を引き起こすことがある。

(c) **治療**：電解質異常を治療するときは，麻酔前に可能性のある原因または基礎疾患を特定して治療することが重要である。心機能の精密検査を行うことも妥当である。カルシウムを含まない輸液剤（生理食塩液など）を用いた利尿が理想的である。カルシウム濃度が影響を受けるため，酸塩基平衡の検査を行う。

2. 低カルシウム血症

低カルシウム血症の定義は，イオン化カルシウム濃度が犬では5 mg/dLあるいは1.25 mmol/L未満，猫では4.5 mg/dLあるいは1.1 mmol/L未満である。

(a) **予後**：低カルシウム血症は心筋収縮力を低下させて心拍出量を減少させる。低カルシウム血症はテタニー（乳熱）を引き起こすこともある。意識のある動物では，筋肉の震えと発作がみられることもある。麻酔下では，低血圧，頻脈，呼吸抑制，心不全が生じることもある。幅の狭いQRS波，P-R間隔の短縮，平坦なT波，Q-T間隔の延長が心電図検査で明らかとなる。

(b) **原因**：低カルシウム血症の最も多い原因は上皮小体（副甲状腺）機能低下症であるが，乳汁分泌も低カルシウム血症を引き起こす。麻酔担当獣医師は抗凝固剤としてクエン酸を含む大量輸血に伴う低カルシウム血症に出会う機会が多い。

(c) **治療**：電解質異常の原因を特定することが重要である。生命を脅かすほどの低カルシウム血症に対する治療は，グルコン酸カルシウムあるいは塩化カルシウムを緩徐に投与することである（表6.13参照）。カルシウムを補充するとき，高カルシウム血症の徴候に注意して心電図を入念に確認することが必要であり，過剰な補充を防ぐためにイオン化カルシウム濃度を頻繁に検査する。

B. カリウム

カリウムは細胞膜の静止電位に影響する重要な電解質である。血清カリウム濃度の正常範囲は3.5-5.5 mEq/Lである。

表6.13　高カルシウム血症と低カルシウム血症の治療法

高カルシウム血症	低カルシウム血症
カルシウムを含まない輸液剤によるボーラス投与および麻酔維持：生理食塩液あるいはプラズマライト（酢酸リンゲル）	1. グルコン酸カルシウム 0.5-1.5 mg/kg 10-20 分以上かけて IV または 2. 塩化カルシウム 0.5-1.5 mg/kg 10-20 分以上かけて IV

注意：カルシウムを補充するとき，心電図を連続的に測定することが重要である。過剰な補充により徐脈や心停止が生じる可能性がある

1．高カリウム血症

　高カリウム血症の定義は，血清カリウム濃度が 5.5 mEq/L を超えることである。7.5 mEq/L を超える高カリウム血症は致命的である。

(a) **予後**：血清カリウム濃度が上昇すると（急性では特に），重度の徐脈が生じ，心停止する可能性もある。血清カリウム濃度が 5.5 mEq/L を超えると，T 波が増高し幅が狭くなる。6.5 mEq/L では P-R 間隔が延長し幅の広い QRS 波がみられる。7 mEq/L では P 波が低下あるいは消失し，心房停止が生じる可能性がある。8.5 mEQ/L を超えると心停止が生じる。高カリウム血症の動物にみられる心電図の変化は図 6.9 を参照のこと。

(b) **原因**：尿路閉塞や膀胱破裂，副腎皮質機能低下症，コントロール不良の糖尿病（インスリン欠乏性に続発），腎不全，血栓塞栓症による虚血再灌流障害などが高カリウム血症を引き起こす可能性がある。医原性の原因は，期限切れの濃厚赤血球の投与やカリウムの過剰な補充である。

(c) **治療**：徐脈性不整脈は致命的であり，直ちに治療を行う必要がある。表 6.14 に高カリウム血症の治療指針の要点を記す。

2．低カリウム血症

　低カリウム血症の定義は，血清カリウム濃度が 3.5 mEq/L 未満のときである。

(a) **予後**：筋力低下，呼吸抑制，心停止[19]。

(b) **原因**：カリウム吸収の減少，嘔吐，下痢，特定の薬剤（ループ利尿薬，β受容体作動薬または過量のインスリン投与），適切な輸液療法を受けていない慢性腎不全や尿路閉塞解除後の利尿，糖尿病性ケトアシドーシスは，すべて低カリウム血症を引き起こす可能性がある。

麻酔の合併症

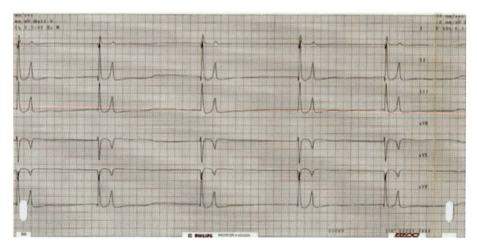

図 6.9　急性の高カリウム血症の心電図 50 mm/s，10 mm/mV
（Jorge L. Vila のご厚意による）

表 6.14　高カリウム血症の治療法

1. 麻酔の維持輸液またはボーラス投与として，晶質液では生理食塩液を選択する。
2. レギュラーインスリン 0.1-0.2 IU/kg を投与し，0.01 IU/kg/h の CRI を併用することもある。このとき，生理食塩液を用いて最低でも 1：3 に希釈した 50％ブドウ糖 0.5-1 g/kg を 3-5 分かけて緩徐に投与し，その後生理食塩液に 2.5-5％ブドウ糖を混合して麻酔時の維持速度で投与すると良い。
3. グルコン酸カルシウム 0.2-0.4 mg/kg を 5-10 分かけて IV する方法は"心保護的"であるとされている。
4. 重炭酸ナトリウム 0.5-1.0 mEq/kg を 15-30 分以上かけて IV すると，カリウムの細胞内への移動が促進される。
5. ドパミンやドブタミンなどの β 受容体作動薬は，ATPase ポンプを介して K^+ を減少させる。

注意：高カリウム血症あるいは低カリウム血症を治療するとき，心電図と血清カリウム濃度を継続的に測定する。インスリン，ブドウ糖，カルシウム，重炭酸ナトリウムを投与する場合，血液ガス，血中グルコース，電解質の値を注意深くモニタリングする必要がある

(c) 治療：カリウムの補充が必要となる。しかし，麻酔下でカリウム補充を行う場合は特に注意が必要である。すべての合併症と同じく，麻酔前にカリウム不足を補正することが最善である。著者らは血清カリウム濃度が 2.5 mEq/L 未満の場合に，カリウム補正をすることを推奨している。補正の原則は静脈内投与速度が 0.5 mEq/kg/h を超えないようにすることである。麻酔中は，さらにカリウム補充量を減らすことが多い。輸液剤にカリウムを添加して輸液剤のカリウム濃度を 20-40 mEq/L として手術時の輸液速度で投与する方法は，調整した輸液剤をボーラス投与しないように注意している限りは，医原性の高カリウム血症を防ぐことができる方法である（必要に応じて，カリウムを含まない輸液剤をボーラス投与のために別途準備する）。心電図と電解質の値を継続的にモニタリングし，高カリウム血症の徴候に注意する。

C. ナトリウム

ナトリウムは血漿浸透圧と細胞の水和を維持するために重要な電解質である。自由水は血清ナトリウム濃度が高い区域に移動する。血清ナトリウム濃度が上昇すると，自由水が細胞内から移動して細胞内脱水の危険性が生じる。血清ナトリウム濃度が細胞内濃度より低下すると，自由水が細胞内に移動して細胞浮腫を引き起こす。腎臓は血清ナトリウム濃度の管理を非常に厳密に行っており，一日をとおしても変動はほとんどない。

1. 高ナトリウム血症

高ナトリウム血症の定義は，血清ナトリウム濃度が 165 mEq/L を超えることである。

(a) 予後：他の電解質異常と同様に，電解質の異常が生じた経過の早さにより影響の大きさが変わる。高ナトリウム血症により神経機能の変化，筋肉の震え，発作そして死亡が生じる可能性がある。

(b) 原因：高ナトリウム血症は重度の脱水（水分摂取不足や高温環境下で生じる可能性がある），嘔吐，下痢，腎不全により引き起こされる。医原性の原因は，高張生理食塩液や重炭酸ナトリウムなどナトリウムを含む溶液の投与である。尿崩症や神経機能異常も血清ナトリウム濃度を上昇させることがある。

(c) 治療：高ナトリウム血症の原因を特定し，動物の水和状態を評価する。脳では高ナトリウム血症に対する代償反応が生じ，細胞内の浸透圧を上昇させて脱水を防いでいる。急速に血清ナトリウム濃度を低下させると，脳の代償反応が間に合わずに神経細胞の浮腫と破裂が生じる。脳浮腫を防ぐために，血清ナトリウム濃度を 0.5-1 mEq/kg/h ずつ低下させるよう注意する。血清ナトリウム濃度を補正する前に麻酔を始めなくてはならない場合，麻酔担当獣医師は動物の血清ナトリウム濃度と同じ mEq/L 濃度のナトリウムを含む輸液剤を使用するべきである。血清ナトリウム濃度を上昇させるためには，生理食塩液の輸液剤などに高張生理食塩液を添加する（P.290 Appendix B を参照）。調整した輸液剤を動物の維持液として使用し，術後に血清ナトリウム濃度の異常の補正を始める。麻酔中は，血清ナトリウム濃度を頻繁に測定する。

2. 低ナトリウム血症

低ナトリウム血症の定義は，血清ナトリウム濃度が 130 mEq/L 未満となることであり，120 mEq/L 未満が重度とされる。

(a) 予後：低ナトリウム血症は意識レベルの変化，発作，昏睡に加えて脳浮腫と頭蓋内圧上昇による死亡を引き起こす可能性がある。急速な低ナトリウム血症の補正はミエリン融解を引き起こすため，麻酔前はこの異常を緩徐に補正することが望ましい。

(b) 原因：低ナトリウム血症の原因は，疾患に伴う水分貯留（うっ血性心不全など），腹水や他の体腔滲出液（例：尿腹あるいは乳び胸），胃腸系あるいは腎系を介したナトリウムの喪失，心因性多飲症，副腎皮質機能低下症であり，さらに医原性のものとしては利尿薬や低張液の大量投与が挙げられる。

(c) 治療：0.5 mEq/kg/h を超えないようにナトリウムを補充して補正を行う。動物の循環血液量が減少している場合，輸液療法による再水和も必要となる。麻酔をする必要がある場合は低血圧が生じる可能性があり，その治療が必要となる（P.201 "低血圧" を参照）。

VI. 血糖管理

　血糖値（BG）はインスリン（BGを低下させる），グルカゴン，エピネフリン，コルチゾール，成長ホルモン（BGを上昇させる）などの様々なホルモンにより調節されている。小型の移動可能な簡易測定装置を用いて血糖値の測定を簡便に行うことができる。ただし，非常に高値あるいは低値の場合には，測定値が不正確になることが簡易型測定装置の欠点である。分析器の説明書に従って試料調整に慣れておくと，より正確な結果の評価につながる。

A. 高血糖

　高血糖の定義は，血糖値が 250 mg/dL を上回るときである。

1. 予後

　動物が高血糖か低血糖のどちらになるかを選ぶ場合，麻酔担当獣医師は高血糖を好むことが多い。しかし，人医療では麻酔下の血糖管理に関して議論が続いており，重症患者で厳密な血糖管理を行うと予後が改善することを示す報告もある。これが科学的根拠とされ，血糖値を 150-180 mg/dL に維持すると周術期の患者の予後が改善すると結論付けられている[20]。しかし，低血糖に注意するよう警告もされており，積極的な血糖管理で生じた低血糖に対する管理の手段をもっていることも必要とされる。

　加えて，高血糖の病歴（糖尿病）があり水分制限を受けている動物では，脱水傾向や循環血液量不足に陥りやすく，低血圧を悪化させる。極端な高血糖（＞600 mg/dL）では覚醒遅延，発作，昏睡が生じる可能性がある。

2. 原因

　高血糖の持続や激しい血糖値の変動を生じる疾患が原因となる。獣医療で高血糖を招く典型的な疾患は糖尿病である。膵炎や末端肥大症（猫）が糖尿病に併発すると，血糖値の管理はより困難となる。

　ストレスは血糖値を上昇させるが，特に猫では顕著である。副腎皮質機能亢進症（クッシン

グ症候群)，褐色細胞腫，グルココルチコイドの投与による副腎の機能性の変化など，副腎機能に異常を有する動物でも高血糖が生じる。また，敗血症でも高血糖が生じる。さらに，ブドウ糖の過剰投与は医原性の高血糖を引き起こす。

3. 治療

麻酔下ではレギュラーインスリンの投与が最適であり，0.25-0.5 IU/kg を静脈内投与あるいは 0.05-0.1 IU/kg/h の定速静脈内投与を行う。低血糖を防ぐため，15-30 分ごとに血糖値の測定を行う。血糖値測定のために頻回の採血が必要となるため，これらの動物では採血路を確保しておくと良い。

B. 低血糖

低血糖の定義は，血糖値が 40-60 mg/dL 未満のときである。

1. 予後

グルコースは細胞反応に必要なエネルギー源であり，特に脳では重要である。低血糖により意識のある動物では発作が生じることがある。一方，麻酔下の動物では神経系の障害は覚醒するまで明らかにならないことが多い。覚醒中に全身の脱力が認められる。低血糖は覚醒を遅延させるが，特に小型の個体，エキゾチック動物，若齢動物で顕著である。

2. 原因

意識のある動物における低血糖の最大の原因はインスリノーマであり，この疾患の動物は低血糖に"耐性"ができるため意識を失わない。その他の低血糖の原因は，肝機能低下（門脈体循環シャント [PSS] に続発性），副腎皮質機能低下症（アジソン病），敗血症（高血糖も生じる）である。医原性としてはインスリンの過剰投与や長い絶食時間があり，特に若齢動物では注意が必要である。

3. 治療

低血糖の治療を行う前に，インスリノーマに罹患しているかどうかを確認することが重要である。インスリノーマである場合，積極的なブドウ糖の投与はインスリノーマからインスリンの分泌を促進させ，低血糖を悪化させる。したがって，インスリノーマの動物には重度の低血糖（40-50 mg/dL 未満）の場合に限りブドウ糖を投与し，通常はブドウ糖が 2.5-5% となるように調整した輸液剤の定速静脈内投与を行い，目標の血糖値は 50-60 mg/dL とする。別の原因で重度の低血糖が生じている動物には，特に医原性である場合，ブドウ糖 0.5 g/kg を生理食塩液で最低でも 1:3 に希釈し（ブドウ糖は高浸透圧であるため），5 分以上かけて緩徐に静脈内投与する。

軽度あるいは中等度の低血糖では，輸液剤にブドウ糖を添加して 2.5-5% になるように調整

し，適切な麻酔期の輸液速度で投与する（通常 5-10 mL/kg/h）。

Ⅶ. その他の合併症

A. アナフィラキシー／アナフィラキシー様反応

アナフィラキシーはⅠ型過敏反応（IgE［免疫グロブリンE］が肥満細胞に結合して生じる脱顆粒を介した急性反応）である。アナフィラキシー様反応は，臨床的には同様の反応ではあるがIgEを介さない反応である。麻酔下の反応の多くはアナフィラキシー様反応であり，肥満細胞や好塩基球が薬剤や化合物に反応してヒスタミンを放出することで生じる。どちらの反応も同じ方法で治療を行う。

1. 予後

肥満細胞の脱顆粒は蕁麻疹（発疹），気管支痙攣（大部分の動物は気管内挿管されており，覚醒時に明らかとなる），喉頭浮腫および／または肺水腫，血管拡張，頻脈などの重大な副反応を引き起こす。

2. 原因

反応を引き起こす薬剤はオピオイド（例：モルヒネ），造影剤，抗生剤，神経筋遮断薬である。血液製剤も反応を引き起こす可能性があり，特に血液型判定とクロスマッチ試験をしていないときに反応が生じやすい。

3. 治療

反応を引き起こす疑いのある薬剤の投与を中止する。反応が重度でないときは，ジフェンヒドラミン（0.5-2.0 mg/kg 静脈内投与）により症状が緩和されることがある（しかし，H_1受容体拮抗薬であるため，さらなる脱顆粒を防ぐことはできない）。症状が悪化するか最初から非常に重いときは，エピネフリン（0.01 mg/kg 静脈内投与）が必要となる。動物が回復すれば，ファモチジン（1.0 mg/kg 静脈内投与）などのH_2受容体拮抗薬を加えて，肥満細胞からの放出物で生じる胃腸の副作用に対する予防を行う。その他の補助療法（輸液療法，変力作用薬，フロセミドなど）を必要に応じて投与する。

B. 高体温

犬・猫における高体温の定義は，体温が39.4-40.0℃を超えることである。

1. 予後

体温上昇は代謝率や酸素消費量を増加させ，心臓，骨格筋，脳などの重要臓器の仕事量を増加させる。重度の高体温（体温＞41.6℃）は脳をはじめとして臓器障害を引き起こし，意識の

低下や発作，心室性不整脈，臓器不全が生じ，死亡する危険性もある。

2．原因

手術中に健康な動物で生じる高体温の最も多い原因は，循環式温水マットや温風装置の使用による医原性の過剰な加温である。代謝が亢進した動物でも高体温となることがある。悪性高熱はまれな疾患であり，変異したリアノジン受容体により制御不可能な骨格筋の活動が生じ，高体温，$EtCO_2$の上昇，心拍数，呼吸数，筋緊張の増加が生じる。豚における発生が最初に報告され，犬では麻酔薬が原因となって発生することが報告された[21]。トラマドールのような薬剤の出現により，セロトニン症候群に対する認識も重要となった。セロトニンの再取り込みを阻害する薬剤により生じることが人で報告されている症候群であり，高体温を引き起こすことがある。この症候群は動物では報告されていないが，特にセロトニンの再取り込みを阻害する薬剤を複数併用した場合には，発生頻度が増える可能性がある。

術後の高体温は，オピオイドの使用と術中の低体温という条件が重なると発生する猫に特有の現象である[22]。術後に体温が41.6℃を超える場合もあり，このときは積極的な治療が必要となる。オピオイド，例えばヒドロモルフォンは，最大40％の症例に術後の高体温を生じさせるが[23]，すべてのオピオイドが術後の高体温を引き起こす可能性がある[24]。Posnerのグループによる研究では，オピオイドを投与された猫において術中の低体温の程度と術後の高体温の発生に関連性があることが示されている[22]。このことは猫における体温調節と体温測定の重要性を示している。

3．治療

麻酔下で健康な動物が高体温になったとき，麻酔担当獣医師は熱源を取り除くべきである。温風装置を使用している場合は，室温の空気（20℃）を対流させる設定に変更する。極度の高体温（>41.6℃）では，より徹底した処置を行う。酸素消費量が増大するため，高体温では酸素給与が重要である。高流量（>300 mL/kg/min）の酸素は，動物の冷却に利用できる。アセプロマジンを0.01-0.03 mg/kgで静脈内投与することで，血管拡張が生じて冷却が促進される。脳を冷やすために頭の周囲に保冷剤を置く。掌球にアルコールをかけても良い。麻酔下で$EtCO_2$や$PaCO_2$の上昇を伴った重度の高体温が生じた場合，麻酔担当獣医師は悪性高熱を除外する必要がある。前述の処置に加えて使用中の呼吸回路を外し，可能であればベイン回路を使用して酸素だけを吸入させる（手術を中止することができないときは，注射麻酔薬を使用して麻酔を維持する）。不整脈や高カリウム血症に対して処置が必要となることもある。根治的な治療法はダントロレン1-5 mg/kgの静脈内投与を緩徐に行うことである。しかし，費用や使用期限の問題により，多くの動物病院では使用できることはほとんどない。
（訳者注：［家族性の異常として予測できている場合など］必要に応じて事前に購入などしておくことが推奨される）

C. 低体温

　低体温は麻酔中に発生する三大合併症の1つである（他の2つは低換気と低血圧である）。犬や猫の正常体温はそれぞれ37.5℃，38.9℃である。意識のある人では体温が0.2℃以上変動することはほとんどない[25]。しかし，全身麻酔下では2.2-3.8℃の変動が生じる[26]。軽度の低体温では心筋や脳の代謝が抑制され，酸素消費量が減少するため麻酔下の動物に有利となることがあり，揮発性吸入麻酔薬の必要量も1℃低下するごとに5％ずつ減少する[27]。低体温は心停止後の脳障害を軽減する"神経保護的"な役割をもつ可能性がある。体温が35℃未満になると，麻酔下で意図的に低体温を導入している場合を除き，治療が必要となる。

1. 予後

　低体温が与える影響は，体の熱喪失の程度に左右される。一般的に，低体温は薬物代謝の低下，軽度の代謝性アシドーシス，創傷治癒の遅延，易感染性，凝固障害を引き起こす。軽度から中等度の低体温では，血管収縮と組織血流の減少が生じる。低体温が進行すると，動物は徐脈になって抗コリン薬に反応しなくなり，心拍出量が減少して低血圧が生じ，組織血流がさらに悪化する。さらに体温が低下すると房室ブロック，心室性期外収縮，心室細動などの不整脈が発生する。29.4℃未満になると，麻酔担当獣医師はこれらの不整脈を目にすることが増えるが，除細動に抵抗性であることが多く心停止に進行する可能性がある。低体温は覚醒遅延とシバリングを引き起こす。シバリングは有害ではないように思えるが，動物の代謝率と酸素消費量を200-600％増加させる[28]。この負担は臓器障害のある動物では深刻である。

2. 原因

　低体温は，予防策を講じないために発生することが多い。小型の個体，新生子，衰弱あるいは削痩した個体は低体温になりやすい。人工心肺を使用する手術では，意図的に低体温を導入するが，これは複雑な手技であり，経験豊富な麻酔チームのみが行うべきである。

3. 治療

　治療法は体温低下を予防することである。導入前に動物を鎮静した場合，不必要な体温低下を防ぐために加温するべきである。動物の体温を維持するために一般的に使用される器材は，循環式温水マット，温風装置，電気的加温装置，手術用ドレープ，温められた輸液剤である。術中に動物を加温する他の方法は，温水による腹腔内洗浄，必要最小限まで酸素流量の減少（再呼吸式回路では20-30 mL/kg/min，非再呼吸式回路では200 mL/kg/min），温かい生理食塩液やクロルヘキシジン（アルコールを含まない）による術野の消毒，麻酔時間の短縮である。

　低体温になりやすい動物では，積極的な加温と予防が必要である。

D. 逆流

逆流は，胃内容物や分泌液が受動的に食道に流れ込む現象である。黄色または茶色の液体が動物の口や鼻孔に出てくることにより，逆流の発生が認識される。不運にも静かに逆流が生じることがあり，後日に食道狭窄を起こして再来院するまで麻酔担当獣医師は気がつかないこともある[29]。嘔吐，逆流，異物による胃閉塞，腫瘍や胃拡張捻転症候群による腹腔内圧上昇の病歴をもつ症例では逆流の有無を注意深く観察する必要がある。静かな逆流が疑われる場合，"試験吸引"を行う。手術のために動物の体位を固定するとき，可能であれば頭が胃よりも低くならないように注意するべきであり，以前の麻酔中に逆流が生じたことのある動物では特に注意が必要である。

1．予後

胃液の pH は強い酸性である。胃内容物が食道粘膜面に長時間接触していると，上皮が傷害されて狭窄が生じる可能性がある。胃内容物の誤嚥性肺炎は合併症発生率と死亡率を大きく増加させる。

2．原因

逆流を生じやすい素因としては腹腔内圧の上昇，胃閉塞，動物の体位，浅い麻酔である。実際に，胃食道内容物の逆流の多くは，導入後に生じている[30]。術前の絶食の影響と食道逆流の発生率に関しては論議されており，長時間の絶食により逆流の発生率が高まる（逆流の状況を悪化させる）という意見もある[30]。

3．治療

逆流が認められた場合，直ちに食道内を吸引して生理食塩液で洗浄する。生理食塩液を用意できないときは水道水を使用する。吸引される液体が透明になるまで，食道の洗浄を続ける。誤嚥の危険性を減少させることができるため，導入後に直ちに気管チューブのカフを適切に膨らませることが重要である。抜管前に動物が自ら頭を上げて嚥下もできる状態になっていることが必要である。カフはチューブを抜去するまで膨らませた状態にしておく。重炭酸ナトリウムを滴下すると食道の pH が上昇し[31]，食道狭窄の発生率が低下する可能性がある。

E．侵害刺激

痛みは本来は意識下の感覚であり，"実際に何らかの組織損傷が起こったとき，または組織損傷を起こす可能性があるとき，あるいはそのような損傷の際に表現される，不快な感覚や不快な情動体験"と定義される[32]。

したがって，麻酔下では疼痛経路の賦活化を侵害刺激と定義し，痛みとして認識されている感覚と区別する。侵害受容は痛みに対する生理的な反応である。

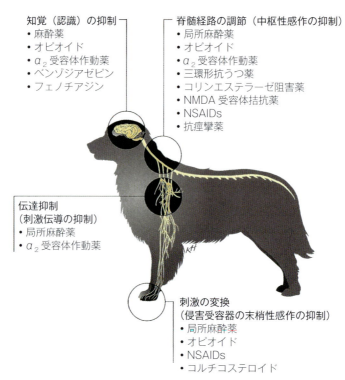

図6.10 侵害受容性疼痛の伝導経路と経路の特定部位に作用する鎮痛薬
(Teton New Media のご厚意による)

1. 予後

麻酔下でも侵害経路の賦活化により疼痛処理中枢が修飾され，不適切な治療を行うと慢性痛に移行する可能性がある。疼痛管理の失敗が招く長期的な影響（例：手術後）については多くの議論の的となっているが，結局のところ痛みの存在が生活の質を下げることを疑う余地はない。

2. 原因

麻酔下で発生する疼痛の原因は，手術中における不十分な鎮痛である。つまり，気化器のダイヤルを操作するだけでは不十分ということである。

3. 治療

治療の要は麻酔計画に先制鎮痛とマルチモーダル鎮痛を組み入れることである。マルチモーダル鎮痛は異なる受容体に作用する様々な鎮痛薬を組み合わせることである。例えば，オピオイドはオピオイド受容体に作用し，ケタミンはNMDA受容体の拮抗薬であり，リドカインは異常なNa^+チャネルに作用する。一般的に，前投与薬（麻酔前投与薬）には鎮痛薬と鎮静薬

が含まれている（表1.5参照）。理想的には，整形外科学的整復や骨折手術などの待機手術が予定されている場合は，麻酔前から適切な鎮痛が行われるべきである。現代では動物自身に鎮痛を"担当させる（我慢させる）"ことは非常に不適切であると考え，痛みを予測して先制鎮痛を行うことは麻酔担当獣医師の義務である。

　麻酔下では，反応の原因が侵害刺激か不適切な麻酔深度かを区別することは困難であるが，麻酔ガスの呼気終末濃度の評価は，ある程度の認識に有用である。呼気終末濃度が薬剤あるいは動物の手術最小肺胞濃度に近いかそれより上回っているときに高血圧を呈し，心拍数もしくは呼吸数が増加している場合には侵害刺激の影響が疑われるので，鎮痛薬（オピオイドやケタミンなど）を投与して反応を評価する。呼気終末濃度が不明のときは判断はより推察的となる。ただし，鎮痛薬の投与に対する反応（犬では鎮痛薬により揮発性吸入麻酔薬の必要量が減少することが多い）は評価できる。動物が鎮痛薬の投与に反応する場合は，鎮痛薬の体内濃度を維持するため定速静脈内投与を開始する。麻酔下の猫では，侵害刺激を軽減することは非常に困難である。揮発性吸入麻酔薬の必要量を減少させる薬剤はほとんどない。実際には，投与すると最小肺胞濃度を上昇させるオピオイドもある。一方，猫に意識がある場合には，投与したオピオイドにより明らかに痛みが緩和される[33]。したがって，猫では侵襲のある手術は痛みを伴うものと想定し，先制鎮痛を行うことが望ましい。定速静脈内投与に用いる薬剤の組み合わせと用量については Appendix D（P.295）を参照のこと。手術後の麻酔回復期でも痛みを軽減することが重要である。意識下の痛みはスコアリング法を活用して評価する（P.287 Appendix A を参照）。

References

1. Brodbelt D, Blissitt K, Hammond R, Neath P, Young L, Pfeiffer D, et al. The risk of death: the confidential enquiry into perioperative small animal fatalities. Vet Anaesth Analg. 2008;35(5):365–73.
2. Sartor DM. Sympathoinhibitory signals from the gut and obesity-related hypertension. Clin Auton Res. 2013;23(1):33–9.
3. Chen L, Sotoodehnia N, Bůžková P, Lopez FL, Yee LM, Heckbert SR, et al. Atrial Fibrillation and the risk of sudden cardiac death. JAMA Intern Med. 2013;173(1):29–35.
4. Scapigliati A, Ristagno G, Cavaliere F. The best timing for defibrillation in shockable cardiac arrest. Minerva Anestesiol. 2013;79(1):92–101.
5. Xanthos T, Karatzas T, Stroumpoulis K, Lelovas P, Simitsis P, Vlachos I, et al. Continuous chest compressions improve survival and neurologic outcome in a swine model of prolonged ventricular fibrillation. Am J Emerg Med. 2012;30(8):1389–94.
6. Little SE. The Cat: Clinical Medicine and Management. First ed. St. Louis, MO: Elsevier Saunders; 2012.
7. Gordon AM, Wagner AE. Anesthesia-related hypotension in a small-animal practice. Veterinary Medicine. 2006:22–6.
8. Paige CF, Abbott JA, Elvinger F, Pyle RL. Prevalence of cardiomyopathy in apparently healthy

cats. J Am Vet Med Assoc. 2009;234(11):1398–403.
9. Ilkiw JE, Pascoe PJ, Haskins SC, Patz JD, Jaffe R. The cardiovascular sparing effect of fentanyl and atropine, administered to enflurane anesthetized dogs. Can J Vet Res. 1994;58(4):248–53.
10. Pascoe PJ, Ilkiw JE, Pypendop BH. Effects of increasing infusion rates of dopamine, dobutamine, epinephrine, and phenylephrine in healthy anesthetized cats. Am J Vet Res. 2006;67(9):1491–9.
11. Curley G, Kavanagh BP, Laffey JG. Hypocapnia and the injured brain: more harm than benefit. Crit Care Med. 2010;38(5):1348–59.
12. McNally E, Robertson S, Pablo L. Comparison of time to desaturation between preoxygenated and nonpreoxygenated dogs following sedation with acepromazine maleate and morphine and induction of anesthesia with propofol. Am J Vet Res. 2009;70(11):1333–8.
13. Richter S, Matthes C, Ploenes T, Aksakal D, Wowra T, Hückstädt T, et al. Air in the insufflation tube may cause fatal embolizations in laparoscopic surgery: an animal study. Surg Endosc. 2013;27(5):1791–7.
14. Gal TJ, Suratt PM. Atropine and glycopyrrolate effects on lung mechanics in normal man. Anesth Analg. 1981;60(2):85–90.
15. von Recum AF. The mediastinum and hemothorax, pyothorax, and pneumothorax in the dog. J Am Vet Med Assoc. 1977;171(6):531–3.
16. Rubio J, Rodríguez A, Varela A, López L, Freixinet J, García C, et al. [Evaluation of 2 techniques for ventilation support during single-lung ventilation]. Rev Esp Anestesiol Reanim. 1992;39(1):14–8.
17. Brodbelt D. Perioperative mortality in small animal anaesthesia. Vet J. 2009;182(2):152–61.
18. Corey HE. Stewart and beyond: new models of acid-base balance. Kidney Int. 2003;64(3):777–87.
19. Kjeldsen K. Hypokalemia and sudden cardiac death. Exp Clin Cardiol. 2010;15(4):e96–9.
20. Jacobi J, Bircher N, Krinsley J, Agus M, Braithwaite SS, Deutschman C, et al. Guidelines for the use of an insulin infusion for the management of hyperglycemia in critically ill patients. Crit Care Med. 2012;40(12):3251–76.
21. Adami C, Axiak S, Raith K, Spadavecchia C. Unusual perianesthetic malignant hyperthermia in a dog. J Am Vet Med Assoc. 2012;240(4):450–3.
22. Posner LP, Pavuk AA, Rokshar JL, Carter JE, Levine JF. Effects of opioids and anesthetic drugs on body temperature in cats. Vet Anaesth Analg. 2010;37(1):35–43.
23. Niedfeldt R, Robertson S. Postanesthetic hyperthermia in cats: a retrospective comparison between hydromorphone and buprenorphine. Vet Anaesth Analg. 2006;33(6):381–9.
24. Posner LP, Gleed RD, Erb HN, Ludders JW. Post-anesthetic hyperthermia in cats. Vet Anaesth Analg. 2007;34(1):40–7.
25. Lopez M, Sessler DI, Walter K, Emerick T, Ozaki M. Rate and gender dependence of the sweating, vasoconstriction, and shivering thresholds in humans. Anesthesiology. 1994;80(4):780–8.
26. Støen R, Sessler DI. The thermoregulatory threshold is inversely proportional to isoflurane concentration. Anesthesiology. 1990;72(5):822–7.
27. Vitez TS, White PF, Eger EI. Effects of hypothermia on halothane MAC and isoflurane MAC in the rat. Anesthesiology. 1974;41(1):80–1.
28. Horvath SM, Spurr GB, Hutt BK, Hamilton LH. Metabolic cost of shivering. J Appl Physiol. 1956;8(6):595–602.
29. Wilson DV, Walshaw R. Postanesthetic esophageal dysfunction in 13 dogs. J Am Anim Hosp Assoc. 2004;40(6):455–60.
30. Galatos AD, Raptopoulos D. Gastro-oesophageal reflux during anaesthesia in the dog: the effect of

preoperative fasting and premedication. Vet Rec. 1995;137(19):479-83.
31. Wilson DV, Evans AT. The effect of topical treatment on esophageal pH during acid reflux in dogs. Vet Anaesth Analg. 2007;34(5):339-43.
32. IASP. Part III: Pain terms, a current list with definitions and notes on usage. Seattle: IASP Press; [cited 2009 12/11/2009]. Second edition:[Classification of chronic pain]. Available from: http://www.iasp-pain.org/AM/Template.cfm?Section=Pain_Definitions&Template=/CM/HTMLDisplay.cfm&ContentID=1728-Pain.
33. Brosnan RJ, Pypendop BH, Siao KT, Stanley SD. Effects of remifentanil on measures of anesthetic immobility and analgesia in cats. Am J Vet Res. 2009;70(9):1065-71.

Chapter 7

エキゾチック動物における麻酔・鎮痛法

　エキゾチック動物の飼い主は，飼育している動物の様子がおかしいと気付いたとき，獣医学的なケアを施してくれる病院を探し求める。これらの動物の多くは完全に家畜化されているわけではないため，検査・治療などの獣医学的手技を行う際に麻酔が必要となることが多い。しかしながら，病院のスタッフがこういった種の動物の処置に十分な経験がない場合，疾病の発生率や死亡率に大きな影響を及ぼすことになる[1]。前章ではすべての動物において，麻酔を行う前に行うべきものの概要について解説したが，本章では麻酔実施および鎮痛処置を行う際に必要となるエキゾチック動物特有の内容と推奨方法などについて言及する。特別な種に対する内容については追加の文献等（P.298 Appendix Fを参照）を読み，理解を深めることを推奨する。

Ⅰ．一般的なエキゾチック哺乳動物

　代謝率は動物種に特異的であるが，体の小さな種ほど代謝率は大きくなる。これは薬物の代謝に影響すると思われる。代謝率に影響を及ぼす他のパラメーターとしては体温や酸素消費量が挙げられる。

A．フェレット
1．特徴
（a）フェレットは，薬用量や気管内挿管の手技をしばしば猫と同様に扱う。
（b）臭腺除去手術が行われてないフェレットは，ストレスや恐怖を感じたときに臭腺のスプレーを行う。
（c）フェレットは皮膚が厚いため，皮下投与（SC）の際にはしっかりとした針の刺入が重要となる。
（d）フェレットは気道分泌物が非常に多いため，禁忌でなければ，麻酔プロトコールには抗コリン薬を含めることが推奨される。

2．麻酔の注意点
（a）**取り扱いと保定**：非協力的（あまり慣れていない）フェレットに対しては，スクイージン

表 7.1　小型エキゾチック哺乳動物の正常なバイタルサイン（生命徴候）

動物種	成獣の体重 (kg)	心拍数* (回/分)	呼吸数* (回/分)	体温 (℃)	絶食に対する注意
フェレット	0.7-3	200-275	30-35	37.8-40	6-8時間（インスリノーマが疑われる動物を除く）
ハリネズミ	0.3-1.2	200-280	25-50	35-37.2	絶食は推奨されない
ポットベリーピッグ	40-90	70-120	25-35	38.3-40	12-24 時間
ウサギ	1-6	130-325	30-60	35-39.4	食事のみ 2-4 時間
ラット	0.25-0.5	250-450	70-130	35-37.8	絶食は推奨されない
マウス	0.02-0.04	350-800	60-200	36.7-38.1	絶食は推奨されない
ハムスター	0.085-0.15	250-500	40-140	38.3-39.4	絶食は推奨されない
ジャービル	0.05-0.1	250-500	90-150	35-38.9	絶食は推奨されない
モルモット	0.7-1.2	230-380	50-100	38.3-39.4	2-4 時間
チンチラ	0.4-0.6	200-350	45-80	38.9-39.4	絶食は推奨されない

*：呼吸数と心拍数は麻酔中はより低値を示すと考えられる
出典：P.298 Appendix F を参照

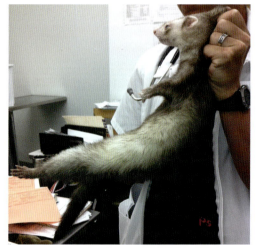

図 7.1　筋肉内投与を行う際の頚部背部つまみ保定
（Meagan Putnam のご厚意による）

グケージ※の使用による保定が有用である。フェレットは非常に鋭い歯をもつため，咬傷は重傷となるため注意が必要である。よく慣れたフェレットでは，頚の後ろの部分を片手で掴み上げ，もう一方の手で体の下半分を支えるようにすることで良好な保定が可能となる（図7.1 参照）。

※訳者注：ケージの壁を狭めることで動物の動きを抑制するもの。スクイーズ・ボックスも同様

(b) **前投与（麻酔前投与）**：鎮静薬および先制鎮痛としての鎮痛薬の投与は，カテーテルの設置や導入薬および維持麻酔薬の必要量を減ずるのに有用であり，健康なフェレットに対しては様々な薬剤の使用が可能である（表7.2参照）。筋肉内投与（IM）を行う場合，一般的に後肢の筋肉が用いられる。しかし，フェレットのような小さな動物では時に痛みや跛行を呈することがある。特に大量の薬剤を筋肉内投与した場合には注意が必要である。静脈内投与（IV）は橈側皮静脈，頚静脈そして伏在静脈を用いて行われる。カテーテル設置の前に皮膚に小さな切れ込みを入れると，楽に行うことが可能となる。

(c) **導入（麻酔導入）**：前投与の段階で静脈内投与のルートが確保できなかった場合，イソフルランやセボフルランを用いたマスクもしくはボックス（箱）による導入が一般的に用いられる。もし静脈内投与のルートが確保可能であれば，静脈麻酔薬の投与により導入を行う（表7.2参照）。

(I) **気管内挿管**：気管内挿管は小さな気管チューブ（ET）を用いて，猫と同様に行うことが可能である。症例を伏臥位とし，補助者に症例の頭部と頚部を過伸展させるように保持してもらう。気管内挿管を行う者に対して体をまっすぐにし，頭を向けるようにと記載しているものもある。喉頭の痙攣を抑えるために，リドカインを声帯襞（喉頭被蓋）の部分に吹きかけると良い。口の外へ舌を優しく引っ張り出し，喉頭鏡を用いて挿管部分を可視化する。内径（ID）が2.0-3.5 mmのカフありもしくはなしの細い気管チューブを用いる。気管チューブの位置は両側で呼吸音が聴取される位置で確認し，場合によってはカプノグラフィーを用いて確認をする。

(d) **麻酔維持**：近年使用されている揮発性吸入麻酔薬が一般的に使用される。静脈内投与のルートが確保されていれば，全静脈麻酔（TIVA）の実施も可能である。

(e) **麻酔中のモニタリング**：心電図（ECG）とドップラーの使用が推奨される。血圧（BP）はカフもしくは血圧計を用いて測定する。肢にセンサーを設置することで，パルスオキシメトリーの測定が可能である。麻酔深度の評価は一般的な小動物の手法，すなわち顎緊張の程度，眼球の位置そして眼瞼反射の有無を用いて評価を行う。加えて，呼吸数（RR）や血圧の変化も麻酔深度の指標として用いる。

(f) **麻酔からの回復**：麻酔覚醒の際には症例の保温に努め，バイタルサイン（生命徴候）のモニタリングを継続して行う。フェレットは様々な内分泌的異常に対して麻酔処置や外科的処置が施されることが多いため，各個体に合わせた回復の管理が重要となる。追加で鎮痛薬の投与も正当な方法である。

3. 合併症

(a) 術中の合併症としては，低体温が一般的に認められる。これを防止するために温風式加温装置，循環式温水マット，その他の動物用保温装置を用いて体温維持に努める。

(b) 高い代謝率のために生じる低血糖を補正するためには，2.5%ブドウ糖液を輸液剤に加えて術中に投与する。インスリノーマのフェレットにおいては，ブドウ糖液の給与量と急激に分泌されるインスリンとのバランスの関係からこの方法は若干挑戦的となる。

表7.2 フェレットに対する麻酔プロトコール

	ASA 1 もしくは 2	ASA 3，4 もしくは 5
前投与	1. オピオイドのオプション 　(a) ヒドロモルフォン 0.1 mg/kg IM もしくは SC 　　または 　(b) ブトルファノール 0.4 mg/kg IM もしくは SC 　　または 　(c) ブプレノルフィン 0.02 mg/kg IM もしくは SC 2. ±グリコピロレート 0.01 mg/kg IM もしくは SC 3. 鎮静薬のオプション 　(a) アセプロマジン 0.01-0.03 mg/kg IM もしくは SC 　　または 　(b) デクスメデトミジン 0.003-0.01 mg/kg IM もしくは SC	1. オピオイドのオプション 　(a) ヒドロモルフォン 0.1 mg/kg もしくは 2. 鎮静薬のオプション 　(a) ミダゾラム 1 mg/kg SC もしくは IM
導入	(a) 揮発性吸入麻酔薬を用いたマスク／ボックス（箱）での導入 または (b) プロポフォール 4-6 mg/kg IV または (c) ケタミン 10 mg/kg＋ミダゾラム 1 mg/kg IM もしくは IV または (d) チレタミン-ゾラゼパム 1.5-3 mg/kg IV	(a) プロポフォール 2-4 mg/kg IV＋ジアゼパム 1-2 mg/kg IV または (b) ケタミン 7.5 mg/kg＋ミダゾラム 1 mg/kg IM もしくは IV または (c) フェンタニル 0.02 mg/kg＋ジアゼパム 1-2 mg/kg IV
維持	揮発性吸入麻酔薬	揮発性吸入麻酔薬
術中鎮痛	(a) ヒドロモルフォン 0.1 mg/kg IM または (b) ブプレノルフィン 0.01-0.05 mg/kg IM もしくは SC	フェンタニル 0.012-0.042 mg/kg/h CRI
術後鎮痛	(a) カルプロフェン 4 mg/kg SC SID および (b) ブプレノルフィン 0.02 mg/kg SC	(a) ブプレノルフィン 0.02 mg/kg SC

B．ハリネズミ

1．特徴

(a) いくつかの種のハリネズミ（例：ヨーロッパハリネズミ）は周囲環境が過酷な状況となると冬眠をする（家庭で飼育されている場合は起こり得ない）。

(b) 夜行性（例：日中はあまり活動せず，夕刻から活動を始める）。

(c) 体表の背側面は針で覆われている。

2. 麻酔の注意点

(a) 取り扱いと保定：保定および取り扱いは難しく，特に症例がボール状に丸まっているときは特に難しい。臀部の脊椎に障害があると丸まることができなくなる。取り扱いの際には厚い皮の手袋を使用することが推奨される。社会化の程度には関係なく，自然環境から隔離された動物であるためハンドリングに抵抗するものの咬みつくことはほとんどない。

(b) 前投与：注射用の前投与薬を使うことなく，マスクもしくはボックス（箱）で意識を失わせる。しかし，皮下投与は鉗子を用いて刺を軽く曲げてずらし，症例の脇腹の皮膚に投与して行われることもある。また，筋肉内投与は大腿部で行われるが，大量の薬剤を筋肉内投与すると痛みを呈することがあるため注意が必要である。

(I) 静脈確保：（静脈）カテーテルは頸静脈か伏在静脈に設置される。骨髄内カテーテルが大腿骨の近位に設置されることもある。

(c) 導入：気管内挿管するにはハリネズミは非常に小さすぎる。気管内挿管を行う場合には，内径1-1.5 mmの気管チューブを用いる。しかし，挿管実施の際には喉頭の損傷による腫脹，出血そして気道閉塞に注意を払うこと。

(d) 麻酔維持：麻酔の維持濃度はげっ歯類の研究のものを参照としている。実際の臨床では，揮発性吸入麻酔薬によるマスク導入と維持が一般的である。しかしながら，ハリネズミにおけ

表7.3 ハリネズミに対する麻酔プロトコール

	ASA 1 もしくは 2	ASA 3，4 もしくは 5
前投与	1. オピオイドのオプション 　(a) ヒドロモルフォン 0.1 mg/kg 　　または 　(b) ブトルファノール 0.4 mg/kg 　　または 　(c) ブプレノルフィン 0.02 mg/kg 2. 鎮静薬のオプション 　(a) ミダゾラム 1 mg/kg 　　および／または 　(b) ケタミン 5-10 mg/kg 　　SC もしくは IM	1. オピオイドのオプション 　(a) ヒドロモルフォン 0.1 mg/kg 2. 鎮静薬のオプション 　(a) ミダゾラム 1 mg/kg 　　SC もしくは IM
導入	揮発性吸入麻酔薬を用いたマスク／ボックス（箱）での導入	揮発性吸入麻酔薬を用いたマスク／ボックス（箱）での導入
維持	揮発性吸入麻酔薬	揮発性吸入麻酔薬
術中鎮痛		(a) フェンタニル 　　0.012-0.042 mg/kg/h CRI 投与経路を確保できればIVもしくはIO
術後鎮痛	(a) メロキシカム 0.2 mg/kg SC SID 　　および／または (b) ブプレノルフィン 0.02 mg/kg SC	(a) ブプレノルフィン 0.03 mg/kg SC

るこの方法による利点と欠点のどちらもが近年わずかであるが報告されるようになってきている。

(e) **麻酔中のモニタリング**：これらの種ではドップラーを用いた心拍数（HR）のモニタリングが必須である。丸まっていないハリネズミでは，足にプローブを設置することができればパルスオキシメトリーも有用なツールである。心電図も心拍数のモニタリングに有用であるが，多くの装置は250回/分までしか表示できないことに留意しておく。呼吸数は胸郭の動きでモニタリングする。

(f) **麻酔からの回復**：麻酔覚醒の際には刺激を与えず静かな環境で行う。症例の保温に努め，バイタルサインのモニタリングを継続して行う。追加で鎮痛薬の投与も正当な方法である。

3．合併症

合併症はハリネズミの高い代謝率を過小評価してしまうことで生じる場合がほとんどである。
(a) 低血糖が発生する可能性があるため，麻酔前の絶食は行わず，処置や手術が長引くようであれば5％ブドウ糖液を輸液剤に加えて投与する。
(b) 小さな体格のため非再呼吸式（NRB）の麻酔回路を用いること，そして代謝が低下することで低体温を生じやすい。食道プローブを用いた体温評価を継続して行い，温風式加温装置を用いた積極的な加温に努める。

C．ポットベリーピッグ（PBPs）

1．特徴

(a) ポットベリーピッグは体重に比して気管が細く，その上，気道がS字状のカーブを形成し，前腹側には憩室が存在するため，気管内挿管の際に披裂喉頭蓋襞をまっすぐと伸ばすのを邪魔する。
(b) ポットベリーピッグは脂肪筋肉比が非常に高く（解剖学的にも非常に分厚い皮下脂肪の層を有する），投与された薬剤の作用が期待どおりに現れないこともあり，また筋肉内投与した薬剤が容易に脂肪内投与されてしまうこともある。
(c) 豚は共食いする動物である。
(d) 成豚では12-24時間の絶食が推奨される。
(e) 静脈確保が困難であり，これは麻酔プロトコールを最低限の生化学的もしくは血液学的情報から作成しなければならないことを意味している。

2．麻酔の注意点

(a) **取り扱いと保定**：豚はその大きさと体型から動きを制御するのが難しい。保定の際のストレス軽減のために，しばしば化学的保定が用いられることがある。大型の豚に筋肉内投与する場合，壁に対し，板もしくはケージのドアを"強く押し付けるように"して動きを制御するか，犬歯のすぐ前の部分の鼻を絞り込むようにして動きを制御する。小型の豚は用手で保定を

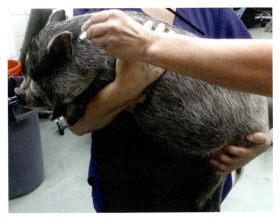

図 7.2　ポットベリーピッグの保定と耳の後ろへの筋肉内投与

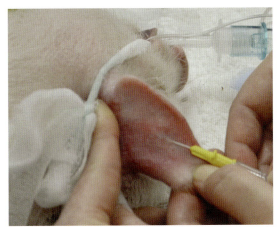

図 7.3　ポットベリーピッグにおける耳介の静脈確保
（Patricia Queiroz-Williams のご厚意による）

する（図 7.2 参照）。

(b) 前投与：耳のすぐ後ろの部分に筋肉内投与が行われることが一般的である。特に若齢の豚では，この部分は脂肪の量が少ないため，投与薬物の効果が予測しやすい。背側筋への投与はあまり行われない。というのも，ここには厚い脂肪の層が存在し，また伝統的に豚は市場に出ることを想定しているためである。半膜様筋よび半腱様筋への投与も約 9 cm の内針をもつカテーテルを用いれば投与可能である。ミダゾラム 0.5 mg/kg を鼻腔内へ投与することである程度の鎮静を得ることも可能である。豚は一般的にオピオイド，フェノチアジンそして α_2 受容体作動薬に対する感受性が高い。伴侶動物として飼育されていない豚に対してはアザペロン（2.5 mg/kg 筋肉内投与）のようなブチロフェノン類の投与が行われるため，これはポットベリーピッグにも応用可能であると考えられる。

(I) 静脈確保：静脈確保は難しい。カテーテル設置が容易にできる静脈には正中および外側の耳介静脈（図7.3 参照）と外側伏在静脈が挙げられるが，これは導入後でないと確保できないことが多い。橈側皮静脈も用いることが可能であるが，この部位では，静脈の目視および触知が困難であるため穿刺を盲目的に行わなければならない。

(c) 導入：前投与薬投与の後に静脈路が確保されたのであれば注射麻酔薬を用いて気管内挿管を行う方法が適している。しかしながら，気管内挿管するまでの間はイソフルランやセボフルランを用いたマスク導入が一般的に用いられる。

(I) 気管内挿管：豚の気管内挿管はいくつもの理由で"挑戦的"である。口を広く開けることができず，喉頭が気管に対して角度をもって存在している。さらに豚は咽頭憩室を有し，気管気管支ももつことから，適切でない気管チューブの設置はこの部位における損傷，腫脹もしくは出血を容易に引き起こしてしまう。スタイレット（内針）や気管チューブを気管気管支にうっかり設置してしまうと，中隔気腫を引き起こし不適切な換気状態となる。様々なサイズ（同じサイズの犬と比較し小さなもの）のカフあり気管チューブを用いる。60 kgのポットベリーピッグであれば，内径 8.0-9.0 mm のものを用いて，伏臥位にして行う。ガーゼや犬の散歩に用いる引き綱を犬歯の前に設置し，口を開け喉の奥を可視化すると良い。長いブレードの喉頭鏡を用いて舌のつけ根を押すようにし，喉頭蓋を下げ喉頭を展開する。喉頭痙攣がよく起こるため，これを防ぐ意味でリドカインスプレーを披裂軟骨に吹きかけると良い。細長いスタイレット（尿道カテーテルを気管チューブの約3倍の長さにテープや糊を用いて加工しても良い）をガイドとして気管内に先に入れると，気管内挿管が行いやすくなる。抵抗を感じなければ，気管チューブをスタイレットに沿わせて進め，喉頭を越えたあたりで180度優しく回転させる。ラリンジアルマスク（喉頭マスク，声門上器具）の使用は豚で有用性が高く，気道の損傷の軽減に有用である[2]。聴診やカプノグラフにより適切な位置への設置が確認できる。抵抗を感じるようであれば，スタイレットを優しく回転させながら奥へと進めると良い。しかしながら，明らかな抵抗が感じられるようであれば再度やり直すべきである。気管内挿管の際には，損傷を防ぐように常に意識すること。

(d) 麻酔維持：気管内挿管後には揮発性吸入麻酔薬が最も一般的に用いられる。去勢，爪やキバのトリミングのようなマイナーサージェリーの場合には，筋肉内投与する注射麻酔薬に局所麻酔薬を加えて，適切な鎮静・不動化を作り出し実施することも可能である。

(e) 麻酔深度のモニタリング：麻酔深度は，眼瞼反射の有無や顎緊張の程度を指標として判定する。ポットベリーピッグの眼は小さいので，眼から得られるサインでの判定は難しい。バイタルの変化は麻酔深度の変化をよく反映するとされる。

　心拍数と調律のモニタリングには心電図とドップラーが推奨される。豚の皮膚は比較的厚いので，心電図の評価のためにはクリップ状のものよりも棒状のパッドを用いると良い。トレンド（経時的変化）のモニタリングにはドップラー，血圧カフおよび血圧計が有用である。ドップラーは前肢副爪の遠位に設置し，カフを手根付近もしくは後肢の飛節（膝）の上部に巻き付ける。観血的血圧（IBP）測定は，耳もしくは足背動脈に設置したカテーテルを介して行われ

表7.4 ポットベリーピッグに対する麻酔プロトコール

	ASA 1 もしくは2	ASA 3, 4, もしくは5
前投与	(a) テラゾール 2-3 mg/kg IM または (b) ケタミン 7.5-10 mg/kg および 　　デクスメデトミジン 0.07 mg/kg IM	(a) ミダゾラム 0.2 mg/kg IM または (b) ミダゾラム 0.5 mg/kg 鼻腔内投与
導入	気管内挿管可能となるまでマスクで維持	気管内挿管可能となるまでマスクで維持
維持	揮発性吸入麻酔薬	揮発性吸入麻酔薬
術中鎮痛	可能であれば局所ブロック	(a) 可能であれば局所ブロック
術後鎮痛	(a) フルニキシン 0.5-1 mg/kg 　　SC もしくは IV および (b) ブプレノルフィン 0.01-0.05 mg/kg 　　IV もしくは IM q8 h または (c) メサドン 0.1-0.5 mg/kg IM q4-6 h	(a) フェンタニルパッチ 　　50-100 μg/h (のもの)

る。呼吸数とEtCO$_2$（呼気終末二酸化炭素分圧）の測定も有用である。SpO$_2$（経皮的酸素飽和度）はパルスオキシメーターのプローブを舌に設置してモニタリングする。麻酔維持と回復の間，継続して体温を測定するべきである。

(f) **麻酔からの回復**：麻酔覚醒の際には刺激を与えず静かに行い，完全な覚醒が得られてから群へ戻す。覚醒は可能であれば伏臥位の状態で行う。喉頭の浮腫によって抜管後に気道の閉塞が生じることがあるため，抜管前に嚥下機能および適切な自発呼吸での換気がなされているかを確認することが重要である。気道の浮腫を抑えるために，禁忌でなければNSAIDs（非ステロイド性消炎鎮痛薬）を投与する。豚は抜管できるほど十分に意識が戻った後でも再度深く眠ってしまうことがあり，これによって抜管後の気道閉塞が生じる可能性もある。症例の保温に努め，バイタルサインのモニタリングを継続して行う。追加で鎮痛薬の投与も正当な方法である。

3. 合併症

(a) 抜管時の気道閉塞は起こり得る事象である。閉塞が生じたときに備え，麻酔担当獣医師は追加の導入薬（症例が完全に覚醒するまでは静脈カテーテルは残したままにしておく）と，よりサイズの小さい気管チューブを準備しておく。

(b) 過剰な麻酔深度ではなくとも，低換気は機械的人工換気を用いなければ容易に生じ得る。

(c) 低体温（特に小型の豚において）は手術中および手術後のどちらでも生じ得る。低体温の程度を和らげるために，循環式温水マットや加温式送風装置が使用される。

D．ウサギ

1．特徴

(a) ウサギは絶対的に鼻で呼吸をする生き物である（外鼻腔や鼻咽頭の開存が要求される）。

(b) ウサギは臨床上顕在化しない呼吸器疾患を有することが一般的である。これは獲物としての動物の特質で疾病や痛みの徴候を隠すのが非常に上手いためである。

(c) ウサギは食べ物を吐き戻したり，嘔吐することができない。

(d) ウサギは循環血液中のアトロピナーゼ（アトロピン分解酵素）値が高値を示すため[3]，アトロピンは効果を発揮しない。代用としてグリコピロレートの使用が推奨される。

(e) ウサギは非常に強いキック力をもつ。もし適切に保定されていないと，自身のキックで自身の背骨を骨折させてしまうほどである。

(f) ウサギは獲物として狩られる生き物であるため，痛みや不調のサインを非常に上手く隠す。このため痛みに関連する行動の変化が明らかに認められなくても，適切な先制鎮痛および術後疼痛管理を行うべきである。

2．麻酔の注意点

(a) **取り扱いと保定**：ウサギは非常にストレスを受けやすい動物である。このため麻酔化されるまで，ストレスを最小とするよう，静かで薄暗い環境に置くなどの配慮が重要である。ウサギの保定の1つの方法として，かごの中にウサギを入れ，片側の手と一緒に頭部を保定者の体に引き寄せるという方法がある。その他，保定者は症例の襟首を掴み，臀部などもう一方の手で支えるという方法があり，決して耳を掴んで持ち上げてはならない！

(b) **前投与**：前投与としては皮下投与が効果的であるが，可能であれば筋肉内投与を用いることもできる。筋肉内投与を行う場合には，脊椎もしくは後肢の筋肉の筋体内に行う。非常に暴れるウサギに対しては，スクイーズ・ボックスを用いた方法が効果的である。ミダゾラムのような薬剤の場合，針を用いて穿刺を行うより鼻腔内への投与の方が代用的に有用性は高い。

(c) **導入**：通常，マスクもしくはボックス（箱）で導入する。ウサギはストレスを感じ暴れることが多いため，ガス麻酔薬によってボックス（箱）内で意識を消失させると良い。

(I) **気管内挿管**：ウサギの気管内挿管は非常に"不確実な"方法である（図7.4参照）。通常のサイズのウサギであれば2.0-2.5 mmのカフなし気管チューブか，ラリンジアルマスク（LMA）が気道確保のために用いられる[4]。外傷性にもしくは繰り返しの気管内挿管のトライにより喉頭部が腫脹し，抜管後に気道の閉塞を起こしかねないため，気管内挿管は最大でも2-3回程度のトライにとどめるべきである。表7.6に気管内挿管の手技を示した。

(II) **静脈確保**：ウサギの皮膚は薄く容易に傷ついてしまうため，多くの場合，麻酔状態へ移行してから静脈カテーテルの設置が行われる。静脈確保には橈側皮静脈が最も適し，耳への静脈留置に比べて組織の障害が少ない。外側伏在静脈も静脈留置に用いることができる。緊急の場合には動脈確保として耳介の動脈が用いられることもある。しかしこの部分の動脈を用いると，循環不良による耳の皮膚脱落が生じることがある。このため耳介動脈への日常的なカテー

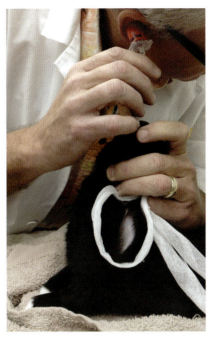

図7.4 ウサギに対する気管内挿管の様子
（Anderson da Cuhna のご厚意による）

テルの設置は推奨されない。大腿骨，脛骨および上腕骨の近位への骨髄内カテーテルの設置も行われる。

(d) 麻酔維持：揮発性吸入麻酔薬での維持が最も一般的であるが，外科医が気管内挿管が必要と判断し，それが達成され，かつ静脈カテーテルの設置がなされていれば全静脈麻酔での管理も可能である。

(e) 麻酔中のモニタリング：心電図は動物の心調律と心拍数を表示する。しかし，多くの装置は250回/分を表示の上限としているため注意が必要である。橈骨動脈や心臓の直上へドップラーを設置することで，心臓の機械的（機能的ではないことに注意）仕事については評価が可能となる。血圧計やドップラーを用いる血圧測定には前肢が適している。ドップラー音の調律の変化は血圧の変動を示唆するものである。呼吸数は症例の胸郭の上下の動きや，気管内挿管されていれば $EtCO_2$ をモニタリングすることで，換気と心拍出量（CO）の両方の情報を得られる。核心温の測定には経食道プローブによる連続的体温測定が適している。

(f) 麻酔深度のモニタリング：外科手術期にある症例では大部分の反射が消失しているが，比較的深い麻酔深度にあっても眼瞼反射は残存することが多い。麻酔深度が浅いと足先つまみ刺激，耳への刺激そして外科手術の侵襲に対して反応が認められる。痛み刺激に対し，ウサギは麻酔が浅いと頭を振る反応を示す。十分な麻酔深度は光刺激に対しても反応しない広がった瞳孔や，角膜反射の消失，呼吸抑制そして外科的刺激への最小限の反応によって確認される。

表 7.5 ウサギに対する麻酔プロトコル

	ASA 1 もしくは 2	ASA 3, 4 もしくは 5
前投与	1. オピオイドのオプション 　(a) ヒドロモルフォン 0.2 mg/kg 　　または 　(b) ブトルファノール 0.4 mg/kg 2. 鎮静薬のオプション 　(a) ミダゾラム 1 mg/kg IM, SC もしくは鼻腔内投与 　　または 　(b) アセプロマジン 0.025-0.05 mg/kg IM もしくは SC 　　または 　(c) デクスメデトミジン 0.003-0.01 mg/kg IM もしくは SC	1. オピオイドのオプション 　(a) ヒドロモルフォン 0.2 mg/kg 2. 鎮静薬のオプション 　(a) ミダゾラム 1 mg/kg IM, SC もしくは鼻腔内投与
導入	揮発性吸入麻酔薬を用いてマスク／ボックス（箱）での導入	揮発性吸入麻酔薬を用いてマスク／ボックス（箱）での導入
維持	(a) マスクによる揮発性吸入麻酔薬 　　または (b) プロポフォール 0.1-0.4 mg/kg/h	揮発性吸入麻酔薬
術中鎮痛	(a) 可能であれば局所ブロック	(a) フェンタニル 0.01-0.03 mg/kg/h CRI (b) 可能であれば局所ブロック
術後鎮痛	1. NSAIDs のオプション 　(a) フルニキシン 0.3-1 mg/kg SC もしくは IV, SID 　　または 　(b) メロキシカム 1 mg/kg PO, SID 　および 2. オピオイドのオプション 　(a) ブプレノルフィン 0.05-0.3 mg/kg SC q8 h 　　または 　(b) ヒドロモルフォン 0.2 mg/kg IM q4 h	オピオイドのオプション (a) ブプレノルフィン 0.05-0.3 mg/kg SC q8 h 　または (b) ヒドロモルフォン 0.2 mg/kg IM q4 h

（f）**麻酔からの回復**：覚醒のときに驚いて興奮して異常に蹴り上げたりすることのないよう，静かで薄暗い環境で覚醒させるべきである。追加で鎮痛処置の実施も正当な方法である。

3. 合併症

（a）ウサギは角膜の潰瘍を非常に生じやすい。眼を十分に潤しておくことが困難であるため，断続的に眼球の湿潤を保つようにすることが望ましい。代わりに，多くの麻酔担当獣医師は眼をテープで閉じて管理する。

表 7.6 ウサギに対する盲目的（Blind）気管内挿管の手技

器具：適切なサイズの気管チューブ（内径2-4mm），ブレードサイズ0-2の喉頭鏡，臍帯テープもしくは口を開けるためのガーゼ，綿棒のようなものは舌を引き出すのに有用

盲目的手技：
1. 症例を正常の呼吸パターンが維持されるような適切な深度の麻酔状態にする。
2. 症例を伏臥位にし，頭部と頚部を過伸展させるように伸ばす。保定者の親指と人差し指で症例の下顎枝を掴み頭部を後ろに引き，鼻を天井に向けるようにすると良い。
3. 痙攣を防ぐためにリドカインを披裂部位に滴下するが，これにより咳反射も抑えられ，挿入位置が確認しやすくなることもある。
4. 気管チューブを舌根部まで進める。
5. 麻酔担当獣医師は耳を気管チューブの端へ近づけつつ，呼吸音が最大となるのを確認しながら喉頭部まで気管チューブを進める。呼吸に合わせ，吸気の際に気管チューブを気管内へと進める。この際，披裂を通過させるためにチューブを回転させると良い。あるいは，気管チューブの端にカプノグラフィーのアダプターを装着し，カプノグラフィーで $EtCO_2$ の描出を確認し，呼吸相に合わせ気管チューブを気管内へ進めるという方法もある。
6. 呼吸に合わせて呼吸音が聴取されないときは，気管チューブが食道内へ挿管されていると考えられるため，いったんチューブを抜去する。

(b) 不適切な保定やボックス（箱）内での導入により脊椎の骨折を起こしてしまうことも多い。鎮静のかかっていないウサギをボックス（箱）内に移し，導入することは避ける。

(c) ストレスにより保定や取り扱いの際に高体温となることも一般的である。麻酔前や覚醒の際はストレスが最小限となるよう心掛ける。

(d) 麻酔中は低体温が生じやすい。体温維持のためにはプラスチックの外科用ドレープ，温風式加温装置，循環式温水マットが有用である。

(e) 大きな腹腔容積と比べてウサギの胸腔容積は非常に小さく，低換気を生じやすいので注意が必要である。

E. げっ歯類（チンチラ，ジャービル，モルモット，ハムスター，マウス，ラット）

1. 特徴

(a) 多くのげっ歯類は鼻呼吸をする。

(b) げっ歯類は臨床上顕在化しない呼吸器疾患を有することが一般的である。

(c) ハムスターをはじめとするいくつかのげっ歯類は夜行性である。

(d) ハムスターやモルモットは食べ物を溜め込む頬袋を有するため，鎮静や麻酔時に誤嚥性肺炎を引き起こす主な原因となる。

(e) げっ歯類は自傷しやすい生き物であるため，刺激性の強い薬剤や投与体積の多い薬剤の筋肉内投与を避ける。

(f) いくつかのげっ歯類は尻尾から持ち上げると，尾が切れてしまうことがある。

(g) モルモットの喉頭部は開口部が非常に小さいため，気管内挿管を可視下で行うことは不可能である[5]。

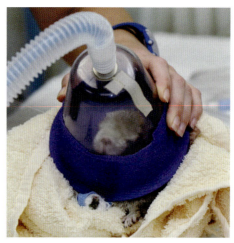

図 7.5 マスクによる導入を行われているげっ歯類
（Anderson da Cuhna のご厚意による）

(h) ラット，マウスおよびジャービルなどのいくつかのげっ歯類は嘔吐することができない。

2．麻酔の注意点

(a) 取り扱いと保定：げっ歯類の尾を掴むような取り扱いは避ける。飼い慣らされている動物であれば掌で包むようにして取り扱うのが良い。特に薬剤投与などの保定の際には，頸部背側（頸根っこ，うなじ部分）を掴む方法が最も適切であるとされる。

(b) 前投与：様々な種類の前投与薬は皮下投与，筋肉内投与そしてある種の薬剤では腹腔内投与（IP）がげっ歯類には適用される。腹腔内投与については，経験豊富な者によってのみ行われるにとどめる方が良いとされている（表 7.7 参照）。筋肉内投与を行うための筋肉が小さいため，投与薬物により組織刺激が生じる。このため多くの場合，皮下投与が推奨される。一般的に，大型のげっ歯類（例：モルモット）は表 7.8 に記載されている薬剤投与量の低用量範囲が適用され，小型のげっ歯類（例：マウス）は投与量範囲の上限の高用量が適用される。

(c) 導入：げっ歯類はマスクもしくは小さなボックス（箱）に入れて揮発性吸入麻酔薬による導入が用いられる（図 7.5 参照）。"立ち直り反射"が消失したらボックス（箱）から取り出し，症例が脱力するまでフェイスマスクを装着し麻酔薬を吸入させておく。

(I) 気管内挿管：大型のげっ歯類であれば気管内挿管が可能であるが，挿管の手技の間中，丁寧な操作を心掛けて，損傷やそれによって引き起こされる可能性のある気道の閉塞を避ける。特に小型のげっ歯類においては最小限の回数の試行にとどめるべきである。ラットの場合，ブレードサイズ 2 の耳鏡を用いて喉頭部を可視化することで気管内挿管が可能である。喉頭痙攣の発生を最小にするために，喉頭披裂へのリドカインスプレーの噴霧が適用される。カテーテル（16-20 ゲージ）が気管チューブの代わりに用いられることがある。

(II) 静脈確保：大型のげっ歯類では，橈側皮静脈や伏在静脈へのカテーテルの設置が可能であ

る。骨髄内カテーテルの設置は大腿骨，脛骨もしくは上腕骨の近位部において行われる。

(d) 麻酔維持：実験以外では，揮発性吸入麻酔薬による維持が典型的である。

(e) 麻酔中のモニタリング：動脈もしくは心臓の直上にドップラーを装着し，心拍数をモニタリングする。心電図は多くの装置で250回/分までしか正確に測定できないため，使用が制限される。小型のげっ歯類では，心電図の電線をつなぐために針金縫合糸を皮膚に装着する。カ

表 7.7 （小型）げっ歯類における薬剤の腹腔内投与

器具：薬剤投与とは別に保定する人，25 ゲージ針，薬剤
手技：
1. 薬剤投与者とは別に症例を保定する人がいると良い。保定により症例を仰向けにし，頭を下げ，内蔵をどかすようにする。
2. 腹腔の尾側 1/4 の部位に 20 度の角度をつけて刺入する。大部分の小型のげっ歯類では右側 1/4 領域を用いる。ラットの場合は例外で左側 1/4 領域に刺入する。
3. 薬剤投与前に吸引を行う。
4. 薬剤を投与する。投与量は最大で 1-3 mL。

表 7.8 げっ歯類に対する麻酔プロトコール

	ASA 1 もしくは 2	ASA 3，4 もしくは 5
前投与	1. オピオイドのオプション 　(a) ブプレノルフィン 0.05-0.5 mg/kg SC 　　または 　(b) ブトルファノール 0.5-5 mg/kg SC 2. 鎮静薬のオプション 　(a) ミダゾラム 0.5-2 mg/kg SC 　　または 　(b) アセプロマジン 0.5-5 mg/kg SC 　　または 　(c) ケタミン 5-10 mg/kg SC 3. 抗コリン薬 　(a) アトロピン 0.05 mg/kg SC 　　または 　(b) グリコピロレート 0.01-0.02 mg/kg SC	1. オピオイドのオプション 　(a) ブプレノルフィン 0.05-0.5 mg/kg SC 　　または 　(b) モルヒネ 2-5 mg/kg SC 　　または 　(c) オキシモルフォン 0.2-0.5 mg/kg SC 2. 鎮静薬のオプション 　(a) ミダゾラム 0.5-1 mg/kg SC 3. 抗コリン薬 　(a) アトロピン 0.05 mg/kg SC 　　または 　(b) グリコピロレート 0.01-0.02 mg/kg SC
導入	揮発性吸入麻酔薬を用いてマスク／ボックス（箱）での導入	揮発性吸入麻酔薬を用いてマスク／ボックス（箱）での導入
維持	揮発性吸入麻酔薬	揮発性吸入麻酔薬
術後鎮痛	(a) カルプロフェン 4-10 mg/kg SC，SID および／または (b) ブプレノルフィン 0.05 mg/kg SC q6-8 h	1. オピオイドのオプション 　(a) ブプレノルフィン 0.05 mg/kg SC q6-8 h 　(b) モルヒネ 2-5 mg/kg SC q4 h

プノグラフィーは正確でないことが多いが，気管チューブを設置することでモニタリングの補助として用いることが可能となる。呼吸数の確認のために胸壁の動きのモニタリングが行われる。

(I) 麻酔深度のモニタリング：心拍数と呼吸数の変化は麻酔深度の評価に用いることが可能である。足先つまみ反射，尾をつまんだ際の反射，もしくは皮膚への刺激に対する反射の残存は外科手術を行うには浅すぎる麻酔深度であることを示す状態である。モルモットは外科刺激に対して頭を振ることがある。

(f) 麻酔からの回復：回復期において継続的な加温が重要であり，酸素給与や追加の鎮痛処置についても検討する。

3. 合併症

(a) 様々なげっ歯類においては気道の確保が困難であることが多いため，低酸素血症は容易に生じ得る。麻酔計画においてマスクを用いた酸素化は有用である。

(b) 小型げっ歯類では，麻酔前に自由に採食できるような状況であっても低血糖が生じてしまう。これは静脈カテーテルの設置ができずブドウ糖（2.5-5％）を含む輸液剤の投与が行えないことも多いため，状況がより複雑になる。このため，予防を第一に考え，麻酔直前および直後に食事を摂取できるようにしておくことが低血糖の予防において最も大切なことである。

(c) 体質量に対して体表面積が大きいため，低体温が容易に生じてしまう。非再呼吸式回路の使用や麻酔作用による代謝の抑制も影響する。外部からの保温が必要である。

(d) 気管内挿管に伴う気道の損傷により呼吸器の閉塞が引き起こされやすいため，気管内挿管を試みるよりはマスクでの麻酔維持が適することもある。多量の気道分泌液もまた気管チューブを閉塞する原因となる。呼吸努力の増加が認められた場合，気管チューブの閉塞を示唆する所見であることに注意する。

II．鳥類

A．特徴

1. 鳥類は哺乳類と比べ，非常に効率の良い呼吸システムを有する。鳥類は高い一回換気量（V_T），低い呼吸数，そして大きな分時換気量をもつ。鳥類では吸気／呼気のどちらも活動期となる。これは呼吸の動きが頚部，胸部そして腹部の筋肉が収縮することで生じることを示す（呼吸活動期に貢献する横隔膜がないため）。吸入ガスと，その反対の流れを介する2つの完全な呼吸サイクルによってガスの交換がなされる。

2. 哺乳動物と比較し気管が長く，径が増大するため，死腔が大きくなる。哺乳動物とは異なり，気管輪は全周に存在する。このため麻酔担当獣医師はカフなし気管チューブを用いる。呼吸器の解剖のバリエーションについて事前に認識しておくことは重要である。例え

ば，ペンギンのある種では気管が2本に分かれており，エミューには気管憩室がある。
3. 喉頭蓋はない。
4. 鳥類は代謝率および栄養要求量が高く（血糖値は200 mg/dL以上），輸液速度も早く（10-30 mL/kg/h）設定する。
5. 心血管系の相違点としては，一回拍出量（SV）および心拍出量が大きく，高い平均動脈血圧（MAP）を有する。心拍数は症例のサイズにより大きく異なる。
6. 様々な薬物により循環は大きく変動を受ける。鳥類は腎門脈系を有する。腎臓の周囲に血管網を形成し，これにより血流を選択的に調節する。このため投与薬物の初回通過効果は体の尾側半分で行われるため，期待する効果と異なる場合もある。もし薬剤が体の後ろ半分側から投与された場合，標的臓器である中枢神経系へ到達する前に腎門脈系で代謝を受けてしまう。
7. 絶食時間は鳥のサイズにより大きく異なるが，一般的に絶食時間は3時間以内にすべきとされ，特に小型の鳥類の場合には絶食をすべきではないとしている。

B. 麻酔の注意点
1. 取り扱いと保定
　鳥類を保定している間は，ストレスを最小にすることが最も重要である。理想的には取り扱いの前に，今いる環境に慣らしておく。救急の場合には順化は不可能であるため，頭巾（フード）やタオルで眼を覆うことでストレス軽減に役立つ。小型の鳥類には人差し指と親指の間で優しく頭部を抑え，掌で体を支える方法を用いる。

2. 麻酔前評価
　身体検査（PE）は鳥をケージから取り出す前に始めるようにする。取り扱いの前に，呼吸数と呼吸努力の状況を視診で評価する。鳥の姿勢と羽毛が"ふわふわと"しているかどうかを評価する。鳥が周囲に慣れたら，手を使った検査を開始する。これには気嚢を腹側から，肺を背側から，気道の直上に聴診器をおいて聴診し，異常な呼吸音の有無の評価も含まれる。心音も同様に聴診する。薬剤の投与量や輸液の投与速度の決定において，正確な体重を知ることは重要である。竜骨の触診は鳥類の体調をよく示唆し，現体重がその症例にとって適切であるか否かを評価するのに有用である。麻酔前の血液検査が実施できなかった場合，尿酸塩の色調を見ることは肝臓の機能異常の検出に有用である。総排泄腔および眼瞼粘膜の湿潤状態や，皮膚の伸張性により水和状態を評価する。落ち凹んだ眼と末梢の冷感は，脱水および／またはショック状態にあることを意味する。

3. 前投与
　鳥類では抗コリン薬の使用について，未だ議論中である。抗コリン薬の使用に伴う心拍数の増加は望ましいものであるが，気道分泌液の粘度の上昇は気管チューブ閉塞の危険性を高めて

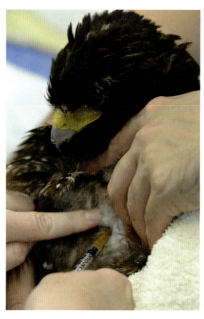

図 7.6 鳥類の胸筋への筋肉内投与
(Anderson da Cuhna のご厚意による)

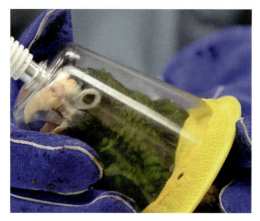

図 7.7 オウムへのマスク装着
(Anderson da Cuhna のご厚意による)

しまう。さらに，いくつかの草食の鳥類はアトロピン分解酵素を有する。

　胸筋が筋肉内投与には適した場所であるが，捕獲した鳥の場合，処置後に放鳥するため飛翔能力に影響を及ぼす炎症や損傷の発生には注意すべきである。しかしながら，薬剤が体の尾側半分に投与された場合，腎門脈系を通過するので薬物の代謝様式が通常とは異なることに注意が必要である。

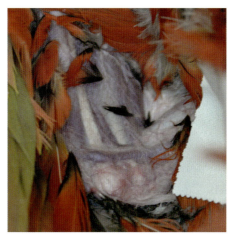

図 7.8 静脈カテーテルの設置を行うことが多い鳥類の腕頭静脈
(Anderson da Cuhna のご厚意による)

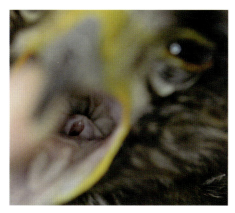

図 7.9 鳥類の喉頭
(Anderson da Cuhna のご厚意による)

4. 導入

　可能であれば麻酔前の酸素化を行う。最も一般的な手技は，揮発性吸入麻酔薬により用いて症例を導入する方法である（図 7.7 参照）。小型の鳥類の場合，シリンジで麻酔を作成し頭部が"マスク"にぴったりとフィットするようにする。イクザミネーショングローブ（実験用手袋）に穴をあけ，シリンジに付けて隔膜として頭部がフィットするようにする。導入時には深麻酔となりやすい傾向にあり，これにより低換気や徐脈が引き起こされるため，導入時には心拍数と呼吸数を注意深くモニタリングするようにする。静脈カテーテルの設置が可能であれば，静脈麻酔薬も使用可能である。

(a) 静脈確保：カテーテル設置に適した静脈は腕頭静脈，正中中足静脈そして頸静脈である。循環の特徴から薬物代謝を考慮し，体の上半分側に薬剤の投与を行うと良い。骨髄内カテーテ

ルは近位尺骨や脛付節領域に設置する。他の部位には気腔があるため設置できない（図7.8参照）。

(b) **気管内挿管**：気管内挿管のための声門は可視可能である（図7.9参照）。カフなし気管チューブを用いる。

5. 麻酔維持

酸素-揮発性吸入麻酔薬を用いる方法，もしくは全静脈麻酔が最も一般的な手法である。

(a) **鎮痛**：可能であれば局所麻酔法を適用する。リドカインの中毒量は約2.5 mg/kgとされている。局所麻酔合剤（EMLA；エムラクリーム）も使用されるが，狭い領域での使用にとどめる。いくつかの種類においてはκ受容体が広く分布しているため，κ受容体作動薬であるブトルファノールやナルブフィンを疼痛管理に用いると良い。しかし，最近の研究でμ受容体作動薬であるヒドロモルフォンやトラマドールが鳥類の侵害刺激への反応を変化させるとも報告されている[6,7]。さらなる臨床研究が必要である。

(b) **麻酔中のモニタリングにおける注意点**：心電図による心拍数の評価は有用であるが，多くの装置では心拍数250回/分までしか測定できないためドップラーを用いた心拍数の評価が適している。また鳥類の皮膚は非常に薄いため，心電図の電極クリップの設置が困難である。このため，ワイヤー縫合糸や針を心電図の電極設置部位に適用すると良い。経食道聴診器も心拍数の計測には適している。血圧カフを用いたドップラーや血圧計もまた血圧のトレンド（経時的変化）を知るには有用である。大型の鳥類の場合，動脈カテーテルの設置も可能である。腕頭動脈や頚動脈の確保が可能であり，エムラクリームを使用することで動脈ラインの確保を容易にする。呼吸のモニタリングも行う。哺乳動物と異なり，鳥類では尾側の鳴管の存在により気管内挿管されていても鳴き声のような音がわずかに聞こえることがある。10-20秒以上の無呼吸状態が認められた場合には，補助換気を実施する。麻酔下に置かれた大部分の鳥類では機械的人工換気の有用性は高い。カプノグラフィーは換気の質や肺の循環の確認に有用であるが，鳥類は$EtCO_2$が$PaCO_2$（動脈血二酸化炭素分圧）よりも高値を示す可能性の高い数少ない動物種であることを認識しておく。カプノグラフィー設置による過大なガスサンプリングや死腔の増大を避けるため，光による二酸化炭素（CO_2）の測定（メインストリーム方式）を用いる方が望ましい。鳥類のヘモグロビンの特性からパルスオキシメーターの使用はできないことが多い。体温調節機構の維持のために，経総排泄腔もしくは経食道体温計を設置すべきである。

(I) **麻酔深度のモニタリング**：足先，蝋膜，総排泄孔をつまんだとき，もしくは羽を引いたりした際に反応がみられたり，顎（嘴）の緊張度が増加しているのは浅い麻酔深度であることを示す。頚部や翼の部分の筋肉の緊張度も麻酔深度を良好に示す指標である。わずかに残る接触反射や角膜反射は外科手術期の麻酔深度の特徴である。心拍数，血圧，呼吸数の減少や無呼吸は深い麻酔深度を意味する。

表 7.9　鳥類に対する一般的な麻酔プロトコール

	ASA 1 もしくは 2	ASA 3, 4 もしくは 5
前投与	1. ブトルファノール 1 mg/kg IM および 2. ミダゾラム 1-2 mg/kg IM および／または 3. ケタミン 10-20 mg/kg IM	1. ブトルファノール 1 mg/kg IM および 2. ミダゾラム 1 mg/kg IM
導入	揮発性吸入麻酔薬を用いたマスク導入	揮発性吸入麻酔薬を用いたマスク導入
維持	揮発性吸入麻酔薬	揮発性吸入麻酔薬
術中鎮痛	可能であれば局所ブロック	可能であれば局所ブロック
術後鎮痛	1. ブトルファノール 1 mg/kg IV もしくは IM および 2. カルプロフェン 1 mg/kg IM, SID または 3. メロキシカム 1 mg/kg PO, SID	1. ブトルファノール 1 mg/kg IV もしくは IM

6. 麻酔からの回復

　羽および脚の動きにより麻酔からの回復の指標とする。麻酔深度が浅くなると顎緊張が回復し，抜管が可能となる。抜管後も，継続的に酸素給与を行う。必要に応じて追加の鎮痛薬の投与を行う。

C. 合併症

1. 体質量に対して大きな体表面積，非再呼吸式回路の使用および麻酔作用による代謝の抑制が影響して低体温となりやすい。外部からの保温を行う。
2. 粘液栓による気道の閉塞は他の動物と比べ，鳥類では非常に起きやすい。酸素吸入に対して抵抗を感じる場合や換気が困難となる場合には，積極的に気管チューブを交換するようにする。
3. この種では低換気が起きやすいため機械的人工換気が必要となることが多い。

III. は虫類

A. 特徴

1. 心臓は3つの部屋（2心房1心室）からなる。これは麻酔下において，血流の抵抗が変化することで酸素化された血液と非酸素化された血液が混合されることになる。この"シャント"は重要臓器の灌流を明らかに悪化させることにつながる。
2. は虫類は変温動物である。このため体温の変化は薬物の代謝および排泄，そして生理学的パラメーターに影響を及ぼす。

3. は虫類へ麻酔を行う前に，本章では十分に言及されていない範囲を含む，個々の種における呼吸生理学などの特徴について把握しておくべきである。例えば，多くのは虫類は横隔膜を有さないが，その代わり腹筋，胸筋そして骨盤の筋肉が呼吸を調節している（鳥類と同様，吸気・呼気のいずれもが活動的であり受動的である）などといった情報である。しかしながら，ワニ類は原始的な横隔膜の機能としての非筋肉性の組織をもち，多くの蛇類は単一の伸展した右肺を有するが，ボア種は右肺に加え，左肺葉も有する。多くのは虫類はガス交換のための単純化された折りたたまれた袋を有するが，その全体構造は非常に複雑である。亀類の気管は短く，他のは虫類と比べ早くに二分化している。亀類を含む多くのは虫類は気管輪が全周にある。
4. は虫類は鳥類と同様，腎門脈系の循環を有する。腎臓周囲に形成されるこのネットワークは血液を選択的に通過もしくは短絡させ，体の尾側半分より投与された薬物の多くが初回通過効果を受けることになるため，投与薬物の効果が変化する。
5. 多くの場合，絶食は必要でないが近々の大量の採食は適切な換気の可否に影響を及ぼすため，最後に採食した時期の認識が重要（特に蛇類）である。

B. 麻酔の注意点

1. 取り扱いと保定

これは種により非常に大きく異なってくる。大部分のは虫類は咬んでくるものであり，身を守るために爪や尾を使ってくることに注意する。大型のは虫類を取り扱う場合，皮製の手袋の使用は怪我を防ぐのには有用である。毒をもたない蛇の場合，頭のつけ根を片方の手で掴み，反対側の手で体を支えるようにして持つ。トカゲ類も基本的には同様であるが，体幹の部分を

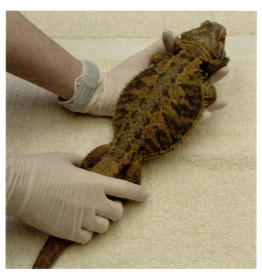

図 7.10　ヒゲトカゲの保定

手の下で押さえ込むようにする場合もある（図7.10参照）。亀類の場合，甲羅を持つようにする。保定されている症例の腹甲尾側までの長さにより頸の長さを推定できる。亀類のいくつかの種は非常に長い頸をもち，非常に力強い顎をもつため，保定者が十分に認識しておかないと保定部位において咬まれることがあるので注意が必要である。

2. 麻酔前評価

毒をもたないものや飼い慣らされた症例では，麻酔前の身体検査を実施し，基準値の心拍数，呼吸数，体温そして正確な体重を得るようにする。心拍数のような身体的所見は体温，環境ストレスそして侵害刺激の有無といったものに非常に大きく影響を受ける。同じは虫類であっても多くの種が存在し，それぞれにおける正常所見が大きく異なるため種特異的な参照値と各症例の所見を基準として検討するべきである。

3. 前投与

前投与薬使用の利点としては導入薬，鎮痛薬そして鎮静薬の必要量を減少させることができる。しかしながら，哺乳動物と比べ，は虫類では薬物の体内からの排泄（消失）は延長する。このため，可能であれば拮抗できる薬剤を選択すると良い。いくつかの種のは虫類はμオピオイド受容体を有するためモルヒネなど効果的な鎮痛オプションとなり得るが，呼吸抑制が顕著に現れることがある[8]。もし可能であれば，前投与薬の静脈内投与は頭側で行うのが良いが，この種の動物の場合，腎門脈の存在による薬効の変化への対処よりも取扱者の安全を最優先とすべきである。

4. 導入

は虫類はマスクやボックス（箱）を用いた揮発性吸入麻酔薬による導入が典型的な方法である（図7.11参照）。症例がリラックスし，気管内挿管可能となるまで揮発性吸入麻酔薬をかが

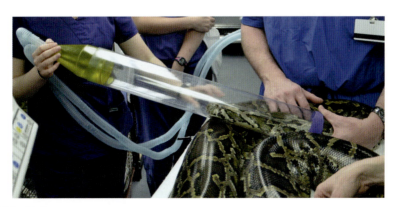

図7.11　蛇のマスク
（Anderson da Cuhnaのご厚意による）

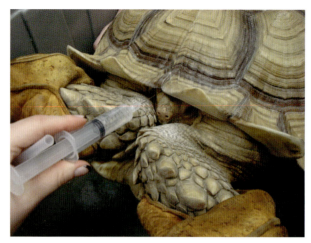

図 7.12　リクガメにおける背甲下洞への薬剤投与
(Anderson da Cuhna のご厚意による)

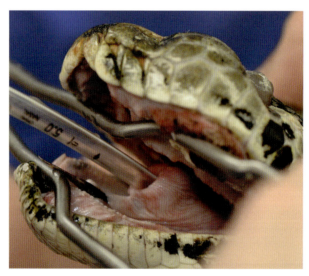

図 7.13　蛇の気管内挿管
(Anderson da Cuhna のご厚意による)

せておく。陸棲および水棲の亀では静脈や甲羅の下を走行する背甲下洞への静脈麻酔薬の投与が行われる（図 7.12 参照）。

(a) 蛇類およびトカゲ類の気管内挿管：声門の位置は吻側にあり，気管内挿管はまっすぐ行うことができる（図 7.13 参照）。カフなし気管チューブ，シリコンチューブそして小型のは虫類であれば 16-19 ゲージのカテーテルが用いられる。特に，気管チューブの安全な取り扱いのために症例の下顎にチューブをテープで固定すると良い。

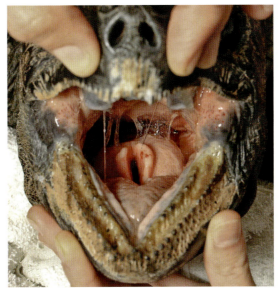

図7.14 リクガメの声門
(Anderson da Cuhna のご厚意による)

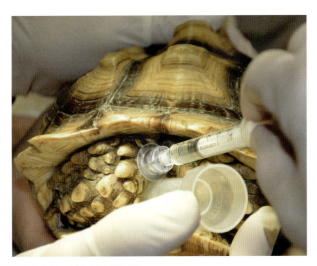

図7.15 リクガメの骨髄内カテーテルによる投与
(Anderson da Cuhna のご厚意による)

亀の場合（図7.14参照），声門は舌のつけ根に位置している。気管が短いため，気管チューブが奥まで進み過ぎて気管支挿管にならないよう注意する。

(b) 静脈確保：は虫類では静脈内投与はそれほど一般的ではない。陸棲および水棲の亀においては，頚静脈や尾静脈へのカテーテルの設置が行われるが，これらの代わりに骨髄内カテーテルの設置も一般的に行われる（図7.15参照）。

エキゾチック動物における麻酔・鎮痛法 257

5. 麻酔維持

　全身麻酔状態の維持は，揮発性吸入麻酔薬を用いた方法が一般的である。は虫類は変温動物であるため，適切な体温が保たれるよう体外からの補助加温が必要である。

6. 麻酔中のモニタリング

　心拍数のモニタリングにはドップラーが有用である。ペンタイプのプローブを眼の上に置き，眼動脈から心拍数を得る方法が適している。経食道聴診器も心拍数を得るには良い。呼吸数は視覚的に確認する。無呼吸が長時間持続するような場合には，1分間に1-4回の補助換気をすると良い。機械的人工換気の方法については多くのは虫類で示されている。は虫類は肺内のシャントがあるため，カプノグラフは換気を適切には表していない（実際の$PaCO_2$と比べて$EtCO_2$は高い値を示す傾向がある）が，心拍出量の存在を示唆するものであるとする報告がいくつかある。ヘモグロビンの形状の違いと，プローブ設置の困難さからもパルスオキシメーターの測定値は不正確である。

(a) 麻酔深度のモニタリング：麻酔化されるにつれて麻酔深度と関連し，筋緊張は良好に消失する。蛇類では筋弛緩は頭の方から始まり，胴体へ移っていき，尾側へ進み，最後に尾が弛緩する。麻酔からの回復はこの逆の順で生じる。蛇類では舌の引っ込め反射は，深い麻酔深度においてのみ消失する。眼瞼反射は麻酔深度の指標となる。深麻酔の場合には角膜反射も消失する。外科手術相の麻酔深度では趾先もしくは尾先の引き込め反射も消失する。評価の際に安全であればいくつかの種では，顎緊張の程度も麻酔深度の評価として使用可能である。

(b) 麻酔からの回復：蛇類はトカゲ類と比較し，明らかに回復に時間がかかる。亀類など特に息を止める種では回復に異様に時間がかかる。回復には適切な体温の維持が重要である。FiO_2（吸入酸素濃度）が上昇すると，は虫類の呼吸器系は反応性の低下（ダウンレギュレーション）を生じるため，回復期には空気濃度は部屋の濃度（大気濃度）で維持する。ルームエアー（大気濃度の空気）であっても補助換気は継続する。症例が自発呼吸で維持が可能で，咽喉頭反射が戻ってきたら抜管のタイミングである。追加で鎮痛処置の実施も正当な方法である。

C. 合併症

1. 低体温

　循環式温水マット，温風式加温装置の使用により低体温の発生を低減できる。

2. 低換気

　多くのは虫類では，無呼吸や呼吸抑制によって低換気が引き起こされる。

表7.10 は虫類に対する麻酔プロトコール

	蛇類	トカゲ類	亀類
前投与 （注：攻撃的または毒をもつ症例に対しては前投与薬は使わない）	1. ブトルファノール 20 mg/kg IM+ および 2. ミダゾラム 1-2 mg/kg IM および／または 3. ケタミン 5-10 mg/kg IM	1. モルヒネ 0.4-1.5 mg/kg+ および 2. ミダゾラム 1-2 mg/kg IM および／または 3. ケタミン 5-10 mg/kg IM	1. オピオイドのオプション 　(a) ヒドロモルフォン 0.5 mg/kg IM 　または 　(b) モルヒネ 0.4-1.5 mg/kg 2. 鎮静薬のオプション 　(a) ミダゾラム 1-2 mg/kg IM 　および／または 　(b) ケタミン 5-10 mg/kg IM
導入	揮発性吸入麻酔薬によるマスク／ボックス（箱）での導入	揮発性吸入麻酔薬によるマスク／ボックス（箱）での導入	1. 揮発性吸入麻酔薬によるマスク／ボックス（箱）導入 または 2. 前洞もしくは静脈へのプロポフォール 2-4 mg/kg 気管内挿管が可能となるまで IV
維持	揮発性吸入麻酔薬	揮発性吸入麻酔薬	揮発性吸入麻酔薬
術中鎮痛	可能であれば局所ブロックの適用	可能であれば局所ブロックの適用	可能であれば局所ブロックの適用
術後鎮痛	1. ブトルファノール 20 mg/kg IM および／または 2. カルプロフェン 1-4 mg/kg IM, SID	1. モルヒネ 0.4-1.5 mg/kg IM および／または 2. NSAIDs のオプション 　(a) カルプロフェン 1-4 mg/kg IM, SID 　または 　(b) メロキシカム 0.2 mg/kg PO もしくは IV	1. トラマドール 5-10 mg/kg PO および／または 2. カルプロフェン 1-4 mg/kg IM, SID

References

1. Brodbelt D, Blissitt K, Hammond R, Neath P, Young L, Pfeiffer D, et al. The risk of death: the confidential enquiry into perioperative small animal fatalities. Vet Anaesth Analg. 2008;35(5):365–73.
2. Fulkerson P, Gustafson S. Use of laryngeal mask airway compared to endotracheal tube with positive-pressure ventilation in anesthetized swine. Vet Anaesth Analg. 2007;34(4):284–8.
3. Tucker FS, Beattie RJ. Qualitative microtest for atropine esterase. Lab Anim Sci. 1983;33(3):268–9.
4. Kazakos GM, Anagnostou T, Savvas I, Raptopoulos D, Psalla D, Kazakou IM. Use of the laryngeal

mask airway in rabbits: placement and efficacy. Lab Anim (NY). 2007;36(4):29–34.
5. Timm KI, Jahn SE, Sedgwick CJ. The palatal ostium of the guinea pig. Lab Anim Sci. 1987;37(6):801–2.
6. Geelen S, Sanchez-Migallon Guzman D, Souza MJ, Cox S, Keuler NS, Paul-Murphy JR. Antinociceptive effects of tramadol hydrochloride after intravenous administration to Hispaniolan Amazon parrots (Amazona ventralis). Am J Vet Res. 2013;74(2):201–6.
7. Guzman DS, Drazenovich TL, Olsen GH, Willits NH, Paul-Murphy JR. Evaluation of thermal antinociceptive effects after intramuscular administration of hydromorphone hydrochloride to American kestrels (Falco sparverius). Am J Vet Res. 2013;74(6):817–22.
8. Sladky KK, Miletic V, Paul-Murphy J, Kinney ME, Dallwig RK, Johnson SM. Analgesic efficacy and respiratory effects of butorphanol and morphine in turtles. J Am Vet Med Assoc. 2007;230(9):1356–62.

Chapter 8

局所麻酔法（局所ブロック）

　麻酔プロトコールの中に局所麻酔法を組み込むことで，鎮痛効果が得られるのみならず，他の麻酔薬の必要量を減少可能であることから，大変有用である。高用量の局所麻酔薬を投与した場合には中毒作用が懸念されるが，通常の局所投与や局所ブロックでは局所麻酔薬の全身への吸収は最小限にしか生じない。本章では，特徴的な局所麻酔法について解説する。

Ⅰ．静脈内局所麻酔薬注入ブロック（ビールブロック）もしくは経静脈内局所ブロック

A．適応
　四肢の遠位部における短時間の処置。

B．禁忌
　90分を超える時間の処置。

C．合併症
1. 駆血帯による疼痛。
2. 高用量の局所麻酔薬が急速に全身に吸収されることによって生じる低血圧。
3. 駆血帯より遠位部の虚血／低灌流。

D．注意点
1. 駆血帯を90分以上使用しない。
2. 駆血帯はゆっくりと解除する。また，ブロックに用いたリドカインが急速に全身に吸収されることによる低血圧などの副反応に対して，十分なモニタリングを行う。

Ⅱ．腕神経叢ブロック

A．適応
　肘より遠位部の前肢の処置（例：橈骨もしくは尺骨骨折整復術など）。

表8.1　静脈内局所麻酔薬注入ブロック（ビールブロック）の手技

器具：静脈カテーテル，リドカイン，駆血帯，エスマルヒ帯，無菌操作の準備（実施部位の消毒）

薬剤：リドカイン　1-2 mg/kg，ブピバカインは禁忌
　　　（駆血帯の解放時に循環虚脱が生じる可能性がある）

手技：
1. 駆血帯の設置予定部位よりも遠位に静脈カテーテルを設置し，その後，肢端部からエスマルヒ帯を巻いて前肢の虚血（血流遮断）を行う。虚血（血流遮断）後，静脈カテーテルよりも近位部に駆血帯を巻き，駆血を行う。
2. 静脈カテーテルからリドカイン　1-2 mg/kg を投与する。最低 10-15 分は駆血帯を外さないようにする。
3. 鎮痛効果は 5-10 分以内に発現する。
4. 90 分以内に駆血帯を外す。駆血帯の解放後 30 分程度は鎮痛効果が持続する。2 時間以上駆血帯を巻いていた場合，筋や神経への障害が起こり得る。また，駆血帯による疼痛に続発する駆血帯誘発性の低血圧が生じることもある。

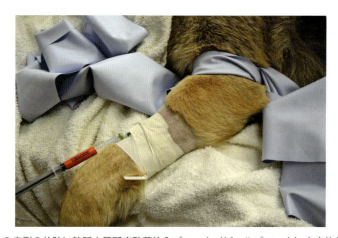

図 8.1　実際の犬の症例の前肢に静脈内局所麻酔薬注入ブロック（ビールブロック）を実施している様子（Patricia Queiroz-Williams のご厚意による）

B. 禁忌

1. 穿刺部位における皮膚感染症。
2. 両前肢のブロック（運動機能の障害により，歩行が障害される可能性があるため）。

C. 合併症

1. 神経内や動脈内への薬剤誤投与：薬剤注入時に抵抗がある場合は，針の位置をずらし，吸引後に再び薬剤の注入を実施する。血液が吸引された場合も，針の位置をずらし，薬剤の注入前には再び吸引を実施する。
2. 胸腔内への誤穿刺：薬剤注入前に吸引し，陰圧であることを確認する。

表 8.2　腕神経叢ブロックの手技

器具：スパイナル針，局所麻酔薬，＋/－電気による神経刺激装置と専用の電極針（使用によりブロックの成功率を高める可能性），無菌操作の準備（実施部位の消毒）

薬剤：リドカイン　1 mg/kg＋ブピバカイン　1 mg/kg もしくはブピバカイン 単独 1-2 mg/kg

手技：

1. 肩の穿刺予定部位を確認する。
2. 穿刺予定部位を中心に 5 cm×5 cm で毛刈りを行い，無菌操作の準備を行う。
3. スパイナル針を用い，穿刺予定部位で皮膚を貫通し，針を進める。
4. 針は，胸壁と肩甲骨の間で，頚椎の横突起と平行に刺入し，胸腔への穿刺を避けるため，肩甲骨の方向に傾ける。針の先端が第二肋骨レベルに至るまで尾側方向にゆっくりと進める。
5. 盲目的な手技の場合は，第二肋骨レベルまで穿刺後に局所麻酔薬のシリンジをつなぎ，血液や空気が吸引されなければ，全体の 1/3 程度の体積の薬剤を投与する。その後，針を 1-2 cm 吻側方向へ戻し，吸引後に同体積の薬剤を再度投与する。同様の作業を薬剤がなくなるまで繰り返す。
6. 電気による神経刺激装置を用いた手技の場合は，一方の電極が皮膚で，もう一方の電極が針に位置する。初めに，高めの電流（1.0-2.0 mA）を用いながら，電極針を第二肋骨レベルまで尾側方向に刺入する。強い筋肉の収縮が認められる位置まで，電極針の先端をゆっくりと進めたり，戻したりする。その後，筋肉の収縮が生じる最低限の電流（0.4 mA 程度）まで下げる。
7. 局所麻酔薬のシリンジをつなぎ，吸引をし，少量の薬剤を投与する。通常は，薬剤投与中に筋肉の収縮は消失する。ブロックをより確実なものとするためには，電極針をゆっくりと抜く際にも，局所麻酔薬を注入することを勧めることもある。

D. 注意点

1. 著者らの経験則として，リドカインとブピバカインを併用して投与した方が，鎮痛効果の発現が早くかつ持続するため好ましい。
2. 局所麻酔薬の投与量は，中毒量を超えないように留意する（表 3.7 参照）。

III. 肢端部ブロックもしくはリングブロック（橈骨，尺骨神経および／または正中神経）

A. 適応

橈骨，尺骨および正中神経の遠位枝が支配する手根骨よりも末端側の領域の鎮痛を必要とする処置（抜爪術，切断術，その他の整形もしくは軟部外科手術など）。

B. 禁忌

ブロックを行う部位における皮膚感染症。

C. 合併症

神経内，動脈内もしくは静脈内への薬剤誤投与。投与前に常に吸引をすることで予防を意識する。

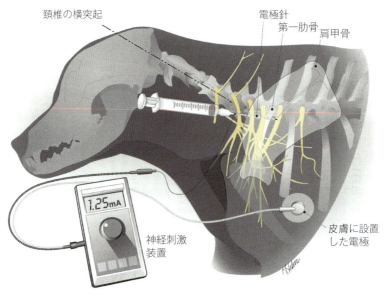

図 8.2　神経刺激装置と電極針を用いた腕神経叢ブロック実施時の模式図
(Teton New Media のご厚意による)

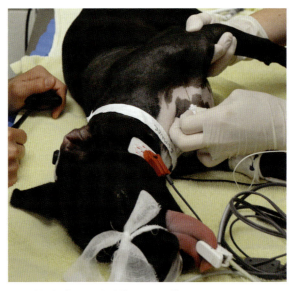

図 8.3　実際の犬の症例に腕神経叢ブロックを実施している様子
(Patricia Queiroz-Williams のご厚意による)

D. 注意点

1. 多くの場合，リングブロックでも，同様のブロックが実施可能である。この場合は単純

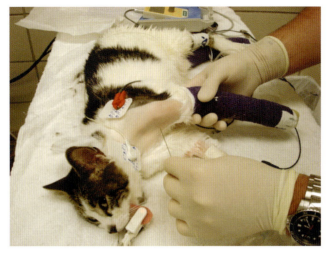

図 8.4　実際の猫の症例に腕神経叢ブロックを実施している様子

表 8.3　橈骨，尺骨および正中神経ブロックの手技

器具：22-25 ゲージの注射針，3 mL シリンジ，検査用手袋，無菌操作の準備（実施部位の消毒）
薬剤：猫 1 頭あたりブピバカイン　1.5 mg/kg＋リドカイン　2 mg/kg
　　　　（両前肢にブロックを実施する場合は，薬剤を 2 分割して投与する）
手技：
1. 処置を行う前肢の毛を刈り，消毒を行う（レーザーを用いて抜爪する場合，アルコール消毒は避ける）。
2. 正中神経は，手根部の掌側正中を走行する。尺骨神経の掌側枝も正中神経に平行して走行する。第一趾レベルの手根球遠位の位置で，25 ゲージ注射針を同部位へ向けて刺入する。
3. 穿刺後に血液が吸引されなければ，用意した局所麻酔薬の総投与体積の 1/4 を投与する（両前肢にブロックを行う場合は，事前に薬剤を 2 分割して用意）。
4. 橈骨神経は，第一趾近位レベルで前肢の背側面正中において鎮痛することができる。
5. 同部位を穿刺し，血液が吸引されなければ，用意した薬剤の総投与体積の 1/4 を投与する。
6. 尺骨神経の背側枝は，前肢掌側面で手根球背側部において鎮痛することができる。
7. 同部位を穿刺し，血液が吸引されなければ，用意した薬剤の総投与体積の 1/4 を投与する。残りの 1/4 分の薬剤は，第五趾レベルで前肢の背外側面表層を走行する橈骨神経をブロックするために投与する。
8. 両前肢の処置を行う場合は，同様のブロックを各肢で実施する。

に，前肢の遠位部で薬剤を投与し，線状ブロック時と同じく投与した薬剤により皮下にできる"膨らみ"が，リング状につながるように投与する。
2. 投与体積が不足している場合は，生理食塩液を加えて投与量を増加させる。
3. ブピバカインの濃度が 0.25％（2.5 mg/mL）以下になるまで希釈すると，ブロックが不十分になることがあるため避ける。
4. 局所麻酔薬の投与量は，中毒量を超えないように留意する（表 3.7 参照）。

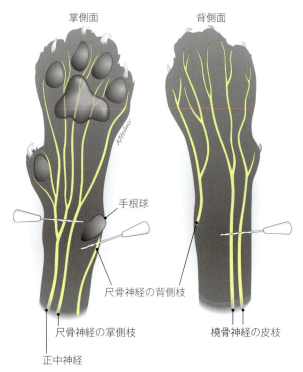

図 8.5　橈骨，尺骨および正中神経ブロック実施の模式図
(Teton New Media のご厚意による)

Ⅳ. 硬膜外麻酔

A. 適応

　全身麻酔下もしくは深い鎮静下にある動物において，下腹部，後肢もしくは胸腔に対して侵襲的な処置を実施する場合に，硬膜外麻酔は適応となる。硬膜外腔にモルヒネと局所麻酔薬を併用投与した場合，長時間の鎮痛効果（12-24 時間）が期待できる。また硬膜外麻酔を併用することで，全身麻酔維持に用いる揮発性吸入麻酔薬の必要量を減少することもできる[1]。

B. 禁忌

　皮膚感染症，敗血症，循環血液量減少もしくは低血圧，尿路への外科処置（モルヒネを硬膜外投与した場合，尿閉を生じることがあるため），硬膜外腔の病的な構造異常（骨盤骨折など），凝固異常。

C. 合併症

　低血圧，呼吸数減少（換気不全），無呼吸，循環虚脱もしくは交感神経緊張の低下，感染もしくは髄膜炎，尿閉，発毛の遅延，掻痒[1]。

D. 注意点

1. 硬膜外麻酔実施後は，定期的に圧迫排尿を行う．
2. 局所麻酔薬の投与量は，中毒量を超えないように留意する（表 3.7 参照）．
3. 上腹部や胸腔の処置を対象とした硬膜外麻酔には，モルヒネのみ投与する．
4. 保存料無添加の薬剤使用が推奨される．
5. 硬膜外麻酔の実施中もしくは実施後に，投与したオピオイドが頭側方向へ広がり，作用することで，換気に影響がでることがある．

表 8.4　横臥位の動物に対する硬膜外麻酔の手技

器具：無菌操作の準備（実施部位の消毒），滅菌手袋，適切な長さと太さのスパイナル針，薬剤，＋／−ガラスシリンジ，＋／−電気による神経刺激装置と専用の電極針

薬剤：モルヒネ　0.1 mg/kg＋／−ブピバカイン　0.5-1.0 mg/kg もしくはリドカイン　0.5 mg/kg
いずれも保存料無添加の製剤を使用し，最終的には総投与体積に留意して投与量を決定*

手技：
1. 鎮静もしくは全身麻酔を実施した後に，動物を横臥位にし，後肢を腹側（前方）へ引く．
2. 腰仙椎（LS）間を中心に 10 cm×10 cm の大きさで毛刈りを行い，無菌操作の準備を実施する．
3. 汚染を避けるように注意しながら，滅菌手袋を開封し，手袋を装着する．同時に手袋の内袋上に硬膜外麻酔に用いる道具を無菌的に準備する．
4. 親指と中指で腸骨翼を触知しながら，人差し指で LS 間を確認する（通常は，両側の腸骨翼を結ぶ線のやや尾側の位置に LS 間が触知される）．
5. 犬では，第七腰椎と仙椎の棘突起間のおおよそ中間位置の正中で，スパイナル針を皮膚に対して垂直に穿刺する．猫の LS 間は，犬と比べてやや尾側に位置する．
6. 針を進めるとポンと弾けるような感触（"POPS"；抵抗感が急になくなる）が 2 回得られる．1 回目の弱めの感触は，筋膜を貫通する際のものであり，2 回目の強めの感触は，黄色靱帯を貫通する際のものである（針先が骨へぶつかった場合は針を皮膚表面の直下まで戻す．その後，血液が針のハブに流入していなければ，刺入位置を再確認し，再び穿刺する）．
7. スパイナル針中のスタイレットを抜去し，脳脊髄液（CSF）や血液の逆流がないことを確認する．脳脊髄液が逆流した場合，投与薬剤を半分量に減らす．血液が逆流した場合，針を抜き，他の鎮痛法への変更を検討する．犬と比較して，猫は脊髄端がより尾側に位置する（第七腰椎レベル）ため，脳脊髄液の逆流は猫で比較的多く認められる．
8. 1-2 mL の空気を吸ったガラスシリンジを針に接続し，抵抗消失法を用いて，針先の位置を確認する（ガラスシリンジがない場合は，通常の 3 mL プラスチックシリンジでも代用可能であるが，プランジャーを押した際の抵抗感がやや強い）．空気を用いた抵抗消失法では，シリンジのプランジャーを抵抗なく進めることができる．針先が硬膜外腔にあれば，抵抗感は全く感じられない．抵抗消失法で確認後，ガラスシリンジを外す．
9. 薬剤を吸ったシリンジ内に 1 mL の気泡を含んでおくと，針先が硬膜外腔からずれていないか確認するのに有用である（抵抗がなければ，注入時に気泡はつぶれない）．薬剤注入前に吸引し，脳脊髄液や血液の逆流がないことを確認することを勧めることもある．注入時に抵抗がないことを確認しながら，薬剤は 60-90 秒かけてゆっくりと投与する．
10. 特に局所麻酔薬を用いて，片側の肢に硬膜外麻酔を行いたい場合は，薬剤がより到達しやすいようにブロックする肢を下側にするように勧めることもある．

*総投与体積について：(1) 会陰部処置の場合は 1 mL/10 kg，後肢処置の場合は 1 mL/7 kg，胸腔もしくは腹腔処置の場合は 1 mL/5 kg で用い，総投与体積は 6-8 mL を超えないようにする．必要であれば，生理食塩液で薬剤を希釈する．(2) 0.2 mL/kg（P.299 Appendix G を参照）．

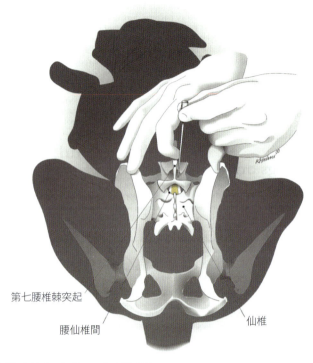

第七腰椎棘突起
腰仙椎間
仙椎

図 8.6 硬膜外麻酔時におけるランドマークの模式図
（Teton New Media のご厚意による）

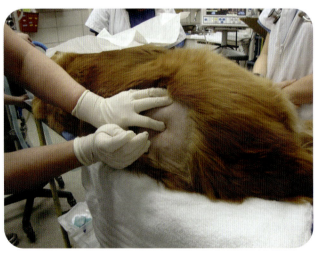

図 8.7 実際の犬の症例に対する横臥位での硬膜外麻酔の実施の様子

表 8.5　伏臥位の動物に対する硬膜外麻酔（懸滴法；ハンギングドロップテクニック）の手技

器具：無菌操作の準備（実施部位の消毒），滅菌手袋，適切な長さと太さのスパイナル針，薬剤，＋／－ガラスシリンジ，＋／－電気による神経刺激装置と専用の電極針

薬剤：モルヒネ　0.1 mg/kg＋／－ブピバカイン　0.5-1 mg/kg もしくはリドカイン　0.5 mg/kg
いずれも保存料無添加の製剤を使用し，最終的には総投与体積に留意して投与量を決定*

手技：
1. 鎮静もしくは全身麻酔を実施した後に，動物を伏臥位にし，後肢を前方へ引く．
2. 腰仙椎（LS）間を中心に 10 cm×10 cm の大きさで毛刈りを行い，無菌操作の準備を実施する．
3. 汚染を避けるように注意しながら，滅菌手袋を開封し，手袋を装着する．同時に手袋の内袋上に硬膜外麻酔に用いる道具を無菌的に準備する．
4. 親指と中指で腸骨翼を触知しながら，人差し指で LS 間を確認する（通常は，両側の腸骨翼を結ぶ線のやや尾側の位置に LS 間が触知される）．
5. 犬では，第七腰椎と仙椎の棘突起間のおおよそ中間位置の正中で，スパイナル針を皮膚に対して垂直に穿刺する．猫の LS 間は，犬と比べてやや尾側に位置する．
6. 針が皮膚を貫通した後，スパイナル針中のスタイレットを抜き，ハブ内を滅菌生理食塩液で満たす．
7. 針を進めるとポンと弾けるような感触（"POPS"；抵抗感が急になくなる）が 2 回得られる．1 回目の弱めの感触は，筋膜を貫通する際のものであり，2 回目の強めの感触は，黄色靱帯を貫通する際のものである．この時点で，ハブ内を満たした生理食塩液は硬膜外腔内へ吸い込まれていく（針先が骨へぶつかった場合は針を皮膚の直下まで戻す．その後，血液が針のハブに流入していなければ，刺入位置を再確認し，再び穿刺する）．
8. その後，脳脊髄液（CSF）や血液の逆流がないことを確認する．脳脊髄液が逆流した場合，投与薬剤を半分に減らす．血液が逆流した場合，針を抜き，他の鎮痛法への変更を検討する．犬と比較して，猫は脊髄後端がより尾側に位置する（第七腰椎レベル）ため，脳脊髄液の逆流は猫で比較的多く認められる．
9. 薬剤を吸ったシリンジ内に 1 mL の気泡を含んでおくと，針先が硬膜外腔からずれていないか確認するときに有用である（抵抗がなければ，注入時に気泡はつぶれない）．薬剤注入前に吸引し，脳脊髄液や血液の逆流がないことを確認することを勧めることもある．注入時に抵抗がないことを確認しながら，薬剤は 60-90 秒かけてゆっくりと投与する．
10. 特に局所麻酔薬を用いて，片側の肢に硬膜外麻酔を行いたい場合は，薬剤がより到達しやすいようにブロックする肢を下側にするように勧めることもある．

*総投与体積について：(1) 会陰部処置の場合は 1 mL/10 kg，後肢処置の場合は 1 mL/7 kg，胸腔もしくは腹腔処置の場合は 1 mL/5 kg で用い，総投与体積は 6-8 mL を超えないようにする．必要であれば，生理食塩液で薬剤を希釈する．(2) 0.2 mL/kg（P.299 Appendix G を参照）

V. 大腿および坐骨神経ブロック

A. 適応

膝関節より遠位部における後肢の処置．

B. 禁忌

穿刺部位における皮膚感染症．

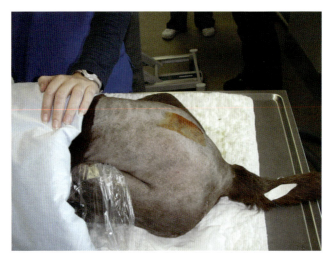

図 8.8　実際の犬の症例に対する伏臥位での硬膜外麻酔の実施の様子

C．合併症

1. 神経内もしくは動脈内への薬剤誤投与。これを避けるため薬剤投与時に抵抗が感じられた場合，針先の位置をずらし，吸引後に再度薬剤を投与する。血液が逆流した場合，針先の位置をずらし，薬剤投与前に必ず吸引で血液の逆流がないことを再確認する。
2. 出血（大腿動脈を穿刺した場合）。

D．注意点

1. 著者らの経験則として，リドカインとブピバカインを併用して投与した方が，鎮痛効果の発現が早くかつ持続するため好ましい。
2. 局所麻酔薬の投与量は，中毒量を超えないように留意する（表3.7 参照）。
3. 神経刺激装置を用いることで，より確実なブロックを行うことができる。
4. 全身麻酔の代わりに，鎮静と大腿／坐骨神経ブロックを併用することで，後肢の処置が可能であったとの症例報告がある[2]。

VI．浸潤もしくは飛沫ブロック（スプラッシュブロック）

A．適応

軽度の外科処置を行う際に，事前に実施部位に局所麻酔薬を用いる浸潤ブロックは，手術部位の鎮痛に有用である。一方，閉創前に局所麻酔薬を切開部位に用いる飛沫ブロックは，手術部位の局所鎮痛に有用である。

表 8.6　大腿および坐骨神経ブロックの手技[2]

器具：20-22 ゲージの電極針（動物の大きさにより長さは変える），神経刺激装置，シリンジ，局所麻酔薬，検査用手袋

薬剤：ブピバカイン　1-1.5 mg/kg
　　　　リドカイン　1-2 mg/kg

手技：
1. 鎮静もしくは全身麻酔を実施後に，無菌操作の準備（実施部位の消毒）を行う。
2. 大腿神経ブロック：横臥位で，ブロックする肢を上側にする。大腿神経ブロックは，大腿部の内側にアプローチし，後肢をやや尾側に伸展した状態で行う。大腿三角にある大腿動脈を触知する。大腿神経は，大腿動脈の頭側位置で，縫工筋の尾側位置を走行する。大腿神経の走行位置を考慮し，神経刺激装置に接続した電極針を大腿四頭筋の方向へ進めていく。最終的に刺激電流を 0.4 mA まで下げた状態で，大腿四頭筋が電気刺激に反応して収縮し，膝関節が伸展する反応を確認する。同部位でシリンジを吸引し，局所麻酔薬を注入する。
3. 坐骨神経ブロック：大腿神経ブロックを実施した後に，肢を通常の位置に戻す。触診で，坐骨結節を確認する。大腿二頭筋の内側を走行する坐骨神経の走行を考慮し，神経刺激装置に接続した電極針を，坐骨結節の遠位部から半膜様筋および内転筋の方向へ進めていく。最終的に刺激電流が 0.4-1.0 mA で足根関節の屈曲もしくは伸展する反応を確認する。同部位でシリンジを吸引し，局所麻酔薬を注入する。

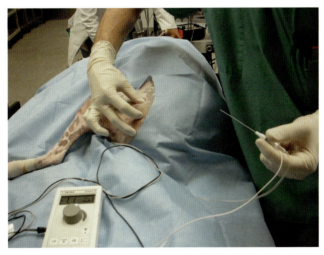

図 8.9　神経刺激装置を用いた大腿／坐骨神経ブロックにおけるランドマークの触知

B. 禁忌

感染（組織の pH 変化により，局所麻酔薬の効果も低下）。

C. 合併症

動脈内もしくは静脈内への薬剤誤投与。これを避けるため投与前に常に吸引をすることで確認する。

表8.7　浸潤もしくは飛沫ブロック（スプラッシュブロック）の手技

> **器具**：20-22 ゲージの注射針，3 mL シリンジ，局所麻酔薬，無菌操作の準備（実施部位の消毒），検査用手袋
> **薬剤**[*]：ブピバカイン　1-2 mg/kg（犬），1 mg/kg（猫）
> 　　　　　リドカイン　2 mg/kg（犬），1 mg/kg（猫）
> **浸潤ブロックの手技**：
> ブロックを行う領域の毛刈りと消毒を行う。多くの場合は組織内や皮下への浸潤となるが，腫瘤や切開部位の周囲をブロックするように局所麻酔薬を投与する。
> **飛沫ブロックの手技**：
> 術部の筋層縫合後で，皮膚の閉創を行う前に，局所麻酔薬を切開部位にふりかける（splashing）。投与時には，外科医に無菌的に薬剤を渡し，術野に無菌的にふりかけてもらう。

[*]著者らの経験則として，ブピバカイン（1 mg/kg）とリドカイン（1 mg/kg）を併用して投与した方が，鎮痛効果の発現が早くかつ持続するため好ましい

D. 注意点

1. 浸潤ブロックが，組織の病理組織学的検査結果に影響を及ぼさないか留意する。
2. ブロックのために刺入する針が，悪性腫瘍細胞をマージン領域に拡散するおそれがあるため，腫瘍に対して浸潤ブロックは実施しない。
3. 局所麻酔薬の投与量は，中毒量を超えないように留意する（表3.7参照）。

VII. 肋間神経ブロック

A. 適応

肋間切開による開胸術，胸腔チューブの設置もしくは胸壁外傷の治療。

B. 禁忌

神経内への薬剤投与（神経周囲に浸潤する）。

C. 合併症

1. 胸腔内への誤穿刺に伴う気胸。
2. 神経内，動脈内もしくは静脈内への薬剤誤投与。これを避けるため薬剤投与前に必ず吸引し，吸引時に血液が逆流した場合や薬剤投与時に抵抗を感じる場合は，針先の位置をずらす。

D. 注意点

最大の効果を得るために処置を行う肋間を中心に，頭尾側方向各2肋間分のブロックを行う。

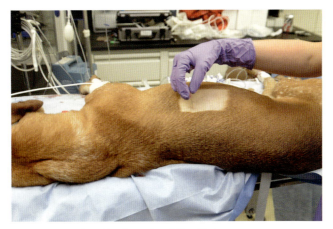

図 8.10　実際の犬の症例における肋間神経ブロックの実施の様子

表 8.8　肋間神経ブロックの手技

> **器具**：22-25 ゲージ注射針，3 mL シリンジ，検査用手袋，無菌操作の準備（実施部位の消毒）
> **薬剤**[*]：ブビバカイン　1 mg/kg
> 　　　　リドカイン　1 mg/kg
> **手技**：
> 1. 処置を行う肋間，頭側 2 肋間および尾側 2 肋間の毛刈りと無菌操作の準備を実施する。
> 2. 検査用手袋を装着し，ブロックを行う 5 カ所の肋骨において，椎間孔と肋骨尾側縁を触知し，確認する。
> 3. 椎間孔の付近で，肋骨尾側縁を意識しながら，皮膚へ注射針を刺入し，針先が肋間筋を貫通する深さまで針を進める。
> 4. 局所麻酔薬投与前に吸引を実施した後に，1 カ所分の薬剤を投与する。残りの 4 カ所においても同様の処置を繰り返す。

[*]著者らの経験則として，ブビバカイン（1 mg/kg）とリドカイン（1 mg/kg）を併用して投与した方が，鎮痛効果の発現が早くかつ持続するため好ましい

Ⅷ．胸膜腔内ブロック

A．適応

胸腔チューブ設置後などに認められる，胸膜への刺激を介した疼痛。

B．禁忌

感染：心膜切除後の動物に対する胸膜腔内ブロックの実施については一部禁忌とする意見もある。

表 8.9 胸膜腔内ブロック（胸腔チューブを介したブロック法）の手技

器具：局所麻酔薬，60 mL シリンジ（胸腔チューブ吸引用），3-6 mL の生理食塩液入りシリンジ，検査用手袋

薬剤：ブピバカイン…犬の胸膜腔内投与初回投与量は 2 mg/kg を超えないように投与し，その後，4-6 時間ごとに 1 mg/kg を追加投与する。重炭酸ナトリウムを混和することで，薬剤の酸性を減弱することができる（ブピバカインと重炭酸ナトリウムを 1：2 で混和）。猫では，犬の半分量を用いることが一般的である。

手技：
1. 胸腔チューブを介して局所麻酔薬を投与する部位である胸膜腔内に存在する空気，液体もしくは血液を吸引し，可能であれば陰圧が得られることを確認する。
2. 胸腔チューブから計算した投与量のブピバカインを注入し，さらに薬剤が胸膜腔内に到達できる最低量の生理食塩液でチューブ内をフラッシュする。
3. 薬剤が十分に吸収されるまでの薬剤投与後 1 時間は，胸腔チューブから吸引を行わないようにする。

C．合併症

局所麻酔薬の pH が弱酸性であるため，胸膜腔内への薬剤注入後に，強い刺激による不快感を示す動物がいる。このため，胸腔チューブを介して局所麻酔薬を投与する際は，他の鎮痛薬の全身投与や鎮静下での処置が推奨される。また，副反応に注意しながら薬剤を緩徐に投与することも重要である。過量の局所麻酔薬が投与された場合に換気不全が生じることもある。

D．注意点

1. 胸腔チューブを介して局所麻酔薬を投与する場合は，薬剤投与前に胸腔チューブを吸引し，胸膜腔内の滲出液や空気を除去する。気胸を避けるために，薬剤投与後には必ず胸腔チューブの閉鎖を確認する。
2. 胸腔チューブを介して局所麻酔薬を投与する場合，無菌操作に留意する。

IX．関節腔内ブロック（関節ブロック）

A．適応

関節包切開を伴う外科処置。

B．禁忌

感染した関節もしくは穿刺部位の皮膚感染症。

C．合併症

無菌操作が不適切な場合，関節への二次的な汚染が生じることがある。加えて，局所麻酔薬が軟骨細胞への細胞毒性を示す可能性も指摘されている。

表 8.10　膝関節腔内（関節）ブロックの手技

器具：22-25 ゲージの注射針，1 mL シリンジ，モルヒネ，無菌操作の準備（実施部位の消毒），滅菌手袋
薬剤：モルヒネ　0.1-0.3 mg/kg
手技：
1. 処置を行う関節周囲の毛刈りおよび無菌操作の準備を実施する。
2. 膝関節を屈曲し，大腿骨の外側顆，脛骨粗面および膝蓋骨を触診により確認する。
3. 大腿骨の外側顆と脛骨粗面の間で，膝関節の外側皮膚から関節包に向けて，注射針を刺入する（針先が適切な位置に達すると，関節液が容易に吸引できる）。
4. 準備した薬剤を関節腔内に投与する。

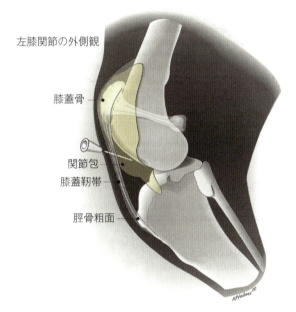

図 8.11　犬の膝関節腔内（関節）ブロック実施時の模式図
（Teton New Media のご厚意による）

D. 注意点

関節腔内ブロックは，通常術中にブロック部位を目視した状態で外科医が実施する。

X．口腔の神経ブロック

A. 適応

上顎や下顎の領域で，歯や口唇の鎮痛を必要とする外科処置（鎮痛される部位は，用いたブロック法によって異なる）。

B. 禁忌

歯肉や歯の感染。

C. 合併症

神経内，動脈内もしくは静脈内への薬剤誤投与。これを避けるため薬剤投与前に必ず吸引にて確認する。

D. 注意点

1. 局所麻酔薬の投与量は，中毒量を超えないように留意する（表 3.7 参照）。
2. 動物の体格やブロックする孔の位置にもよるが，ブロックに必要な局所麻酔薬の投与体積は少ない（0.1-0.5 mL/kg）。
3. 眼窩下孔などの一部の孔は，猫では犬と比べてかなり短い。このため，針先を孔内へ刺入せずに，孔の開口部付近にとどめた方が，穿刺による合併症が生じにくい。

E. 道具

25 ゲージ注射針，シリンジ，検査用手袋。

F. 薬剤

1. 局所麻酔薬（リドカイン，メピバカイン，ブピバカインが一般的に用いられる）。
2. 解剖学的に投与体積が制限されるため，実際に必要となる投与体積は，動物の体重と薬用量に基づいて算出した投与体積よりも少ないことがほとんどであるが，必ず体重に基づいた局所麻酔薬の中毒量を計算し，これを超えないように留意する。

G. 眼窩下神経ブロック

適応：上顎の歯列に対する外科処置。

表 8.11 眼窩下神経ブロックの手技

器具：1 mL シリンジ，25 ゲージ注射針，局所麻酔薬，検査用手袋
薬剤：リドカイン　1 mg/kg，ブピバカイン　1 mg/kg もしくはメピバカイン　1 mg/kg
手技：
1. 眼窩下孔を触知し，確認する（第二前臼歯背側付近の上顎歯肉頬側面）。
2. 人差し指を，注射針のガイドとして眼窩下孔上に置き，針先を眼窩下孔開口部へ向けて刺入する。針先が眼窩下孔から奥へ入れば，局所麻酔薬の神経内誤投与が生じる可能性が高まる。
3. 薬剤投与前に吸引し，血液の逆流がない場合，眼窩下孔開口部および眼窩下孔内へ針先を少し進めた位置で，局所麻酔薬を投与する。針先が適切な位置にある場合は，薬剤注入時の抵抗感はほとんど感じられない。

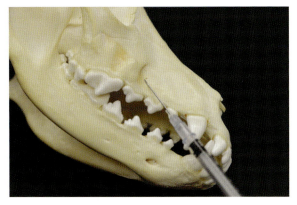

図 8.12 犬の骨標本を用いた眼窩下神経ブロック実施の手技
（Anderson da Cuhna のご厚意による）

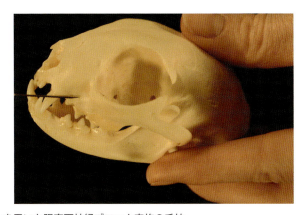

図 8.13 猫の骨標本を用いた眼窩下神経ブロック実施の手技
（Anderson da Cuhna のご厚意による）

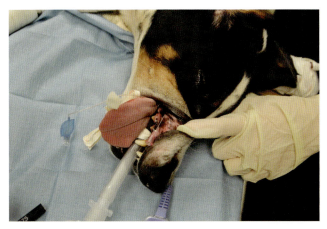

図 8.14 実際の犬の症例に対する眼窩下神経ブロックの実施の様子
（Anderson da Cuhna のご厚意による）

H. 上顎神経ブロック

1. 適応：上顎骨，上顎歯列および上顎口唇に対する処置。
2. 合併症：上顎動脈を損傷した場合，眼球にアポトーシスが生じることがある。

I. 下顎神経ブロック

適応：下顎歯列に対する処置。

J. オトガイ神経ブロック

適応：下顎の吻側口唇，下顎犬歯と切歯および下顎結合における処置。

表 8.12 　上顎神経ブロックの手技

> 器具：1 mL シリンジ，25 ゲージ注射針，局所麻酔薬，検査用手袋
> 薬剤：リドカイン　1 mg/kg，ブピバカイン　1 mg/kg もしくはメピバカイン　1 mg/kg
> 手技（口腔内アプローチ）：
> 1. 口蓋骨の正中尾側位置にある鼻棘を確認し（硬口蓋正中を吻側から尾側にかけて触診して確認していく），その外側に位置する翼口蓋窩と翼状突起を触知する（上顎神経はこれらが形成する翼突窩に沿って走行する）。最後後臼歯が存在する場合はその内側の位置でもあるためここを確認。
> 2. 25 ゲージ注射針を翼突窩付近まで刺入する（図 8.15，図 8.16 参照）。
> 3. 薬剤投与前に吸引し，血液の逆流がないことを確認し，1-2 mL の局所麻酔薬を投与する。
>
> 手技（口腔外アプローチ）：
> 1. 頬骨突起の腹側縁かつ外眼角から 0.5 cm 尾側の位置で，25 ゲージの注射針を頬骨弓に対して垂直に刺入する。
> 2. 針先を翼口蓋窩付近へと進めていく（翼口蓋窩の骨に針先が触れた場合は進めすぎている）。
> 3. 中毒量を超えないように留意しつつ，1-2 mL の 1％リドカインを投与する。

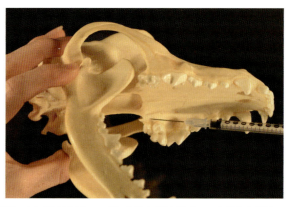

図 8.15　犬の骨標本を用いた口腔内アプローチによる上顎神経ブロック実施の手技
（Anderson da Cuhna のご厚意による）

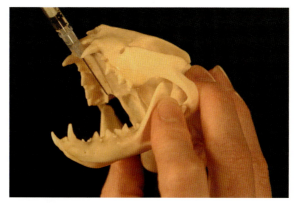

図 8.16 猫の骨標本を用いた口腔内アプローチによる上顎神経ブロック実施の手技
（Anderson da Cuhna のご厚意による）

表 8.13 下顎神経ブロックの手技

器具：1 mL シリンジ，25 ゲージ注射針，局所麻酔薬，検査用手袋
薬剤：リドカイン　1 mg/kg，ブピバカイン　1 mg/kg もしくはメピバカイン　1 mg/kg
手技：
1. 下顎枝内側（下顎角付近の舌側）で，最後臼歯尾側レベルにある下顎孔を触診で確認する。下顎孔は，口腔側もしくは経皮的に触知することが可能である（図 8.17，図 8.18，図 8.19 参照）。
2. 逆側の手の人差し指を用い，下顎孔を確認しつつ，25 ゲージ注射針を刺入し，針先が下顎孔の付近で骨と粘膜の間の領域に至るまで進める。口腔外から経皮的にアプローチする場合は，皮膚の無菌操作の準備（消毒）を穿刺前に実施する。
3. 薬剤投与前に吸引し，血液の逆流がないことを確認し，下顎孔周囲に局所麻酔薬を投与する。

XI. 傍脊椎ブロック

A. 適応
前肢に対する処置。

B. 禁忌
1. 穿刺部位における皮膚感染症。
2. 両前肢のブロック（運動機能の障害により，歩行できなくなる可能性があるため）。

C. 合併症
1. 神経内もしくは動脈内への薬剤誤投与。これを避けるため薬剤投与時に抵抗が感じられた場合，針先の位置をずらし，吸引後に再度薬剤を投与する。血液が逆流した場合，針先の位置をずらし，薬剤投与前に必ず吸引で血液の逆流がないことを確認する。

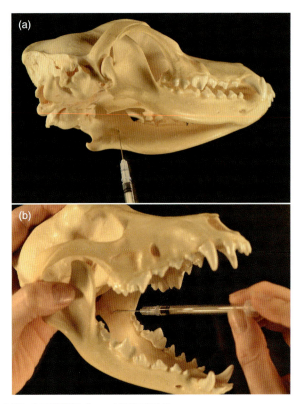

図 8.17　犬の骨標本を用いた下顎神経ブロック実施の手技
（Anderson da Cuhna のご厚意による）

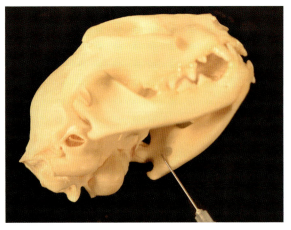

図 8.18　猫の骨標本を用いた下顎神経ブロック実施の手技
（Anderson da Cuhna のご厚意による）

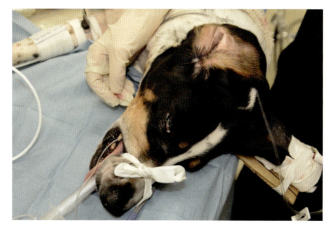

図 8.19　実際の犬の症例に対する下顎神経ブロック実施の様子
(Anderson da Cuhna のご厚意による)

表 8.14　オトガイ神経ブロックの手技

> **器具**：1 mL シリンジ，25 ゲージ注射針，局所麻酔薬，検査用手袋
> **薬剤**：リドカイン　1 mg/kg，ブピバカイン　1 mg/kg もしくはメピバカイン　1 mg/kg
> **手技**：
> 1. 下顎骨の頬側面で，第二前臼歯の吻側レベルにあるオトガイ孔を触知する。
> 2. オトガイ孔開口部の吻側位置をめがけて，25 ゲージ注射針を刺入する。
> 3. 薬剤投与前に吸引し，血液の逆流がないことを確認し，オトガイ孔周囲に局所麻酔薬を投与する。

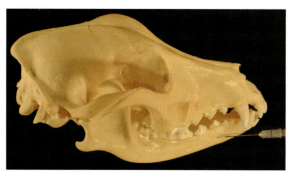

図 8.20　犬の骨標本を用いたオトガイ神経ブロック実施の手技
(Anderson da Cuhna のご厚意による)

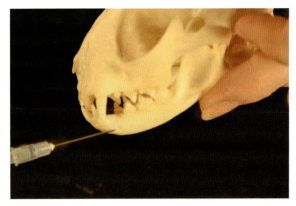

図 8.21　猫の骨標本を用いたオトガイ神経ブロック実施の手技
（Anderson da Cuhna のご厚意による）

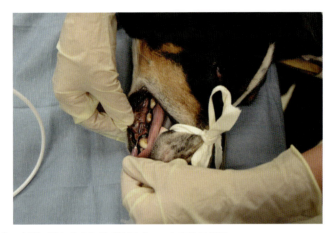

図 8.22　実際の犬の症例に対するオトガイ神経ブロック実施の様子
（Anderson da Cuhna のご厚意による）

2. 胸腔の誤穿刺：薬剤注入前に吸引し，陰圧であることを確認する。

D. 注意点

1. 著者らの経験則として，ブピバカイン（1 mg/kg）とリドカイン（1 mg/kg）を併用して投与した方が，鎮痛効果の発現が早くかつ持続するため好ましい。
2. 局所麻酔薬の投与量は，中毒量を超えないように留意する（表3.7 参照）。
3. 3つの手技（盲目的，超音波ガイド下もしくは神経刺激装置を用いた方法）による傍脊椎ブロックを比較した場合，いずれの手技も成功率は低かったとの報告がある。このため，機材を用いるアドバンスな方法には大きな利点がないとし，今回は盲目的方法を示した。

表 8.15　傍脊椎ブロックの手技[3]

> **器具**：20-22 ゲージのスパイナル針（長さは動物の体格によって変える），シリンジ，局所麻酔薬，検査用手袋
> **薬剤**：ブピバカイン　1-1.5 mg/kg
> 　　　　リドカイン　1-2 mg/kg
> **手技**：
> 1. 処置を行う部位の毛刈りおよび無菌操作の準備（消毒）を実施する。
> 2. 第六頚神経のブロック：第六頚椎の横突起を触診にて確認し，この横突起の背側位置からスパイナル針を刺入する。頚椎横突起と平行の腹背面に対して鋭角（30-45 度）の方向でスパイナル針を頭腹側に向けて進める。針先が横突起にあたった場合は，スパイナル針を刺入する方向をさらに頭側に傾けて，再度針先を進める。薬剤投与前に吸引の確認を行った後に，薬剤を投与する。
> 3. 第七頚神経のブロック：第六頚神経のブロック後，同じ穿刺位置から，針を尾側方向へ向けて進めていく。薬剤投与前に吸引の確認を行った後に，薬剤を投与する。
> 4. 第八頚神経のブロック：肩甲棘の腹側に位置する第一肋骨を触診にて確認する。第一肋骨に対して平行かつ第一肋骨頭側に向けてスパイナル針を刺入する。針先が第一肋骨にあたった後に，スパイナル針を刺入する方向を背側方向へ鋭角（30 度）に傾ける。薬剤投与前に吸引の確認を行った後に，肋横突関節の腹側位置で薬剤を投与する。

XII. 球後ブロック

A. 適応
眼球摘出。

B. 禁忌
眼球周囲の組織の感染。

C. 合併症
　出血に伴う眼球突出が生じる可能性がある。また，くも膜下腔内もしくは視神経鞘内への局所麻酔薬の誤投与により，発作や死亡につながる可能性がある。このため，局所麻酔薬投与時に，抵抗を感じる場合は，投与は禁忌である。加えて，ブピバカイン使用時は，血管内の誤投与も危篤状態を引き起こすことがある。薬剤投与前の吸引による確認は，必ず実施する。

D. 注意点
　他のアプローチによる球後ブロックもあるが，いずれもブロックを行う獣医師の経験によって，様々な合併症を引き起こす可能性がある。

表 8.16　経結膜側頭下アプローチによる球後ブロックの手技[4]

器具：22 ゲージスパイナル針（長さは動物の体格によって変える），3 mL シリンジ，局所麻酔薬，無菌操作の準備（実施部位の消毒），滅菌手袋

薬剤：リドカイン　1 mg/kg もしくはブピバカイン　1 mg/kg

手技：
1. 適切な麻酔状態を維持し，処置を行う領域の毛刈りおよび無菌操作の準備（消毒）を実施する。
2. 眼窩の形状に合わせて，スパイナル針を曲げる。
3. 下眼瞼より腹側で，眼球に対して 7 時の方向から針を刺入する。スパイナル針を進めていく際に，眼球や血管への誤穿刺を避けるため，可能であれば眼窩の骨に沿って針を進める。
4. 針先が結膜嚢内にある場合，眼球は腹側方向に回転するが，結膜嚢を貫通すれば，眼球は正常な位置に戻る。
5. 抵抗が感じられなければ，針を少し進める。抵抗が感じられた場合，針を進めるのを直ちに止め，針の位置を少し戻す。
6. 薬剤投与前に吸引し，血液や液体成分の逆流がなく，また抵抗が感じられないことを確認し，テスト用量の局所麻酔薬（0.5 mL もしくはそれ以下）を投与する。投与時に抵抗が感じられず，また動物の状態が安定していれば，残りの薬剤をすべて投与する。

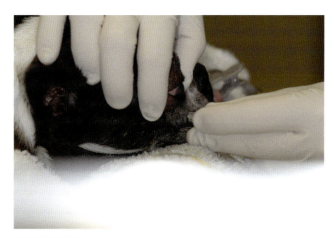

図 8.23　球後ブロック実施の様子
（Filipe Espinheira のご厚意による）

References

1. Campoy L, Martin-Flores M, Ludders JW, Gleed RD. Procedural sedation combined with locoregional anesthesia for orthopedic surgery of the pelvic limb in 10 dogs: case series. Vet Anaesth Analg. 2012;39(4):436–40.
2. Campoy L, Bezuidenhout AJ, Gleed RD, Martin-Flores M, Raw RM, Santare CL, et al. Ultrasound-guided approach for axillary brachial plexus, femoral nerve, and sciatic nerve blocks in dogs. Vet Anaesth Analg. 2010;37(2):144–53.

3. Rioja E, Sinclair M, Chalmers H, Foster RA, Monteith G. Comparison of three techniques for paravertebral brachial plexus blockade in dogs. Vet Anaesth Analg. 2012;39(2):190–200.
4. Accola PJ, Bentley E, Smith LJ, Forrest LJ, Baumel CA, Murphy CJ. Development of a retrobulbar injection technique for ocular surgery and analgesia in dogs. J Am Vet Med Assoc. 2006;229(2):220–5.

Appendices

Appendix A：CSU 急性痛スケールの使用方法

　コロラド州立大学（CSU）急性痛スケールは，従来，教育ツールとしての役割と臨床現場における動物の疼痛評価指針としての使用を目的に作成されている。この急性痛スケールは，最終的に痛みを判断するスコアリング法としての有効性が示されているわけではなく，またそのように用いるべきものでもない。このスケールを用いることで，動物の継続的な評価およびその時点での評価をともに行うことが可能となる。通常は，ケージ内にいる動物を，動物が比較的に気にならない距離から静かに観察することにより評価を始める。その後，動物の創部および全身に接触し，優しく触れたときの反応，筋緊張や熱感の程度，接触した際の態度などに基づいて評価を行う。

1. この急性痛スケールは，5段階の色分けで視覚的に痛みの程度が表現されており，これと連動して 0-4 の目盛りと，その間をさらに4分割する目盛りが示されている。
2. 色分けの部分には，様々なレベルの疼痛を感じている動物の実際的な外観を描いた絵が付け加えてある。また，追記事項として，疼痛，熱感および筋緊張が認められる箇所をカルテに示すような形で描く欄もある。これらの異常を示す箇所を記録しておくことで，創部以外の部分も含めた動物の全身的な痛みの評価を行うことが可能となる。
3. このスケールは，動物が疼痛に対して示す心理的もしくは行動的な反応について評価を行うとともに，触れた際の反応についても評価を行う。また，他のスケールとは異なり，体のこわばり具合（緊張度）を評価基準としても用いている。
4. 睡眠・休息中の動物に対しては，評価を実施する必要はないと記載されている。著者らが知る限り，睡眠を妨げないために，評価を先延ばしにする重要性を強調している疼痛評価スケールは本スケールの他にはなく，一方で，過度の鎮静や容態悪化によって身動きがとれない状態が生じている可能性には観察者は迅速に考慮する必要がある。
5. このスケールは，動物が示す様々な行動変化を具体的な言葉で記載してあるため，利用者に簡単な説明を行うだけで容易に利用することが可能であり，観察者間における評価のばらつきも少ない。また，このスケールには犬用と猫用のものがある。
6. このスケールの問題点は，既存のスケールとの比較検討を行った臨床研究のデータが乏し

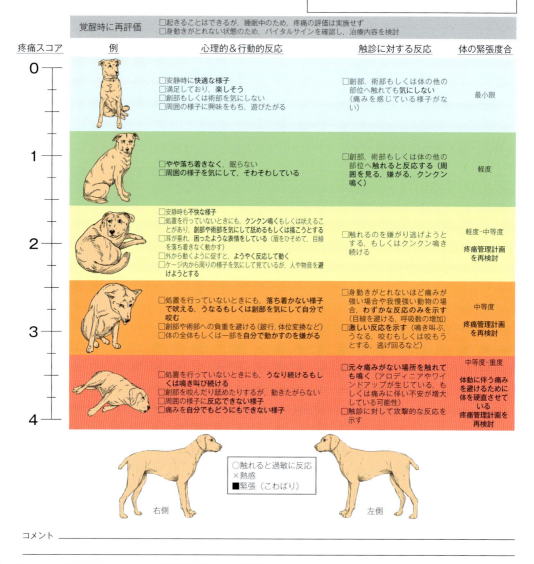

図 A.1 犬における主観的および客観的疼痛スコア用紙
(コロラド州立大学　Dr. Robinson と Dr. Hellyer のご厚意による)

いことである．また，急性痛の評価を目的としたスケールであり，利用範囲が限定される点も問題である（図 A.1，図 A.2 参照）．

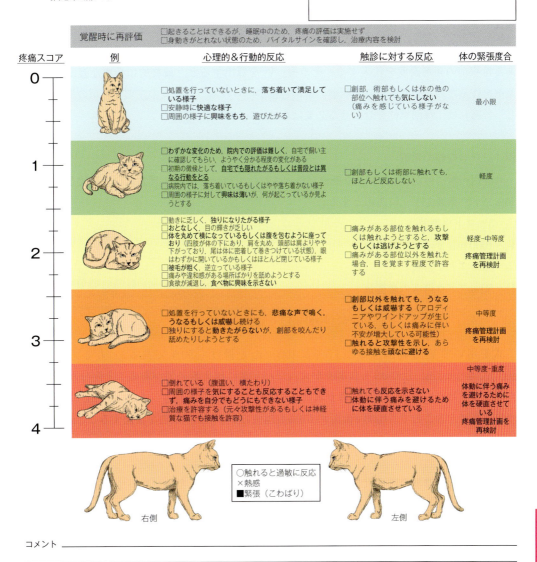

図 A.2 猫における主観的および客観的疼痛スコア用紙
（コロラド州立大学 Dr. Robinson と Dr. Hellyer のご厚意による）

Appendix B：薬剤の希釈と溶解の際の計算法

$$C_1V_1 = C_2V_2 \tag{A.1}$$

A. 希釈

上記の式を用いた簡単な計算を行うことで薬剤の希釈を行うことができる。C_1 および C_2 は薬剤の濃度であり，V_1 および V_2 は薬剤の容積である。麻酔担当獣医師が最終的に必要な薬剤濃度を C_1 に，また最終的に必要な薬剤容積を V_1 に代入する。C_2 は麻酔担当獣医師の手元にある希釈前の薬剤濃度を代入する。その後，V_2 を算出すると，最終的に必要な濃度と容積の薬剤を作るために必要となる希釈前の薬剤容積が得られる。この式の左項と右項の単位が"同じ"であれば，毎回単位を合わせる必要はない。

例1：ブドウ糖の希釈

麻酔担当獣医師が5％のブドウ糖液が添加された1000 mL分の生理食塩液を必要とし，現在50％ブドウ糖液が手元にあるとする。

$C_1 = 5\%$ ブドウ糖液
$V_1 = 1000$ mL 分の生理食塩液
$C_2 = 50\%$ ブドウ糖液
$V_2 = 50\%$ ブドウ糖液の必要量

$$(5\%)(1000 \text{ mL}) = (50\%)(V_2) \tag{A.2}$$

式を用いて V_2 を算出すると（5％に1000 mLを掛けて50％で割る），50％ブドウ糖液100 mLを1000 mL分の0.9％食塩液が入ったバッグに加える必要があることが分かる。このため，まず初めに1000 mLの生理食塩液バッグから100 mLを抜き，その100 mLに50％ブドウ糖液を加えることで，1000 mL分の0.9％食塩液に5％ブドウ糖液を添加することができる。

例2：ドパミンの希釈

ドパミンは高濃度の液体（40 mg/mL）で入手可能であり，動物に投与する前に希釈する必要がある。麻酔担当獣医師が1 mg/mLの濃度のドパミンを20 mL必要であったとすると，A.3の式をもとに，V_2 を算出する。

$$(1 \text{ mg/mL})(20 \text{ mL}) = (40 \text{ mg/mL})(V_2) \tag{A.3}$$

$C_1 = 1$ mg/mL
$V_1 = 20$ mL
$C_2 = 40$ mg/mL
$V_2 =$ ドパミンの添加必要量

B. 溶解

$$\text{粉末の量(mg)} \div \text{必要となる薬剤濃度(mg/mL)} = \text{加える溶解液量(mL)} \tag{A.4}$$

　いくつかの薬剤（レミフェンタニルなど）は，一定量の粉末状態で薬剤が入手可能であり，投与前に溶解して用いる必要がある．A.4 の式により，最終的に必要な濃度の薬剤を作るために，加えるべき溶解液の容積を算出することができる．式を用いる場合は，左項と右項で単位が同じになるように"補正"する必要があり，得られた計算結果の単位にも注意する（例1参照）．

例1：レミフェンタニルの溶解

　レミフェンタニルは1バイアル中に2 mg の粉末が入った状態で入手可能である．必要となる薬剤濃度を50 μg/mL と仮定する．すなわち，50 μg/mL の濃度の薬剤（C_2）を得るために，2 mg の粉末（C_1）をどれくらいの容積の溶解液（V_1）で溶くか計算する必要がある．粉末の量が mg 単位であり，必要となる薬剤濃度の単位に μg 単位が含まれるため，両者の単位を同等に揃える点が重要である（mg を μg にもしくは μg を mg に統一する）．ここでは初めに 2 mg を 2000 μg に変換して計算を実施する（P.301 Appendix I 参照）．

$$2000\ \mu g \div 50\ \mu g/mL = 40\ mL \tag{A.5}$$

　結果，2 mg の粉末を 40 mL の溶解液で溶けば，50 μg/mL の薬剤が完成する．

Appendix C：心肺蘇生（CPR）処置

　麻酔中における重要な目標に，心肺蘇生（CPR）処置を行う状況が生じることを可能な限り避ける点がある．しかしながら，比較的健常な動物であったとしても，心肺停止は生じることはある[1]．事前にチームでの準備を整え，早期に事態を把握し，即座に心肺蘇生を開始した場合，心肺蘇生のほとんどは成功する．麻酔下の状況で心停止に陥った動物の場合，早期発見しやすく，気道確保および静脈カテーテルが設置されているため，生存率は良い．心肺蘇生を実施している最中においても，蘇生への体系的なアプローチを実施することが重要である（図A.3 参照）．

1. 太く触知しやすい動脈を触知し，脈を確認する（例：大腿動脈）．脈が触れない場合，下記の2 へ移行する．
2. 麻酔薬の投与を中断する（気化器のダイアルを off にする，薬剤の CRI を中断するなど）
3. 一次救命処置を "CAB" の手順で開始する．
   (a) C ＝胸壁圧迫

   　　心拍出がない状況での換気は疑問視されているが，たとえ気管内挿管が未実施であり，気道確保がなされていない症例であっても，胸壁圧迫は直ちに開始する．動物を横臥位にし，1 分あたり 100-120 回の圧迫を目標とする．動物の胸壁横径の 1/3 がつぶれる強さで圧迫を行う．また次の圧迫を行うまでに，圧迫を一度完全に解除することが重要である．胸壁圧迫を開始した後は，圧迫の中断時間を最小限にすることが極めて重要であり，圧迫を実施する者は，2 分ごとに交代する．交代する圧迫実施者は，前の人の圧迫実施中にすでに圧迫部位に手を重ねておき，交代のタイミングをはかり，できるだけ圧迫が途絶えることなく交代できるように留意する．適切な姿勢で圧迫を行うことで，胸壁圧迫の効果が十分に得られるとともに実施者の疲労度も軽減される．動物の上に覆いかぶさり（必要であれば，台を使用），肘をまっすぐ伸ばした状態で固定し，左右の手を組み合わせて，圧迫時には腰を屈曲し，上半身全体を使うことにより適切な姿勢で十分な圧迫を行うことができる．

   (b) A ＝気道

   　　胸壁圧迫に伴い，ある程度の換気も生じる．現場にいる圧迫実施者以外の人が，気管内挿管を実施する（気管チューブ，喉頭鏡，酸素およびチューブの固定ヒモ）．この際も胸壁圧迫の中断を最小限にとどめるべきである．可能であれば，胸壁圧迫が行われている中で，十分な経験をもつ者が，直ちに気管内挿管を実施することが重要である．気管内挿管のために胸壁圧迫の中断が必要な場合であっても，気管チューブを設置後は直ちに胸壁圧迫を再開する．

   (c) B ＝換気

   　　気管内挿管後は，100 ％酸素で 1 分あたり 10 回の人工呼吸を実施する．気道内圧計が

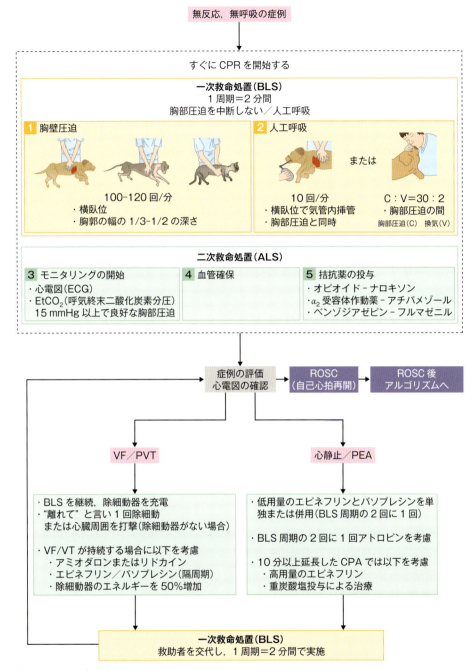

図 A.3 CPR アルゴリズム
CPR：心肺蘇生，PEA：無脈性電気活動，VF：心室細動，PVT：無脈性心室頻拍，CPA：心肺停止
(John Wiley and Sons のご厚意により Daniel J. Fletcher, Manuel Boler, Benjamin M. Brainard, Steven C. Haskins, Kate Hooper, Maureen A. McMichael, Elizabeth A. Rozanski, Johon E. Rush, Sean D. Smarick, "RECOVER evidence and knowledge gap analysis on veterinary CPR. Part 7: Clinical guidelines," Journal of Veterinary Emergency and Critical Care, 2012 Jun; 22 Suppl 1: S102-31 より引用・改変)

ある場合，換気ごとの最大吸気圧は 20 cmH$_2$O とする。一回換気量は 10 mL/kg に設定する。

4. 心肺蘇生中のモニタリング

モニタリング機器を準備する。現在，心肺蘇生中のモニタリング機器として，カプノグラフィーが広く用いられており，15 mmHg 以上の EtCO$_2$（呼気終末二酸化炭素分圧）を目標値として処置を行う。また心電図を接続し，可能であれば，胸壁圧迫の合間に調律の評価を行う。EtCO$_2$ の急激な上昇は自己循環（自己心拍）の再開を示すものであるため，その際にも心電図を確認する。また，大腿動脈の触知や眼球におけるドップラーにより，脈を評価する。

5. 薬剤

心臓に近い場所に設置された静脈ルートを用いて薬剤を投与する（可能であれば頚静脈など）。特に末梢静脈に設置された静脈カテーテルを用いる場合，十分な量の生理食塩液で後押しを行う必要がある。

(a) エピネフリン（0.01 mg/kg 静脈内投与［IV］もしくは静脈内投与経路が確保できない場合は 0.02-0.1 mg/kg を生理食塩液で 2 倍希釈して気管内投与［IT］）は心静止もしくは無脈性電気活動（PEA）が生じている場合，投与が可能であり，4 分ごとに投与を行う。

(b) バソプレシン（0.8 IU/kg 静脈内投与／骨髄内投与［IO］もしくは 1.2 IU/kg 気管内投与）は作用量のエピネフリンの投与に変わる方法として使用可能である。

(c) アトロピン（0.04 mg/kg 静脈内投与／骨髄内投与もしくは 0.08 mg/kg 気管内投与）は，人医療において心肺蘇生時の盲目的な利用は否定的となっている[2]。一方，小動物医療においては現段階でも使用が推奨されており，特に迷走神経緊張増大が原因として疑われる場合は適応と考えられる。

(d) 麻酔薬もしくは鎮痛を目的として投与した薬剤の拮抗を行う（ナロキソン，フルマゼニル，アチパメゾールなどの拮抗薬投与：表 3.13 参照）。

(e) 心肺蘇生中の輸液：心停止が生じる前に循環血液量の減少が疑われる状況の症例に対しては，輸液の静脈内投与が適応と考えられる。

(f) 重炭酸ナトリウム（1 mEq/kg を 4 倍希釈して 1 回投与）は心肺蘇生が長時間続いている場面で投与を考慮する。

表 A.1　心肺蘇生時の緊急薬

薬剤	静脈内投与（IV）	気管内投与（IT）
エピネフリン	0.01-0.02（mg/kg）	0.1（mg/kg）
アトロピン	0.04（mg/kg）	0.2（mg/kg）
バソプレシン	0.4-0.8（単位/kg）	1.2（単位/kg）

6. 電気的除細動は，周囲の安全（すなわちCPRチームに危険が及ばないよう）に配慮し，2-4 kJ/kgの強さで用いる。除細動後は，直ちに胸壁圧迫を再開する。人医療における心肺蘇生では，心停止時の調律として，心室細動（VF）が生じていることが多いため，除細動の実施は生存率と大きくかかわる部分である[3]。獣医学領域では，可能な限り早期に除細動を実施するべきか否かは，議論が分かれている。

　自己循環（自己心拍）の再開が認められた後は，引き続きチームで蘇生後の管理を行っていく必要がある。図A.3は心肺蘇生の概略を示したものであるが，今後心肺蘇生の処置内容や蘇生後の管理を後ろ向きに評価し，より良い方法を作り上げていく必要がある[2]。

Appendix D：定速静脈内投与（CRI）速度の計算法

　定速静脈内投与（CRI）は安定した麻酔管理を行うにあたり重要な方法である。通常はマルチモーダル鎮痛，吸入麻酔の最小肺胞濃度（MAC）減少およびその他の支持療法（筋弛緩薬もしくは強心薬の投与，電解質補正など）を行う際に用いられる。定速静脈内投与で薬剤を投与する目的としては，投与薬剤の血中濃度を一定に保つ点が挙げられる。初めに負荷用量を投与して血液コンパートメント内を薬剤で満たし，その後はその濃度を維持するように定速静脈内投与を続ける。使用可能な機材（シリンジポンプ，輸液ポンプなど）の状況にもよるが，多くの臨床現場において，定速静脈内投与は日常的に行われている。輸液バッグから定速静脈内投与を行う際は，A.6に示した計算式により，バッグに添加する薬用量を計算することができる。表A.2の流れに従って，定速静脈内投与の準備を行うことができる。

$$\frac{投与量(mg/kg/h)}{投与速度(mL/kg/h)} \times 総投与体積(mL) = 添加する薬用量(mg) \quad (A.6)$$

　これらの計算において，"単位を揃える"点と得られた結果の"単位を確認する"点が，正しい結果を得るために大変重要である。

例1：20 kgの犬に対して脛骨高平部水平化骨切り術（TPLO）を行う際に，ヒドロモルフォン，リドカインとケタミン（HLK）の定速静脈内投与を実施する場合

表A.2　定速静脈内投与する薬用量の計算実施時の手順

① 総投与体積を決定する（投与量，時間および動物の大きさによって検討）。
② 使用薬剤を検討する。
③ A.6式を参考に計算を実施する。
④ 薬液を作成する。

この定速静脈内投与法は，疼痛を伴う処置（整形外科処置，胸骨正中切開術，全耳道切除術および腹側鼓室胞骨切除術［TECABO］など）に対して，オピオイド，N$^+$チャネル拮抗薬およびNMDA（N-メチル-D-アスパラギン酸）受容体拮抗薬を併用する方法である。ヒドロモルフォンはよく用いられるオピオイドではあるが，他のオピオイドでも同様に用いることができる。

① ここでは，麻酔中の維持輸液と同時にHLKを投与予定で計算を実施する。

総投与体積：1000 mL 乳酸加リンゲル液（1 L バッグ）

② 術中の投与量は，ヒドロモルフォン0.03 mg/kg/h，リドカイン3 mg/kg/h，ケタミン0.6 mg/kg/hとし，術中維持輸液5 mL/kg/hと同時に投与する。

③ それぞれの薬剤の添加する薬用量を計算する。

$$\text{ヒドロモルフォン}：\frac{0.03 \text{ mg/kg/h}}{5 \text{ mL/kg/h}} \times 1000 \text{ mL} = 6 \text{ mg の薬剤を添加}$$

$$\text{リドカイン}：\frac{3 \text{ mg/kg/h}}{5 \text{ mL/kg/h}} \times 1000 \text{ mL} = 600 \text{ mg の薬剤を添加} \quad (A.7)$$

$$\text{ケタミン}：\frac{0.6 \text{ mg/kg/h}}{5 \text{ mL/kg/h}} \times 1000 \text{ mL} = 120 \text{ mg の薬剤を添加}$$

先ほどの計算式における答えはmgの単位で得られる。実際には，用いる薬剤の濃度でこの結果を除することで，麻酔担当獣医師が添加するべき薬液量を算出することができる。

$$\text{ヒドロモルフォン}：6 \text{ mg} \times \frac{\text{mL}}{2 \text{ mg}} = 3 \text{ mL}$$

$$\text{リドカイン}：600 \text{ mg} \times \frac{\text{mL}}{20 \text{ mg}} = 30 \text{ mL} \quad (A.8)$$

$$\text{ケタミン}：120 \text{ mg} \times \frac{\text{mL}}{100 \text{ mg}} = 1.2 \text{ mL}$$

④ 初めに添加する薬液量と同量の乳酸加リンゲル液をバッグから取り除き，その後準備した薬剤を加え，最終的な定速静脈内投与の投与薬を作成する。

完成した乳酸加リンゲル液（HLK薬剤を含む）を20 kgの犬に5 mL/kg/hで投与する場合，症例は100 mL/hの乳酸加リンゲル液と同時に，ヒドロモルフォン0.03 mg/kg/h，リドカイン3 mg/kg/hとケタミン1.2 mg/kg/hが投与されることになる。これらの薬剤の初期負荷用量は別途投与する必要がある。100 mL/hを正確に投与可能な輸液ポンプもしくは1分間あたりの滴下数を計算で求めた自然滴下法で投与を行う（Appendix Eを参照）。

Appendix E：輸液剤自然滴下時の滴下速度の計算法

$$\text{体重}(\text{kg}) \times \text{輸液速度}\left(\frac{\text{mL}}{\text{kg/h}}\right) \times \text{時間単位変換}\left(\frac{\text{h}}{3600\,\text{秒}}\right)$$
$$\times \text{輸液ラインの滴下数}\left(\frac{\text{滴}}{\text{mL}}\right) = 1\,\text{秒あたりの滴下数} \tag{A.9}$$

例 1：36 kg の犬に対し，10 滴/mL の輸液ラインを用い，麻酔中に 5 mL/kg/h で維持輸液を実施する．この場合，何滴/秒で滴下を行えば良いか？

$$36\,\text{kg} \times \frac{5\,\text{mL}}{\text{kg/h}} \times \frac{\text{h}}{3600\,\text{秒}} \times \frac{10\,\text{滴}}{\text{mL}} = \frac{0.5\,\text{滴}}{\text{秒}} \tag{A.10}$$

すなわち 1 秒あたり 0.5 滴で滴下を行えば良い．

Appendix F：エキゾチック動物に関する参考書

Carpenter J, Mashima T, Ruppier D. Exotic Animal Formulary. Second ed. Philadelphia: W.B. Saunders Company; 2001.

Hillyer E, Quesenberry K. Ferrets, Rabbits, and Rodents: Clinical Medicine and Surgery. Philadelphia: W.B. Saunders Company; 1997.

Johnson-Delaney C, Harrison L. Exotic Companion Medicine Handbook. Lake Worth, FL: Wingers Publishing, Inc.; 1996.

Appendix G：硬膜外麻酔における薬剤投与体積の計算式

$$体重(kg) \times \frac{0.2 \text{ mL}}{kg} = 硬膜外麻酔における薬剤投与体積 \tag{A.11}$$

まず初めに硬膜外麻酔における適切な薬剤投与体積を計算する。一般的な単回での投与体積は 0.2 mL/kg である。この投与体積を硬膜外投与した場合，薬液が頭側方向へ広がり，後肢，腹部および胸部の処置に対し鎮痛効果を得ることができる。より少ない薬剤投与体積（0.1 mL/kg）は，後肢の処置に限って適用される。薬用量はモルヒネが 0.1 mg/kg，ブピバカインが 0.5-1 mg/kg である。両薬剤の投与体積を計算して準備した後，滅菌生理食塩液を用いて希釈し，式 A.11 で得られた投与体積にする。

Appendix H：腹腔穿刺

表 A.3　腹腔穿刺

器具：バリカン，無菌処置の準備（無菌的洗浄・消毒），16 ゲージカテーテル，三方活栓，延長チューブ，滅菌手袋，60 mL シリンジ，目盛り付きの大型容器，＋／－超音波装置

手技：
1. 麻酔プロトコールに従い，前投与薬（麻酔前投与薬）を投与する。
2. 可能であれば，動物を伏臥位もしくは起立位にする。その後，動物の右側腹壁の腹側中間位置（脾臓を避けるため）を毛刈りし，消毒する。
3. 滅菌手袋を開封し，カテーテルの汚染に注意しながら，手袋の内袋上にカテーテルと延長チューブを無菌的に準備する。
4. 無菌操作手技に従い，カテーテルや延長チューブに触れないように手袋を装着する。
5. 毛刈りおよび消毒を実施した部位で，腹腔内の波動感を確認する。カテーテル先端から 1.25-2.5 cm 程度の位置を把持する。その後，内針で皮膚および腹壁を貫通しながらゆっくりとカテーテルを進め，液体が逆流するのを確認する。逆流した液体が想定されるもの（漿液など）であれば良いが，想定外のもの（鮮血の出血など）の場合は針を抜き，穿刺部位に圧迫を加える。盲目的方法の代わりに，超音波ガイド下で液体貯留部を穿刺することができる。
6. 内針に想定される液体が逆流してきた場合，内針の位置をそのままにカテーテル（外套）を進める。針先の位置が正しければ，この際に抵抗感はない。
7. カテーテルのハブに延長チューブを無菌的に接続し，延長チューブの逆端はシリンジ操作を行う人に渡す。
8. シリンジ操作を行う人は，受け取ったチューブに三方活栓と 60 mL シリンジを接続する。
9. 三方活栓を動物とシリンジの方向に開通させ，シリンジを吸引して腹腔内の液体を抜く。シリンジが一杯になった場合，三方活栓は動物方向を閉鎖し，シリンジと外部方向に開き，シリンジ内の液体を容器に出す。
10. 8 と 9 の作業を液体が抜けなくなるまで繰り返し行う。最終的に採取された液体の量を計測し，記録する。

Appendix I：単位変換

表 A.4 単位変換

```
1 kg＝2.2 lb
1 kg＝1000 g
1 g＝1000 mg
1 mg＝1000 μg
1 L＝1000 mL
°C×9/5＋32＝°F
(°F－32)×5/9＝°C
1.36 cmH₂O＝1 mmHg
psi×0.3＝酸素ボンベ内の予想残量（L）
％＝1 g/100 mL
```

References

1. Brodbelt D, Blissitt K, Hammond R, Neath P, Young L, Pfeiffer D, et al. The risk of death: the confidential enquiry into perioperative small animal fatalities. Vet Anaesth Analg. 2008;35(5):365–73.
2. Fletcher DJ, Boller M. Updates in small animal cardiopulmonary resuscitation. Vet Clin North Am Small Anim Pract. 2013;43(4):971–87.
3. Stokes NA, Scapigliati A, Trammell AR, Parish DC. The effect of the AED and AED programs on survival of individuals, groups and populations. Prehosp Disaster Med. 2012;27(5):419–24.

Index

あ

悪性高熱 ……………………… 87, 206, 207, 216
顎の緊張（顎緊張）………………… 17（表 2.3）
　——鳥類の場合 ………………………………… 253
　——は虫類の場合 ……………………………… 258
　——フェレットの場合 ………………………… 235
　——ポットベリーピッグの場合 ……………… 240
アザペロン ……………………………………… 239
アジソンクリーゼ ……………………………… 157
アジソン病（副腎皮質機能低下症）………… 155, 157, 159（表 5.6）
アシデミア（酸血症）…………………… 36（図 2.20）
アシドーシス …………………………… 46（表 3.3）
　——呼吸性アシドーシス ……… 36（表 2.14）, 37, 216
　——酸塩基平衡異常 …… 213（表 6.11）, 214（表 6.12）
　——腎疾患でのアシドーシス ………… 170, 172
　——代謝性アシドーシス …… 36（図 2.20, 表 2.14）, 37, 214
　——副腎皮質機能低下症でのアシドーシス …… 157
アセプロマジン ………………… 39, 67（表 3.11）
　——ウサギへの投与 …………………… 244（表 7.5）
　——げっ歯類への投与 ………………… 247（表 7.8）
　——前投与薬 …………………………… 5（表 1.5）
　——フェレットへの投与 ……………… 236（表 7.2）
アチパメゾール ………………… 39, 78（表 3.13）
圧開放弁 …………………………………………… 19
圧制限調整弁（APL, ポップオフ弁）…… 14, 15, 17（表 2.2）, 20（表 2.4）, 21
圧力計 …………………… 15（図 2.1）, 17（表 2.2）
　——アネロイド式圧力計 ……… 22（図 2.5）, 23（表 2.6）
　——気道内圧計 ………………………………… 20
　——血圧計 …………………… 25, 26（表 2.7, 図 2.8）
アテノロール ……………………………………… 39
アトラクリウム ………………… 57（表 3.8）, 80
アトロピン ……………………… 40（表 3.1）, 80
　——ウサギへの投与 …………………………… 242
　——眼科手術 …………………………… 133, 134
　——げっ歯類への投与 ………………… 247（表 7.8）
　——消化管内視鏡検査 ………………………… 137
　——心肺蘇生（CPR）………………………… 294
　——低血圧治療 ………………………… 203（表 6.5）
　——洞性徐脈治療 ……………………………… 192
　——妊娠時における使用 ……………………… 187
　——房室ブロック治療 ………………………… 194
アナフィラキシー ………………………… 85, 224
アナフィラキシーショック …… 41（表 3.2）, 189
アナフィラキシー反応 …………………………… 21
アナフィラキシー様反応 ……… 50（表 3.6）, 224
アニオンギャップ ………………………… 214, 215
アニプリル ………………………………… 154, 156
アマンタジン …………………… 58（表 3.9）, 80
アミオダロン ……………………………… 293（図 A.3）
アルファキサロン ……………… 50（表 3.6）, 80
アルカローシス ………………………… 46（表 3.3）
　——呼吸性アルカローシス …… 36（表 2.14）, 37, 213（表 6.11）, 214（表 6.12）, 216, 217
　——代謝性アルカローシス …… 36（図 2.20, 表 2.14）, 37, 213-216
アルブテロール …………………………… 80, 81
アルブミン ……………… 3（表 1.2）, 103, 163, 164
安楽死 …………………………………… 54（表 3.6）

い

胃拡張捻転症候群 ……………………………… 102
維持麻酔薬 ……………………………… 12（表 1.9）
イソフルラン …………………… 49（表 3.5）, 81
　——維持麻酔薬 ………………………… 12（表 1.9）
　——導入薬 ……………………………… 9（表 1.7）
イソプロテレノール ……………………………… 81
痛み ……………………………… 227-229, 287-289
一回換気量（V_T）………… 15, 16, 19, 21, 206
　——鳥類 ………………………………………… 248
一回拍出量（SV）……………………… 202（図 6.7）
異物 ……………………………………………… 103
インスリノーマ ………………………………… 223
　——フェレット ………………… 234（表 7.1）, 235
インフォームド ………………………………… 122

う

ウサギ ··· 234（表7.1），242-245
うっ血性心不全 ································· 154，222
　——禁忌：重炭酸ナトリウム ························ 87
　——禁忌：デキストラン（70） ············ 48（表3.4）
　——禁忌：ハイドロキシエチルスターチ ···· 48（表3.4）
　——禁忌：パンクロニウム ·················· 57（表3.8）
　——禁忌：マンニトール ······························ 96
　——フロセミドの適応 ································ 94

え

会陰尿道造瘻術 ······················· 127，128（表4.12）
エスモロール ··· 82
　——甲状腺クリーゼ（サイロイドストーム）治療
　··· 114，160
　——頻脈治療 ················· 163，196，198（表6.3）
エトミデート ················ 9（表1.7），51（表3.6），82
　——禁忌：腎不全 ··································· 171
　——禁忌：副腎皮質機能低下症（アジソン病） ····· 158
エドロホニウム ····················· 57，78（表3.13），82
エピネフリン ··························· 41（表3.2），82
　——アナフィラキシー／アナフィラキシー様反応治療
　··· 224
　——禁忌：イソプロテレノール ······················ 81
　——心肺蘇生（CPR） ················· 293（図A.3），294
　——四肢末端における使用の注意 ······ 56（表3.7），
　　64（表3.9）
　——分泌作用 ·· 162
エフェドリン ··························· 41（表3.2），82
　——低血圧治療 ················ 122，162，203（表6.5）
エムラクリーム ··· 84
エンドトキシン血症 ·································· 121

お

横隔膜ヘルニア ······································· 124
オキシモルフォン ·········· 5（表1.5），71（表3.12），83
　——げっ歯類への投与 ······················ 247（表7.8）
オシロメトリック法による血圧モニタリング ········· 25
オトガイ神経ブロック ···························· 278，
　281（表8.14，図8.20），282（図8.21，8.22）
オピオイド ······························ 71-77（表3.12）
　——頭部外傷がある場合に禁忌となるオピオイド
　······································ 71-73，75-77（表3.12）

か

開胸術 ·· 122，123
外傷 ·· 188
外傷性脳損傷 ·· 169
咳反射（ウサギ） ··························· 245（表7.6）
外鼻孔狭窄 ··· 106
回復期 ·· 12

開腹術（試験開腹） ···················· 99，101（表4.1）
開腹術用スポンジ ···································· 204
下顎神経ブロック ······························· 278-281
過換気（低炭酸ガス血症） ·························· 205
　——呼吸性アルカローシス ························· 217
　——代謝性アシドーシス ······················ 214，215
拡張期動脈血圧（DAP） ···················· 22（表2.5），25
拡張機能障害 ····························· 145，148（表5.2）
拡散―隔膜不均衡 ························· 36（図2.20），175
拡散障害 ··· 208
角膜反射 ······································· 17（表2.3）
　——ウサギの場合 ··································· 243
　——鳥類の場合 ····································· 252
　——は虫類の場合 ··································· 258
褐色細胞腫 ··· 162
活性化凝固時間（ACT） ······················· 3（表1.2）
カテコラミン ·································· 41（表3.2）
　——アシドーシスの予後（カテコラミンの反応性低下）
　··· 214，216
　——アセプロマジンの特徴 ················· 67（表3.11）
　——褐色細胞腫 ································ 162，163
　——機械的人工換気 ································ 203
　——ケタミンの特徴 ························· 51（表3.6）
　——甲状腺機能低下症 ······························· 162
　——高齢動物 ·· 183
　——併用禁忌：イソプロテレノール ················ 81
　——併用禁忌：エスモロール ························ 82
　——併用禁忌：ドパミン ···················· 42（表3.2）
　——併用禁忌：ドブタミン ·················· 42（表3.2）
ガバペンチン ······························ 59（表3.9），83
下部気道疾患 ·· 175
カプノグラフ ······························ 25，28（図2.11）
　——開胸術中のモニタリング ······················ 123
　——拮抗薬（神経筋遮断薬対象）投与時のモニタリング
　··· 57（表3.8）
　——呼吸困難あるいは呼吸停止のモニタリング ··· 212
　——低換気時のモニタリング ······················ 207
　——頭頸部の外科手術中のモニタリング ·········· 111
　——は虫類の場合 ··································· 258
　——ポットベリーピッグの場合 ···················· 240
カプノグラフィー ······················ 26，29（表2.8）
　——ウサギの場合 ···························· 245（表7.6）
　——拮抗薬（神経筋遮断薬対象）投与時のモニタリング
　······································ 78（表3.13）
　——げっ歯類の場合 ································ 248
　——心血管系疾患の症例のモニタリング ·········· 149
　——心肺蘇生（CPR）中のモニタリング ·········· 294
　——鳥類の場合 ····································· 252
　——フェレットの場合 ······························ 235
亀（亀類） ······································ 254-259
カリウム（K⁺） ································· 3（表1.2）

──塩化カリウム ……………………………… 83
──晶質液 ……………………………… 47（表3.3）
カルシウム（Ca²⁺） …………………………… 217
──イオン化カルシウム ………………… 3（表1.2）
──塩化カルシウム ……………… 218，219（表6.13）
──グルコン酸カルシウム ……………………… 84
──高カリウム血症治療 ………………… 220（表6.14）
──晶質液 ……………………………… 47（表3.3）
──総カルシウム値 …………………… 3（表1.2）
──代謝性アルカローシス ……………………… 215
──チャネル拮抗薬 ……………………………… 194
──帝王切開／難産 ……………………… 120，188
──副甲状腺切除／甲状腺切除術 ……… 112，114
カルプロフェン ………………… 65（表3.10），83
──げっ歯類への投与 …………………… 247（表7.8）
──鳥類への投与 ………………………… 253（表7.9）
──は虫類への投与 ……………………… 259（表7.10）
──フェレットへの投与 ………………… 236（表7.2）
眼窩下神経ブロック ………… 276，277（図8.12-8.14）
眼科手術 ………………………………………… 131-133
換気─血流比不均衡（V/Qミスマッチ） ……… 25，32，36（表2.20）
観血的血圧（IBP） ……………………………… 22-25
間欠的陽圧換気（IPPV） ………………………… 18
──下部気道疾患 ……………………………… 176
眼瞼反射 …………………………………… 17（表2.3）
──ウサギの場合 ……………………………… 243
──は虫類の場合 ……………………………… 258
──フェレットの場合 ………………………… 235
──ポットベリーピッグの場合 ……………… 240
肝機能障害 ……………………………………… 164
肝疾患 …………………………………………… 163
関節腔内ブロック（関節ブロック） …… 274，275（表8.10，図8.11）
眼内圧（IOP） …………………………… 133，134

き

既往歴 ……………………………………………… 1
機械的人工換気 ………………………………… 18
気化器 ………………………………… 14，15（図2.1）
気管支拡張 ……………………………………… 175
──アトロピン ………………………… 40（表3.1）
──アルブテロール ……………………………… 80
──エピネフリン ……………………… 41（表3.2）
──グリコピロレート …………………… 40（表3.1）
気管支鏡 …………………………………… 135，136
気管支肺胞洗浄 …………………… 135，136（図4.5）
気管切開 ………………………………………… 106
気管チューブ ……………………………………… 6，8
──カフなし気管チューブ ……… 242，248，252，256
──新生子 …………………………… 119（表4.8）

──フェレット ………………………………… 235
──ポットベリーピッグ ……………………… 240
──ワイヤー付きの気管チューブ …………… 130
気管低形成 ………………………………… 106，175
気管内挿管 …………………………… 10，11（図1.6）
──ウサギの場合 ……………………… 242，245（表7.6）
──逆行性挿管 ………………………………… 173
──げっ歯類の場合 …………………………… 246
──呼吸器／肺疾患 ……………………… 172，177
──酸素の給与方法 ……………………… 209（表6.7）
──挿管時の損傷 ……………………………… 96
──鳥類の場合 ………………………………… 252
──は虫類の場合 ……………………………… 256
──ハリネズミの場合 ………………………… 237
──フェレットの場合 ………………………… 235
──ポットベリーピッグの場合 ……………… 240
気管破裂 ………………………………………… 176
緊急薬 …………………………………… 294（表A.1）
気胸 ………………………………………… 210-212
──医原性 ……………………………………… 123
──機械的人工換気 ……………………… 21，178
キシラジン ……………… 60（表3.9），68（表3.11），83
気道閉塞（気道の閉塞） ……… 10（表1.8），106，172，174（図5.1）
──ウサギの場合 ……………………………… 242
──げっ歯類の場合 …………………………… 246
──鳥類の場合 ………………………………… 253
──ハリネズミの場合 ………………………… 237
──ポットベリーピッグの場合 ……………… 241
揮発性吸入麻酔薬の気化圧 …………… 49（表3.5）
揮発性吸入麻酔薬の最小肺胞濃度（MAC）
 …………………………… 12（表1.9），49（表3.5）
脚ブロック ……………………… 194，195（図6.3）
逆流 ……………………………………………… 227
吸気時間 ………………………… 19，20（表2.4），21
吸気流速 ………………………………………… 19
球後ブロック …………………… 283，284（表8.16，図8.23）
吸入酸素濃度（FiO₂） ………………… 4，35，207-209
吸・呼気時間比（I：E比） ………………… 19，209
胸腔内占拠性呼吸器疾患 ……………………… 177
胸腔穿刺 ………………………………… 213（表6.10）
胸腔チューブ …………………………… 211（表6.9）
──開胸術 ……………………………………… 123
──気胸治療 …………………………………… 212
──胸腔内占拠性呼吸器疾患 ………………… 178
──胸膜腔内ブロック …………………… 273，274
凝固検査 ………………………………… 3（表1.2）
共通流出口 …………………………… 14，15（図2.1）
胸膜腔内ブロック ……………… 273，274（表8.9）
局所麻酔法（局所ブロック） ………………… 261
局所麻酔薬 ……………………………… 55-56（表3.7）

去勢手術 116-118

く

クッシング症候群（副腎皮質機能亢進症）
　　　　　　　　　　　　　　　154, 156（表5.5）
クッシング反射 167
グリコピロレート 40（表3.1），84
グルココルチコイド 88
グルコース 3（表1.2）
　――新生子 185（表5.14）
クレアチニン 3（表1.2）

け

経皮的酸素飽和度（SpO$_2$） 22（表2.5），30-32
ケタミン 85
　――げっ歯類への投与 247（表7.8）
　――前投与薬 5（表1.5）
　――鳥類への投与 253（表7.9）
　――鎮痛薬 61（表3.9）
　――導入薬 9（表1.7），51（表3.6）
　――猫の多剤混合注射 117（表4.6）
　――は虫類への投与 259（表7.10）
　――ハリネズミへの投与 237（表7.3）
　――フェレットへの投与 236（表7.2）
　――ポットベリーピッグへの投与 241（表7.4）
血圧（BP） 17, 22（表2.7, 図2.8）
血圧計 25, 26
血液凝固能の低下 103
血液検査 2-4
血液脳関門 183
血液胎盤関門 120, 187
血液量 204（表6.6）
　――減少 157
血胸 178
げっ歯類 245-248
　――呼吸器の閉塞 248
血小板（PLTS） 3（表1.2）
血中赤血球容積（PCV） 3（表1.2）
血中尿素窒素（BUN） 3（表1.2）
血糖値（BG） 25, 222, 223
　――新生子 183, 185
　――鳥類 249
　――糖尿病 152
　――モニタリング 93, 103, 167
ケトアシドーシス 151
ケトプロフェン 65（表3.10），85
懸滴法（ハンギングドロップテクニック） 269（表8.5）

こ

高圧系 13
高カリウム血症 219
　――治療 220（表6.14）
　――治療：グルコン酸カルシウム 84
　――治療：重炭酸ナトリウム 86
　――治療：ブドウ糖 92
　――泌尿器系の外科手術 127
　――副腎皮質機能低下症 157
　――房室ブロック 194
高カルシウム血症 217
　――禁忌：グルコン酸カルシウム 85
　――治療 218, 219（表6.13）
抗痙攣薬 59（表3.9），69（表3.11），228（図6.10）
高血圧 200, 201
　――褐色細胞腫 162
　――クッシング反射 167
　――甲状腺機能亢進症 160
　――侵害刺激 229
　――腎疾患 170
　――腎摘出術 103
　――セロトニン症候群 154
　――治療 201（表6.4）
　――副腎摘出術 102
　――副腎皮質機能亢進症 154
　――門脈体循環シャント 103
高血糖 222
　――神経疾患 167
　――腎疾患 170
　――糖尿病 152
抗コリン薬 40（表3.1）
　――げっ歯類への投与 247（表7.8）
　――鳥類への投与 249
　――フェレットへの投与 233
膠質液 48（表3.4）
　――ショック治療 189
　――低血圧治療 203（表6.5）
膠質浸透圧 48（表3.4）
　――低下 103, 164
甲状腺機能亢進症 158, 160
甲状腺機能低下症 161
甲状腺切除術 112
高体温 224
　――ウサギ 245
　――甲状腺クリーゼ（サイロイドストーム） 114, 160
　――呼吸性アルカローシス 217
　――セロトニン症候群 154
　――肥満 186
　――披裂軟骨側方化術 112
高炭酸ガス血症（低換気） 206
高窒素血症 157, 158, 162
高張生理食塩液 167, 203（表6.5），221
喉頭 10（表1.8），11（図1.5）
　――上部気道疾患 172

──短頭種の外科手術 108
──鳥類 251（図7.9）
高ナトリウム血症 221
後負荷 201，202（図6.7）
硬膜外麻酔 266
──モルヒネによる合併症 127
──薬剤投与体積の計算 299
肛門周囲の外科手術 114
抗利尿ホルモン 44（表3.2），77（表3.12），89
高齢動物 180，181（表5.11），183
誤嚥性肺炎 112，119，227，245
呼気時間 19，21
呼気終末二酸化炭素分圧（EtCO$_2$） 22（表2.5）
──ウサギ 243，245（表7.6）
──過換気 205
──気管内挿管の確認 173
──急激な低下 210
──上昇 21，225
──心肺蘇生（CPR）中のモニタリング 294
──鳥類 252
──低換気 21，206
──は虫類 258
──ポットベリーピッグ 241
──モニタリング 25，26
呼吸回路 14，16（表2.1）
呼吸ガス 36（図2.20）
呼吸器系の合併症 205
呼吸器疾患 172
──ウサギ 242
──げっ歯類 245
呼吸機能 18，175，208
──高齢動物 183
──若齢動物 185
──妊娠 188
呼吸困難 212
呼吸数 22（表2.5），234（表7.1）
呼吸性アシドーシス 36（表2.14），37，213（表6.11），214，216
呼吸性アルカローシス 36（表2.14），37，213（表6.11），214，216
呼吸停止 212
骨関節症 180
骨髄内カテーテル 185
──ウサギの場合 243
──げっ歯類の場合 247
──鳥類の場合 251
──は虫類の場合 257
──ハリネズミの場合 237
鼓膜切開術 138
コルチコステロイド 154，167，173，228（図6.10）
コンパウンドA 171
コンプライアンス 211
──加齢性変化 179（表5.10）
──気管破裂 177
──新生子・幼若動物の変化 182（表5.12）
──妊娠性変化 188

さ

再呼吸式回路 14，16
最小肺胞濃度（MAC） 12（表1.9），49（表3.5）
最大吸気圧（PIP） 19，20
──心肺蘇生（CPR） 294
──調節 21
──低酸素血症治療 209
坐骨神経ブロック 269
酸塩基平衡 32，213
散瞳 51-52（表3.6）
──神経疾患 166
──猫 71-75（表3.12），77（表3.12），133
三尖弁閉鎖不全症 144
酸素 4，10（表1.8）
──酸素給与 209（表6.8）
──酸素供給 17（表2.2），119（表4.8）
──酸素フラッシュ弁 14，15（図2.1）
──酸素ヘモグロビン解離曲線 207（図6.8）
──酸素ボンベ 15（図2.1）
──酸素容量におけるpsiからの変換 13，14，301
──酸素流量計 15（図2.1）
──低酸素防止装置 14
酸素化 34-36

し

ジアゼパム 69（表3.11），85
──禁忌：肝疾患の症例 165，166
──前投与薬 5（表1.5）
──導入薬 9（表1.7）
──フェレットへの投与 236（表7.2）
──発作治療 169
歯科処置 139
子宮蓄膿症 121
死腔 8，16（表2.1）
──死腔換気量 206
──鳥類 248，252
試験開腹（開術） 99，101（表4.1）
シスアトラクリウム 57（表3.8），85
肢端部ブロック 263
ジフェンヒドラミン 85
──アナフィラキシー／アナフィラキシー様反応治療 224
──肥満細胞腫切除術 109，110（表4.3）
──輸血副反応への対処 205
若齢動物 183，185-187

尺骨神経ブロック（肢端部ブロック）	263
ジャービル	234（表7.1），245，246
収縮期動脈血圧（SAP）	22（表2.5），24（図2.7）
──血管内容量の評価	25，26（表2.7）
──高血圧	200
──低血圧	201
──ドップラーを用いた血圧評価	25，26（表2.7）
重炭酸（HCO$_3$）	4（表1.3），36，37
──酸塩基平衡異常での評価	213-215
重炭酸塩	293（図A.3）
重炭酸ナトリウム	86
──逆流治療	227
──胸膜腔内ブロックでの使用	274（表8.9）
──血液喪失／出血治療	205
──高カリウム血症治療	220（表6.14）
──酸塩基平衡異常治療	215
──心肺蘇生（CPR）での使用	294
──用量の計算	86
終末呼気陽圧（PEEP）	20，212
──低酸素血症治療	122，209
縮瞳	166
──犬	71-75（表3.12），77（表3.12），133
出血	204
──開腹術（試験開腹）	100
──褐色細胞腫	162
──肝疾患	164
──腎摘出術	103
──整形外科手術	130
──生殖器系の外科手術	117
──切断術	104
──全耳道切除術および鼓室胞切開術	114
──鼻鏡検査	137
──脾臓摘出術	104
──副腎摘出術	102
──ベントラルスロット（腹側造窓術）	130
──門脈体循環シャント	103
出血性ショック	189
腫瘍／眼球摘出	131，133
循環	25
──自己循環（自己心拍）の再開	199，294，295
──鳥類	249，251，252
循環血液量	102，117，147，171，182（表5.12），187，204
──減少	104，162，176，202，216，222，266，294
──有効循環血液量	100，119，157，162，189，204
消化管閉塞	103
消化管内視鏡検査	137
上顎神経ブロック	278，279（図8.16）
晶質液	46-47（表3.3）
──膠質浸透圧の低下	103
──ショック／外傷の症例	189
──帝王切開	119，120，188
──低血圧	203（表6.5）
上皮小体（副甲状腺）機能亢進症	218
上皮小体（副甲状腺）機能低下症	218
上皮小体（副甲状腺）切除	112
上部気道疾患	172
上部気道閉塞	172
静脈カテーテル	6（表1.6），7（図1.2，1.3）
──ウサギの場合	242，243
──げっ歯類の場合	246，248
──鳥類の場合	251
──は虫類の場合	257
──ハリネズミの場合	237
──フェレットの場合	235
──ポットベリーピッグの場合	240，241
静脈内局所麻酔薬注入ブロック（ビールブロック）	261
食道聴診器	29，31（表2.10，図2.15）
ショック	188
徐脈	192
──クッシング反射	167
──高カリウム血症	127，157，219
──高カルシウム血症	218
──甲状腺機能低下症	161
──低血圧	202，203（表6.5）
──低体温	226
──頭頸部の外科手術	111
──洞性徐脈	192
──肺塞栓症	210
侵害刺激	227
侵害受容	227
心筋症	197
──拡張型心筋症	144
──肥大型心筋症	145
神経因性疼痛	59（表3.9）
神経筋遮断薬（NMB）	57（表3.8）
──拮抗薬	78-79（表3.13）
神経刺激装置	134，136（図4.4）
神経疾患	166
神経遮断性鎮痛（NLA）	144，149，158
神経遮断性麻酔導入	9（表1.7）
心血管系疾患	143，191
──脚ブロック	195
──低血圧	202
──肺水腫	176
──併用禁忌：キシラジン	60（表3.9），68（表3.11）
──併用禁忌：デクスメデトミジン	62（表3.9），69（表3.11）
──併用禁忌：フェニレフリン	45（表3.2）
心原性ショック	189
人工呼吸	292，293（図A.3）

──人工呼吸器の分類	18
腎疾患	170
心室細動	197-199
心室性期外収縮	196-198
心室性頻脈	196-198
心室性頻脈性不整脈	198
心室性不整脈	102, 104, 196
浸潤ブロック	270
心静止	199
──高カリウム血症	127
──高カルシウム血症	218
──頭頚部の外科手術	111
新生子	182-186
──救命措置	119（表 4.8）
身体検査	2
身体状態	186
腎摘出術	103
心停止	25, 292, 294, 295
──眼科手術	134
──高カリウム血症の症例	219
──高カルシウム血症の症例	218
──甲状腺機能亢進症の症例	160
──呼吸性アシドーシスの症例	216
──ショック／外傷の症例	189
──心停止につながる不整脈をもつ症例	199
──低カリウム血症の症例	219
──低体温の症例	226
心電図	27
──ウサギの場合	243
──カリウム補給時のモニタリング	83
──カルシウム補給時のモニタリング	85
──脚ブロック	195
──げっ歯類の場合	247
──高カリウム血症	219, 220（図 6.9, 表 6.14）
──高カルシウム血症	218, 219
──高齢動物の場合	180
──心停止につながる不整脈	199
──心肺蘇生（CPR）中のモニタリング	293（図 A.3）, 294
──鳥類の場合	252
──低カリウム血症	220
──低カルシウム血症	218, 219
──洞性徐脈	192（図 6.1）
──波形	24（図 2.7）, 29（図 2.13）
──ハリネズミの場合	238
──フェレットの場合	235
──房室ブロック	193（図 6.2）, 194
──ポットベリーピッグの場合	240
心肺蘇生（CPR）	292
──アルゴリズム	293（図 A.3）
──状態	122

──心停止の場合	199
──評価	26
心拍出量	202（図 6.7）
──アセプロマジンの特徴	5（表 1.5）, 67（表 3.10）
──胃拡張捻転症候群	102
──ウサギ	243
──エスモロールの特徴	82
──機械的人工換気の使用による影響	18
──キシラジンの特徴	60（表 3.9）, 68（表 3.11）
──グルコン酸カルシウムの特徴	85
──心血管系疾患	143-145, 147
──心血管系の合併症	192, 194, 196
──中心静脈圧のモニタリング	33（表 2.13）
──鳥類	249
──デクスメデトミジンの特徴	5（表 1.5）, 62（表 3.9）, 69（表 3.11）
──ドキサプラムの特徴	91
──プロプラノロールの特徴	95
心拍数	2, 3（表 1.1）
──心電図からの算出	28, 29
──正常な犬・猫	3（表 1.1）
──正常なエキゾチック哺乳動物	234（表 7.1）
──正常な新生子・若齢動物	185（表 5.14）
──正常な鳥類	249, 251, 252
──正常なは虫類	255, 258
──麻酔深度のモニタリング	17, 22（表 2.5）
深部耳道洗浄	138
腎不全	170, 171
心房粗動と心房細動	195

す

水晶体脱臼	131, 133
頭蓋内圧（ICP）	167
スプラッシュブロック（飛沫ブロック）	270

せ

整形外科	127, 130, 131, 132（表 4.13）
精巣ブロック	117（表 4.7, 図 4.2）, 118
正中神経ブロック（肢端部ブロック）	263
赤血球（RBC）	3（表 1.2）
赤血球容積／全固形成分比（PCV/TS）	25, 104
絶食	1
──逆流	227
──小型エキゾチック哺乳動物の場合	234（表 7.1）
──新生子・幼若動物の場合	183
──鳥類の場合	249
──低血糖	223
──は虫類の場合	254
──ハリネズミの場合	238
──ポットベリーピッグの場合	238
切断術（前肢、後肢、肢端、尾）	104

──局所麻酔（肢端部ブロック） 263
セボフルラン 49（表3.5），87
　　──維持麻酔薬 12（表1.9）
　　──導入薬 9（表1.7）
セレギリン塩酸塩 72（表3.12），75（表3.12），154
全血液量 205
全血輸血 205
全固形成分（TS） 3，104
全耳道切除術および鼓室胞切開術 114，115（表4.5）
全身血管抵抗 147，183，188，200，202
全身状態 4
　　──分類 4（表1.4）
全身麻酔 108，109，129
　　──高齢動物への影響 180
　　──腎機能への影響 171
　　──心血管系疾患 144
　　──帝王切開／難産 118，120
　　──低換気 206
　　──低体温 226
　　──は虫類における麻酔維持 258
全静脈麻酔（TIVA） 10，53（表3.6）
先制鎮痛 4，131，228，229
喘息 175，208
前投与（麻酔前投与） 4，7（図1.1）
　　──ウサギの場合 242，244（表7.5）
　　──げっ歯類の場合 246，247（表7.8）
　　──鳥類の場合 249，253（表7.9）
　　──は虫類の場合 255，259（表7.10）
　　──ハリネズミの場合 237
　　──フェレットの場合 235，236（表7.2）
　　──ポットベリーピッグの場合 239，241（表7.4）
前投与薬（麻酔前投与薬） 5（表1.5）
　　──非オピオイドの鎮静薬／前投与薬 67-70（表3.11）
前負荷 32，145，201-204，210

そ

総蛋白（TP） 3（表1.2）
総ビリルビン 3（表1.2）
僧帽弁閉鎖不全症 144，145
促進性心室固有調律 196-198（表6.3）
ゾラゼパム 52（表3.6），88
　　──フェレットへの投与 236（表7.2）

た

第1度房室ブロック 193，194
体温 3（表1.1），22（表2.5），234（表7.1）
　　──ウサギ 234（表7.1），243
　　──新生子 185（表5.14）
　　──は虫類 253，255，258
　　──フェレット 234（表7.1），235
　　──プローブ 32（表2.12）

体温調節 186，225
第3度房室ブロック 193，194
代謝 2，36（図2.20）
　　──肝機能障害のある症例の薬物代謝 164，166
　　──胎子・新生子の薬物代謝 119
　　──鳥類の薬物代謝 249-251，253
　　──は虫類の薬物代謝 253
代謝性アシドーシス 36（図2.20，表2.14），37，213-216
代謝性アルカローシス 36（図2.20，表2.14），37，213-215
体性痛 5（表1.5），61（表3.9），130
大腿神経ブロック 269，271（表8.6）
第2度房室ブロック 193，194
立ち直り反射 246
脱水 129，151，152，221，222
単位変換 301（表A.4）
短頭種気道症候群の外科手術 106，107（表4.2）
ダントロレン 87

ち

チオペンタール 119，133
チレタミン 52（表3.6），88
　　──フェレットへの投与 236（表7.2）
チャンバー 81，90
中間圧系 14
中心静脈圧 32，33（表2.13），34（図2.17，2.18）
　　──開腹術 102，103
　　──ショック／外傷の症例 189
　　──心血管系疾患 145，147，149
　　──副腎皮質機能低下症（アジソン病） 157
中心静脈カテーテル 33（表2.13），34（図2.18）
鳥類 248
鎮咳作用 74（表3.12），176
チンチラ 234（表7.1），245
鎮痛 1
　　──オピオイド 71-77（表3.12）
　　──術後期 12
　　──先制鎮痛 4，131，228，229
　　──鎮痛薬の拮抗 294
　　──非オピオイド鎮痛薬 58-64（表3.9）
　　──マルチモーダル鎮痛 105，123，131，228

て

低圧系 14
低アルブミン血症 55-56（表3.7）
　　──肝疾患 164
　　──新生子 182（表5.12）
帝王切開 118，121（表4.9），187，188
　　──領域麻酔（ラインブロック） 120，121（表4.9）
低カルシウム血症 218
　　──呼吸性アルカローシス 216

――心室性不整脈 197
――腎不全 170
――代謝性アルカローシス 215
――治療 219（表6.13）
――妊娠 187
低血糖 223
――肝疾患 164
――げっ歯類の場合 248
――神経疾患 167
――新生子の場合 119（表4.8），120，183
――ハリネズミの場合 238
――フェレットの場合 235
――副腎皮質機能低下症（アジソン病） 157
――門脈体循環シャント 103
低カリウム血症 219
――呼吸性アルカローシス 217
――心室性不整脈 197
――代謝性アルカローシス 215
低換気（高炭酸ガス血症） 206
――横隔膜ヘルニア 124
――開胸術 122
――胸腔内占拠性呼吸器疾患 178
――甲状腺機能亢進症 160
――調節 21
――鳥類 251，253
――帝王切開／難産 120
――妊娠 187
――は虫類 258
――肥満 186
――副腎皮質機能亢進症（クッシング症候群） 155
――ポットベリーピッグ 241
低灌流 100，102，178
低血圧 201
――エンドトキシン血症 121
――肝疾患 164
――甲状腺機能低下症 161，162
――出血 204
――妊娠 187
――脾臓摘出術 104
――肥満細胞腫切除術 109
――副腎皮質機能低下症（アジソン病） 157，158
低酸素血症 35，36，207
――開胸術 122
――下部気道疾患 175
――再拡張性肺水腫 124
――上部気道閉塞 172
――神経疾患 167
――血液ガス分析 32
低酸素症 36（図2.20）
――心筋低酸素 196
――組織低酸素 189，196，200

低循環 214
低体温 226
――肝疾患 164
――甲状腺機能亢進症 160
――高齢動物 180
――身体状態別の体温調節能 186
――新生子 183
低蛋白血症 100
――腎疾患 170，171
低炭酸ガス血症（過換気） 205
低張液 222
定速静脈内投与の計算 295
低ナトリウム血症 221
――副腎皮質機能低下症（アジソン病） 157
デキサメタゾン 88
デキストラン（70） 48（表3.4），89
デクスメデトミジン 89
――ウサギへの投与 244（表7.5）
――拮抗薬 78（表3.13）
――禁忌 145
――前投与薬 5（表1.5），69（表3.11）
――鎮痛薬 62（表3.9）
――フェレットへの投与 236（表7.2）
――ポットベリーピッグへの投与 241（表7.4）
デスフルラン 49（表3.5），89
デスモプレシン 89，151
デラコキシブ 66（表3.10），89
テラゾール 52（表3.6），88
――ポットベリーピッグへの投与 241（表7.4）
テルブタリン 89，90
電解質異常 217

と

橈骨神経ブロック（肢端部ブロック） 263
洞性徐脈 192
等張液 53（表3.6），92
疼痛 227，228
――ウサギ 242
――鳥類 252
――疼痛管理 108，114，116，120，123，131
――疼痛スコア用紙 288（図A.1），289（図A.2）
――疼痛評価（疼痛の評価） 2，12
――疼痛評価スケール（CSU 急性痛スケール） 287
導入（麻酔導入） 6
――ウサギの場合 242，244（表7.5）
――げっ歯類の場合 246，247（表7.8）
――鳥類の場合 251，253（表7.9）
――は虫類の場合 255，259（表7.10）
――ハリネズミの場合 237
――フェレットの場合 235，236（表7.2）
――ポットベリーピッグの場合 240，241

導入薬（麻酔導入薬） ……………… 9（表 1.7），50-54（表 3.6）
糖尿病 …………………………………………………………… 151
動脈カテーテル ………………………… 22，23（表 2.6），25
　——鳥類の場合 ………………………………………………… 252
動脈管開存症 ……………………………… 75（表 3.12），208
動脈血圧の測定 …………………………………………… 22，24
血液ガス分析 …………………………………… 4（表 1.3），32
　——気胸 ……………………………………………………… 211，212
　——呼吸困難あるいは呼吸停止 …………………………… 212
　——酸塩基平衡の異常 ……………………………………… 213
　——静脈血 ……………………………………… 34，109，170
　——低酸素血症／P：F 比の異常 …………………… 207，210
　——動脈血 ……………………………… 34，122，170，177，205
動脈血酸素分圧（PaO$_2$）……………… 4（表 1.3），35，207-209
動脈血二酸化炭素分圧（PaCO$_2$）………… 4（表 1.3），25，
　　36（図 2.20），205，206，210，213-217
トカゲ ……………………… 254，256，258，259（表 7.10）
ドキサプラム ……………………………………………………… 90
ドップラー ……………… 25，26（表 2.7，図 2.8），27（図 2.9）
　——エキゾチック動物のモニタリング
　　　　　　　　　　235，238，240，243，247，252，258
　——心肺蘇生（CPR）中のモニタリング ……………… 294
ドパミン ……………………………………… 42（表 3.2），91
ドブタミン …………………………………… 42（表 3.2），91
　——高カリウム血症治療 ……………………… 220（表 6.14）
　——収縮機能障害への使用 ……………………………… 145
　——低血圧治療 ……………………………… 202，203（表 6.5）
トラマドール ……………………………… 72（表 3.12），91

な

内視鏡手術 ……………………………………………………… 134
内分泌疾患 ……………………………………………………… 149
ナトリウム ………………………………… 3（表 1.2），221
　——塩化ナトリウム 0.9% ………………… 46（表 3.3），83
　——塩化ナトリウム 7.5% ………………… 46（表 3.3），83
　——高ナトリウム血症 ………………………………………… 221
　——重炭酸ナトリウム ………………………………………… 86
　——晶質液 …………………………………… 46-47（表 3.3）
　——低ナトリウム血症 ……………………………… 221，222
ナルブフィン …………………………………………………… 252
ナロキソン ……………………………… 78-79（表 3.13），91
　——拮抗対象 ……………………… 71-75（表 3.12），77（表 3.12）
　——心肺蘇生（CPR）……………………… 293（図 A.3），294
軟口蓋過長 ……………………………………………………… 106
難産 ……………………………………………………… 118，187

に

二酸化炭素分圧（pCO$_2$）…………… 36，37，205，206，212
ニトロプルシド ……………………………… 43（表 3.2），91
　——高血圧治療 …………………………………… 201（表 6.4）
乳酸 ……………………………………………………… 3（表 1.2）
　——代謝性アシドーシス …………………………………… 215
乳酸アシドーシス ……………… 189，196，202，204，208，215
乳酸加リンゲル液 ……………………………… 47（表 3.3），91
乳腺切除術 ……………………………………………………… 109
尿産生 …………………………………………………………… 103
尿崩症 …………………………………………………………… 149
妊娠 ……………………………………………………………… 186

ね

ネオスチグミン …………………………… 79（表 3.13），91
粘膜色 …………………………………………… 2，3（表 1.1）
年齢 ……………………………………………………………… 179

の

脳血流 ……………………………… 166，169，205，215，216
脳酸素消費量 ……………………………………………… 167，169
脳脊髄液 ………………………………………………………… 166
　——硬膜外麻酔 …………………… 267（表 8.4），269（表 8.5）
脳浮腫 …………………………………………………………… 221
ノルエピネフリン ………………………… 43（表 3.2），91
ノルモソル ………………………………… 47（表 3.3），91
ノルモソル R ……………………………… 47（表 3.3），172

は

肺塞栓症 ………………………………………………………… 210
敗血症性ショック ……………………………………… 100，189
肺疾患 …………………………………………………………… 172
肺水腫 …………………………………………………………… 176
背側片側椎弓切除術 ………………………………………… 127
ハイドロキシエチルスターチ ……………… 48（表 3.4），91
肺胞換気 ………………………………………………………… 206
肺容積 …………………………………………………… 176，210
箱（ボックス）…………………………… 9（表 1.7），49（表 3.5）
　——ウサギの導入 ……………………………… 242，244（表 7.5）
　——げっ歯類の導入 …………………………… 246，247（表 7.8）
　——は虫類の導入 ……………………………… 255，259（表 7.10）
　——ハリネズミの導入 ……………………………………… 237
　——フェレットの導入 ……………………… 235，236（表 7.2）
播種性血管内凝固 …………………………………………… 122
バソプレシン ………………………… 44（表 3.2），91，294
は虫類 …………………………………………………………… 253
　——咽喉頭反射 ……………………………………………… 258
抜管 ……………………………………………………………… 12
　——嚥下反射 ………………………………………………… 112
　——誤嚥 ……………………………………… 112，130，139
　——上部気道疾患における抜管の手順 …………………… 173
　——鳥類の場合 ……………………………………………… 253
　——は虫類の場合 …………………………………………… 258
　——浮腫および気道閉塞
　　　　　　　　　　96，106，112，160，241，242
白血球（WBC）………………………………………… 3（表 1.2）

ハムスター	234（表7.1），245
ハリネズミ	234（表7.1），236
パルスオキシメトリー	30
パルスオキシメーター	30，31，32（表2.11，図2.16）
バルビツレート	164，166
ハロタン	166
反回喉頭神経	112
パンクロニウム	57（表3.8），91

ひ

非オピオイド鎮痛薬	58-64（表3.9）
非観血的血圧（NIBP）	25，26（表2.7，図2.8）
鼻鏡検査	137
非再呼吸式回路	14，16
ヒスタミン放出	176，224
——アトラクリウム	57（表3.8）
——治療	85，86，92
——ヒドロモルフォン	72（表3.12）
——肥満細胞腫切除術	109
——メペリジン	5（表1.5），75（表3.12）
——モルヒネ	5（表1.5），76（表3.12）
非ステロイド性消炎鎮痛薬（NSAIDs）	65-66（表3.10）
脾臓摘出術	104
肥大型心筋症	147
ヒドロコルチゾン	157
ヒドロモルフォン	72（表3.12），91
——ウサギへの投与	244（表7.5）
——高体温の発生	225
——前投与薬	5（表1.5）
——鳥類への投与	252
——導入薬	9（表1.7）
——は虫類への投与	259（表7.10）
——ハリネズミへの投与	237（表7.3）
——フェレットへの投与	236（表7.2）
泌尿器系の外科手術	127
飛沫ブロック（スプラッシュブロック）	270
肥満	186
肥満細胞腫切除術	109，110（表4.3）
ビールブロック（静脈内局所麻酔薬注入ブロック）	261

ふ

ファモチジン	92
フィラリア症	147，210
フェニレフリン	45（表3.2），92
——眼科手術	133
——鼻鏡検査	137
フェノキシベンザミン	102，162，163
フェノチアジン	228（図6.10），239
フェノチアジン系トランキライザー	67（表3.11），166
フェノルドパム	103，172
フェレット	233
フェンタニル	73（表3.12），92
——ウサギへの投与	244（表7.5）
——導入薬	9（表1.7）
——ハリネズミへの投与	237（表7.3）
——フェレットへの投与	236（表7.2）
——副腎皮質機能亢進症における麻酔中の注意	154
——ポットベリーピッグへの投与	241（表7.4）
フェンタニルパッチ	73（表3.12）
腹腔内出血	104
腹腔内投与	246，247（表7.7）
副甲状腺（上皮小体）機能亢進症	218
副甲状腺（上皮小体）機能低下症	218
副甲状腺（上皮小体）切除	112
副腎摘出術	102
副腎皮質機能亢進症（クッシング症候群）	154-156（表5.5）
副腎皮質機能低下症（アジソン病）	155，157，159（表5.6）
腹水	208，222
腹側造窓術（ベントラルスロット）	129
浮腫	107，168（表5.8）
——アナフィラキシー様反応	224
——顔面浮腫	75（表3.12）
——気道の浮腫	106，112，160，173，241
——再拡張性肺水腫	124
——細胞浮腫	221
——組織浮腫	48（表3.4）
——治療	88，96，173
——脳浮腫	169，221
——肺水腫	46（表3.3），94，158，160，175，176，208，224
不整脈	99，191，192，194-200
——検出	27
ブチロフェノン	239
ブドウ糖	92
——インスリノーマ	223
——過剰投与	223
——希釈	290
——げっ歯類への投与	248
——高カリウム血症治療	220（表6.14）
——新生子への投与	183，185
——低血糖治療	223
——内分泌疾患	151
——ハリネズミへの投与	238
——フェレットへの投与	235
豚（ポットベリーピッグ）	238
ブトルファノール	74（表3.12），93
——ウサギへの投与	244（表7.5）
——げっ歯類への投与	247（表7.8）
——前投与薬	5（表1.5）
——鳥類への投与	253（表7.9）

──猫への投与	117（表4.6）
──は虫類への投与	259（表7.10）
──ハリネズミへの投与	237（表7.3）
──フェレットへの投与	236（表7.2）
ブピバカイン	55（表3.7），93
ブプレノルフィン	74（表3.12），93
──ウサギへの投与	244（表7.5）
──げっ歯類への投与	247（表7.8）
──前投与薬	5（表1.5）
──猫への投与	117（表4.6）
──ハリネズミへの投与	237（表7.3）
──フェレットへの投与	236（表7.2）
──ポットベリーピッグへの投与	241（表7.4）
部分トロンボプラスチン時間（PTT）	3（表1.2）
プラズマライト 148	47（表3.3），93
フルニキシン	241（表7.4），244（表7.5）
フルマゼニル	79（表3.13），93
プロカインアミド	93
──ウォルフ・パーキンソン・ホワイト症候群	144
──心室性不整脈治療	198（表6.3）
フロセミド	94
プロパラカイン	55（表3.7），95
プロプラノロール	95
プロポフォール	9（表1.7），53（表3.6），95
──維持麻酔薬	12（表1.9）
──ウサギへの投与	244（表7.5）
──は虫類への投与	259（表7.10）
──フェレットへの投与	236（表7.2）
分時換気量	15，16
分析装置（ガス）	26
分配係数	49（表3.5）

へ

米国麻酔科学会（ASA）	1，4，100，191
閉鎖式回路	16（表2.1）
平均動脈血圧（MAP）	22（表2.5），185（表5.14）
ベイン回路	15（図2.2），16
ベクロニウム	170
ヘタスターチ	48（表3.4），91
──膠質浸透圧の低下	103
ヘパリン	6（表1.6），23（表2.6），34，185，214
──肥満細胞腫	109
──リチウム	35
蛇	254-256，258，259
ヘモグロビン	204
──鳥類	252
──は虫類	258
──パルスオキシメトリー測定	30
弁狭窄	147
ベンゾジアゼピン	9（表1.7），52（表3.6），69-70（表3.11），228（図6.10）
──拮抗薬	79（表3.13）
ペンタスターチ	48（表3.4）
ペントバルビタール	54（表3.6），95
ベントラルスロット（腹側造窓術）	129
変力作用薬	42（表3.2），203（表6.5）
ペースメーカー	144，194

ほ

膀胱切開術	127，128（表4.12）
房室ブロック	193
補助換気	15
──開胸術	123
──呼吸性アシドーシス	216
──先天性横隔膜ヘルニア	124
──帝王切開	120
──低酸素血症治療	209（表6.7）
──は虫類の場合	258
ボックス（箱）	9（表1.7），49（表3.5）
──ウサギの導入	242，244（表7.5）
──げっ歯類の導入	246，247（表7.8）
──は虫類の導入	255，259（表7.10）
──ハリネズミの導入	237
──フェレットの導入	235，236（表7.2）
発作	169
ポットベリーピッグ（豚）	238
ポップオフ弁（圧制限調整弁，APL 弁）	14，15，17（表2.2），20（表2.4），21
保定	4，6（表1.6）
──ウサギの場合	242
──げっ歯類の場合	246
──鳥類の場合	249
──は虫類の場合	254
──ハリネズミの場合	237
──フェレットの場合	233
──ポットベリーピッグの場合	238
ホフマン排泄	57（表3.8）
ホルネル症候群	114

ま

マウス	234（表7.1），245，246
麻酔維持	10，235，237，240，243，247，252，258
──維持麻酔薬	12（表1.9）
──維持輸液	296，297
麻酔器	13，20，21
麻酔計画	118，139，228，248
麻酔深度	17
──ウサギの場合	243
──げっ歯類の場合	248
──鳥類の場合	252
──は虫類の場合	258
──フェレットの場合	235

──ポットベリーピッグの場合 240
麻酔前評価 1，4
　　──鳥類の場合 249
　　──は虫類の場合 255
麻酔薬濃度 27
麻酔リスク 179，186
マルチモーダル鎮痛 105，123，131，228
マロピタント 63（表3.9），95
マンニトール 96
　　──気道の浮腫に対する処置 106
　　──腎摘出術での使用 103
　　──頭蓋内圧（ICP）の上昇に対する処置 167

み

ミダゾラム 70（表3.11），96
　　──ウサギへの投与 242，244（表7.5）
　　──げっ歯類への投与 247（表7.8）
　　──前投与薬 5（表1.5）
　　──鳥類への投与 253（表7.9）
　　──導入薬 9（表1.7）
　　──は虫類への投与 259（表7.10）
　　──ハリネズミへの投与 237（表7.3）
　　──フェレットへの投与 236（表7.2）
　　──ポットベリーピッグへの投与 239，241（表7.4）

む

無気肺 177
無呼吸 293（図A.3）
　　──鳥類 252
　　──は虫類 258
　　──プロポフォールの特徴 9（表1.7），12（表1.9），53（表3.6）
無脈性電気活動 199，293（図A.3），294

め

眼 131-134
　　──ウサギ 244
　　──鳥類 249
　　──評価 2
　　──ポットベリーピッグ 240
メサドン 75（表3.12），97
　　──前投与薬 5（表1.5）
　　──ポットベリーピッグへの投与 241（表7.4）
メピバカイン 55（表3.7），97
メベリジン 5（表1.5），75（表3.12），97
メロキシカム 66（表3.10），97
　　──ウサギへの投与 244（表7.5）
　　──鳥類への投与 253（表7.9）
　　──は虫類への投与 259（表7.10）
　　──ハリネズミへの投与 237（表7.3）

も

毛細血管再充填時間（CRT） 2，3（表1.1）
モニタリング 10，13
　　──心肺蘇生（CPR） 294
　　──麻酔深度 17
　　──モニタリング機器 21
モノアミンオキシダーゼ阻害薬（MAOI） 72（表3.12），75（表3.12），154
モルヒネ 76（表3.12），97
　　──げっ歯類への投与 247（表7.8）
　　──前投与薬 5（表1.5）
　　──は虫類への投与 259（表7.10）
モルモット 234（表7.1），245，246，248
門脈体循環シャント 103，163，164，166

ゆ

輸血 204，205

よ

余剰塩基（BE，Base excess） 4（表1.3），213-215
　　──重炭酸ナトリウムの計算 86
ヨヒンビン 79（表3.13），97
四連刺激 134
ヨーク 13

ら

ラット 234（表7.1），245-247
卵巣子宮全摘出術 118

り

リザーバーバッグ 15，20（表2.4）
リゾドレン 155
リドカイン 97
　　──ウサギの挿管 245（表7.6）
　　──局所麻酔薬 56（表3.7）
　　──げっ歯類の挿管 246
　　──心室性不整脈治療 196，198
　　──鳥類への中毒量 252
　　──鎮痛薬 63（表3.9）
　　──猫の挿管 10（表1.8）
　　──フェレットの挿管 235
　　──ポットベリーピッグの挿管 240
リドカインスプレー 240，246
リドカインパッチ 102，105，109，118，123，129
利尿薬 94，176
流量計 14，17（表2.2）
緑内障 133，134
　　──禁忌：アトロピン 40（表3.1）
　　──禁忌：ケタミン 51（表3.6），61（表3.9）
　　──禁忌：テラゾール 52（表3.6）
リングブロック 263

──リーク（漏れ） ··· 19，25，28（図 2.11）
　　──機械式人工呼吸器にかかわる問題 ················ 21
　　──リーク（漏れ）への対処 ····························· 17

れ

レミフェンタニル ····························· 77（表 3.12），97

ろ

肋間神経ブロック ·· 123，272

わ

ワインドアップ ············ 61（表 3.9），64，131，288，289
腕神経叢ブロック ································ 261，263-265

欧文

α 受容体 ····················· 42-43（表 3.2），81，82，162
$α_1$ 受容体 ······························· 45（表 3.2），67（表 3.11）
$α_2$ 受容体拮抗薬 ······································ 78-79（表 3.13）
$α_2$ 受容体作動薬 ············ 60（表 3.9），62（表 3.9），
　68-69（表 3.11），228（図 6.10）
ACT（活性化凝固時間） ····························· 3（表 1.2）
ALP（アルカリホスファターゼ） ················ 3（表 1.2）
ALT（アラニンアミノトランスフェラーゼ） ··· 3（表 1.2）
APL 弁（圧制限調整弁，ポップオフ弁）
　··············· 14，15，17（表 2.2），20（表 2.4），21
ASA（米国麻酔科学会） ················· 1，4，100，191
ASA 全身状態分類 ····································· 4（表 1.4）
　──ウサギの場合 ······························ 244（表 7.5）
　──げっ歯類の場合 ·························· 247（表 7.8）
　──鳥類の場合 ································ 253（表 7.9）
　──ハリネズミの場合 ······················· 237（表 7.3）
　──フェレットの場合 ······················· 236（表 7.2）
　──ポットベリーピッグの場合 ········· 241（表 7.4）
AST（アスパラギン酸アミノトランスフェラーゼ）
　·· 3（表 1.2）
β 受容体 ··· 179（表 5.10）
　──拮抗薬 ··· 82，95
　──作動薬 ··· 81
　──刺激 ·································· 41（表 3.2），80
$β_1$ 受容体 ·· 42（表 3.2）
　──拮抗薬 ··· 39，82
$β_2$ 受容体 ··· 81
　──拮抗薬 ··· 95
　──作動薬 ··· 80，89
Base excess；BE（余剰塩基） ········ 4（表 1.3），213-215
BG（血糖値） ··································· 25，222，223
　──新生子 ·· 183，185
　──鳥類 ··· 249
　──糖尿病 ··· 152
　──モニタリング ····················· 93，103，167
BP（血圧） ··· 17，22

BUN（血中尿素窒素） ································ 3（表 1.2）
COX 阻害薬 ······································ 65-66（表 3.10）
CPR（心肺蘇生） ··· 292
　──アルゴリズム ························ 293（図 A.3）
　──状態 ··· 122
　──心停止の場合 ·· 199
　──評価 ·· 26
CRT（毛細血管再充填時間） ············ 2，3（表 1.1）
CSU 急性痛スケール（疼痛評価スケール） ········· 287
CT 検査 ··· 129
DAP（拡張期動脈血圧） ················ 22（表 2.5），25
$EtCO_2$（呼気終末二酸化炭素分圧） ········· 22（表 2.5）
　──ウサギ ···························· 243，245（表 7.6）
　──過換気 ··· 205
　──気管内挿管の確認 ································ 173
　　　　急激な低下 ·· 210
　──上昇 ··· 21，225
　──心肺蘇生（CPR）中のモニタリング ······· 294
　──鳥類 ··· 252
　──低換気 ·· 21，206
　──は虫類 ··· 258
　──ポットベリーピッグ ···························· 241
　──モニタリング ······························· 25，26
FiO_2（吸入酸素濃度） ······················ 4，35，207-209
H_1 受容体拮抗 ·· 85
H_2 受容体拮抗 ·· 92
HCO_3（重炭酸） ······················· 4（表 1.3），36，37
　──酸塩基平衡異常での評価 ··············· 213-215
Henderson-Hasselbalch（ヘンダーソンハッセルバルヒ）
　の式 ·· 213
IBP（観血的血圧） ···································· 22-25
ICP（頭蓋内圧） ··· 167
I：E 比（吸・呼気時間比） ················· 19，209
IOP（眼内圧） ······································· 133，134
IPPV（間欠的陽圧換気） ································ 18
　──下部気道疾患 ·· 176
κ 受容体 ·························· 5（表 1.5），74（表 3.12）
μ 受容体 ··· 76（表 3.12）
　──完全作動薬 ·········· 5（表 1.5），71-73（表 3.12），
　75（表 3.12），77（表 3.12）
　──拮抗薬 ··················· 5（表 1.5），74（表 3.12）
　──部分作動薬 ··········· 5（表 1.5），74（表 3.12）
MAC（最小肺胞濃度） ······· 12（表 1.9），49（表 3.5）
MAOI（モノアミンオキシダーゼ阻害薬）
　······························ 72（表 3.12），75（表 3.12），154
MAP（平均動脈血圧） ·········· 22（表 2.5），185（表 5.14）
NIBP（非観血的血圧） ············ 25，26（表 2.7，図 2.8）
NLA（神経遮断性鎮痛） ···················· 144，149，158
NMB（神経筋遮断薬） ······························· 57（表 3.8）

NMDA（N-メチル-D-アスパラギン酸）受容体拮抗 ······ 5（表1.5），51（表3.6），58（表3.9），61（表3.9），75（表3.12），228（図6.10）
NSAIDs（非ステロイド性消炎鎮痛薬）······ 65-66（表3.10）
$PaCO_2$（動脈血二酸化炭素分圧）······ 4（表1.3），25，36（図2.20），205，206，210，213-217
PaO_2（動脈血酸素分圧）······ 4（表1.3），35，207-209
PCO_2（二酸化炭素分圧）······ 36，37，205，206，212
PCV（血中赤血球容積）······ 3（表1.2）
PCV/TS（赤血球容積／全固形成分比）······ 25，104
PEEP（終末呼気陽圧）······ 20，212
　——低酸素血症治療 ······ 122，209
P：F比 ······ 207
pH ······ 32，36，37，213-217
　——晶質液 ······ 46-47（表3.3）
　——正常値 ······ 4（表1.3），36（図2.20）
PIP（最大吸気圧）······ 19，20

PLTS（血小板）······ 3（表1.2）
PTT（部分トロンボプラスチン時間）······ 3（表1.2）
RBC（赤血球）······ 3（表1.2）
SAP（収縮期動脈血圧）······ 22（表2.5），24（図2.7）
　——血管内容量の評価 ······ 25，26（表2.7）
　——高血圧 ······ 200
　——低血圧 ······ 201
　——ドップラーを用いた血圧評価 ······ 25，26（表2.7）
SpO_2（経皮的酸素飽和度）······ 22（表2.5），30-32
TIVA（全静脈麻酔）······ 10，53（表3.6）
TP（総蛋白）······ 3（表1.2）
TS（全固形成分）······ 3，104
WBC（白血球）······ 3（表1.2）
V/Qミスマッチ（換気—血流比不均衡）······ 25，32，36（表2.20）
Yピース ······ 16（表2.1），207

監訳者

佐野忠士（さの ただし）

1974年山梨県生まれ。博士（獣医学），酪農学園大学獣医学群 獣医学類 准教授。1999年 日本獣医畜産大学（現：日本獣医生命科学大学）卒業後，2003年 東京大学大学院農学生命科学研究科獣医学専攻博士課程にて学位取得。2003〜2008年 北里大学獣医放射線学研究室 助手，北里大学小動物第三外科学研究室 助教，2008〜2012年 日本大学生物資源科学部獣医学科総合臨床獣医学研究室 助手および助教を経て，2012年11月より酪農学園大学獣医学群 獣医保健看護学類 准教授，2021年4月より現職。
主な著書に「動物医療チームのための痛みのケア 超入門」（インターズー），「動物看護師のための麻酔超入門 はじめの一歩【改訂版】」（同），「チームで取り組む獣医師・動物看護師のための輸液超入門」（同）などがある。

伴侶動物の麻酔テクニック

2016年11月 1日　第1刷発行
2021年 8月20日　第2刷発行Ⓒ

著　者	Amanda M. Shelby（アマンダ エム．シェルビー） Carolyn M. McKune（キャロリン エム．マックーン）
監訳者	佐野忠士
発行者	森田浩平
発行所	株式会社 緑書房 〒103-0004 東京都中央区東日本橋3丁目4番14号 TEL 03-6833-0560 https://www.midorishobo.co.jp
日本語版編集	平井由梨亜，池田俊之
カバーデザイン	メルシング
印刷所	アイワード

ISBN978-4-89531-281-3　Printed in Japan
落丁，乱丁本は弊社送料負担にてお取り替えいたします。

本書の複写にかかる複製，上映，譲渡，公衆送信（送信可能化を含む）の各権利は株式会社 緑書房が管理の委託を受けています。

JCOPY 〈（一社）出版者著作権管理機構 委託出版物〉

本書を無断で複写複製（電子化を含む）することは，著作権法上での例外を除き，禁じられています。本書を複写される場合は，そのつど事前に，（一社）出版者著作権管理機構（電話 03-5244-5088，FAX03-5244-5089，e-mail：info@jcopy.or.jp）の許諾を得てください。
また本書を代行業者等の第三者に依頼してスキャンやデジタル化することは，たとえ個人や家庭内の利用であっても一切認められておりません。